肿瘤放射治疗学实践指南丛书
Practical Guides in Radiation Oncology

总主编·Nancy Y. Lee　陆嘉德

Target Volume
Delineation and Treatment Planning
for Particle Therapy
A Practical Guide

质子重离子放射治疗
靶区勾画与治疗计划
实践指南

主编·Nancy Y. Lee　Jonathan E. Leeman　Oren Cahlon
　　　Kevin Sine　蒋国梁　陆嘉德　Stefan Both
主译·陆嘉德

上海科学技术出版社

图书在版编目（CIP）数据

质子重离子放射治疗靶区勾画与治疗计划实践指南 /
（美）南希·李（Nancy Y. Lee）等主编；陆嘉德主译
. -- 上海：上海科学技术出版社，2020.6
（肿瘤放射治疗学实践指南丛书 / 南希·李
（Nancy Y. Lee），陆嘉德总主编）
ISBN 978-7-5478-4891-3

Ⅰ. ①质… Ⅱ. ①南… ②陆… Ⅲ. ①肿瘤－放射疗
法－指南 Ⅳ. ①R730.55-62

中国版本图书馆CIP数据核字(2020)第062555号

First published in English under the title
Target Volume Delineation and Treatment Planning for Particle Therapy:
A Practical Guide
edited by Nancy Y. Lee, Jonathan E. Leeman, Oren Cahlon, Kevin Sine, Guoliang
Jiang, Jiade J. Lu and Stefan Both
Copyright © Springer International Publishing Switzerland, 2018
This edition has been translated and published under licence from
Springer Nature Switzerland AG.

上海市版权局著作权合同登记号　图字:09 - 2019 - 453 号

本书出版由国家重点研发计划(项目编号:2018YFC0115700)和上海市科学技术
委员会优秀技术带头人计划项目(编号:19XD1432900)资助

质子重离子放射治疗靶区勾画与治疗计划实践指南
主编　Nancy Y. Lee　Jonathan E. Leeman　Oren Cahlon
　　　Kevin Sine　蒋国梁　陆嘉德　Stefan Both
主译　陆嘉德

上海世纪出版（集团）有限公司
上 海 科 学 技 术 出 版 社　出版、发行
（上海钦州南路 71 号　邮政编码 200235　www.sstp.cn）
浙江新华印刷技术有限公司印刷
开本 787×1092　1/16　印张 21
字数：450 千字
2020 年 6 月第 1 版　2020 年 6 月第 1 次印刷
ISBN 978 - 7 - 5478 - 4891 - 3/R·2068
定价：228.00 元

内容提要

本书介绍了粒子射线放射治疗的物理学基础、照射系统，以及鼻咽癌、口咽癌、甲状腺癌、食管癌等的质子重离子放射治疗靶区勾画和治疗计划，内容涉及每种肿瘤的治疗计划设计、物理学要素、勾画的说明、模拟定位、危及器官剂量限制和质子治疗相关的独特技术，包括靶区覆盖射线方向、放射野匹配与验证、计划评估等，同时对部分肿瘤粒子射线放射治疗使用的已发表数据进行了简要阐述。

本书可供肿瘤放射治疗相关人员，尤其是从事质子重离子治疗的肿瘤放射科医生和物理师参考使用。

译者名单

主译

陆嘉德

译者

（按姓氏笔画排序）

王　征　王巍伟　孔　琳　包慈航　邢　星　刘晓莉

李　萍　杨　婧　邱献新　余　湛　张茂琛　张晓斐

陆嘉德　陈　剑　陈佳艺　茅静芳　林廉钧　欧　丹

赵静芳　胡集祎　胡微煦　洪正善　倪伟琼　徐昊平

高　晶　高云生　黄志杰　黄清廷　盛尹祥子

麻宁一　章　青　蔡　昕　管西寅

主编简介

Nancy Y. Lee
Department of Radiation Oncology
Memorial Sloan-Kettering Cancer Center
New York，NY
USA

Oren Cahlon
Department of Radiation Oncology
Memorial Sloan Kettering Cancer Center
New York
USA

Guoliang Jiang(蒋国梁)
Department of Radiation Oncology
Shanghai Proton and Heavy Ion Center
Shanghai
China

Stefan Both
Department of Radiation Oncology
University Medical Center Groningen
Groningen
The Netherlands

Jonathan E. Leeman
Department of Radiation Oncology
Memorial Sloan Kettering Cancer Center
New York
USA

Kevin Sine
Department of Medical Dosimetry
ProCure Proton Therapy Center
Somerset
New Jersey
USA

Jiade J. Lu(陆嘉德)
Department of Radiation Oncology
Shanghai Proton and Heavy Ion Center
Shanghai
China

中文版序

　　靶区勾画和放射治疗计划,是以调强放射治疗(IMRT)为代表的肿瘤精确放射治疗的基础。然而,自2001年IMRT普及应用开始,临床上一直缺少一部针对靶区勾画和治疗计划的专著,尤其缺乏系统性和操作性强的临床靶区确定和勾画的参考书。2010年,在新加坡国立大学医院主办的美国肿瘤放射治疗协作组(RTOG)会议上,本人与来自纽约纪念医院史隆-凯特琳癌症中心(MSKCC)放疗科的好友Nancy Lee医生提及住院医师教学过程中的这一难点,我俩一致认为有必要编写一部《肿瘤放射治疗靶区勾画与射野设置——适形及调强放射治疗实用指南》(简称《靶区勾画指南》)。2011年美国肿瘤放射治疗学会(ASTRO)年会期间,在参加欧洲斯普林格(Springer)出版集团的"例行"聚会时,本人邀请了Nancy与Springer的编辑讨论了这一计划并随即付诸行动。未想一年后即完成编写和出版的这部指南,一举成为欧美放疗界广受瞩目和欢迎的参考书,并在2012年ASTRO年会上成为年会书展的最畅销图书。后续出版的中文翻译版也广受国内专家同道的欢迎,首次印刷的3 000册在短短数周内即告售罄。《靶区勾画指南》成为有史以来全球最畅销的肿瘤放射治疗学专著之一。基于这一成功所孕育的"肿瘤放射治疗学实践指南"(*Practical Guides in Radiation Oncology*)系列丛书,相继出版了《儿童肿瘤》《乳腺癌》《消化道肿瘤》等八本放射治疗实践指南,均由欧美放疗界翘楚编写。该系列丛书已经成为全球最活跃的肿瘤放射治疗领域的系列出版物,其和Springer出版集团出版的"临床放射医学 肿瘤放射治疗"丛书(美国肿瘤放射治疗学泰斗Luther W. Brady等创立,现任总主编为陆嘉德与Nancy Lee),是目前全球仅有的以丛书形式出版并全球发行的放射治疗学教学参考图书。

　　2014年2月,本人辞去新加坡国立大学医院的职务归国效力,就职于上海市质子重离子医院(暨复旦大学肿瘤医院质子重离子中心),开始了肿瘤质子重离子放射治疗的研究和临床工作。当时Nancy所在的MSKCC也已在新泽西ProCure质子中心开始了质子射线放疗服务。虽然美国于1995年起就开始了质子射线治疗的临床应用,但多年来在粒子射线治疗领域并无突破性进展,全球各质子重离子中心之间也未就学术合作和研发有效地整合资源,表现之一即为缺少一部具操作性和实用性的实践指南。作为"肿瘤放射治疗学实践指南丛书"的总主编,Nancy和我又不约而同地思考了如何针对这一状况填补不足,为全球同行提供指导性的参考。

　　《质子重离子放射治疗靶区勾画与治疗计划实践指南》(简称《指南》)英文版由上海市质子

重离子医院和 MSKCC 两院的专家发起并主编,作者来自两家发起单位、宾夕法尼亚大学、佛罗里达大学与 MD Anderson 肿瘤治疗中心等主要学术性临床医学机构的质子重离子治疗中心,都是目前忙于一线的放射治疗医学与物理学专家。虽然各中心采用的粒子射线治疗设备具多样性,但《指南》中涉及的概念、方法和流程,大多为全美各大质子治疗中心所广泛接受。《指南》英文版出版后,获得了全球各质子重离子中心的积极响应和广泛使用。我院专家赴境外交流时,无论欧美、日本,还是我国台湾地区的质子或重离子中心,几乎无一处不见《指南》。根据 2019 年 5 月的统计数据,《指南》仅电子版章节下载量已超过 17 000 余次,名列 Springer 出版公司放射医学(包括影像和治疗)类书籍前茅。鉴于当前国内各地对质子重离子治疗的热切关注,《指南》编者们一致认为,肿瘤粒子射线治疗先行实践者的经验和积累,对国内同行开展肿瘤粒子射线治疗也有所帮助,并有助于推动全球专家学者深入交流。《指南》中文版的出版目的即在于此。

本《指南》中文版的翻译,由上海市质子重离子医院、上海交通大学医学院附属瑞金医院和复旦大学附属肿瘤医院放射治疗科和物理科的专家共同完成。译者们在整个翻译过程中体现了极高的专业素养和敬业精神。由于部分粒子射线治疗相关的名词目前尚无正式中文翻译,许多概念较新,也无对应的中文表达,译者们往往就一个专用名词或概念进行多次讨论、反复推敲,以确保翻译作品的"信、达"。本《指南》中文版的翻译和出版,依靠的是参与翻译和审校的所有专家的共同努力,在此对他们的辛勤付出表达最真切的感谢。此外,本《指南》英文版和中文版的编写、出版,都获得上海申康医院发展中心和上海市科学技术委员会的大力支持,在此也由衷感谢上海市相关政府部委的关心和扶持。

上海市质子重离子医院于 2014 年 6 月 14 日成功治疗了第一例患者。迄今医院应用质子和碳离子射线放疗技术,已收治了逾 2 000 位肿瘤患者,无论在适应证和患者治疗量方面均已在全球领先。MSKCC 位于曼哈顿的质子治疗中心也将于 2019 年 7 月正式收治患者,其毫无疑问地将成为美国最具影响力的粒子射线治疗中心之一。随着粒子射线放射治疗在全球的迅速普及、治疗经验的不断积累、临床研究结果的推陈出新,肿瘤放射治疗水平也将达到一个崭新的高度。Springer 出版集团已对"肿瘤放射治疗学实践指南"系列设立专项,根据上海市质子重离子医院的实践标准,经国际同行评议后,出版《肿瘤粒子射线放射治疗实践指南》;而本《指南》英文版也将定期再版。我们将与全球本领域的同行一起,共同为全球肿瘤放射治疗专业领域和肿瘤患者提供更多的支持与服务。

陆嘉德

2019 年 6 月 14 日

上海市质子重离子医院临床试验首例患者治疗 5 周年之际,

于英国曼彻斯特 PTCOG 年会有感

常用术语缩略词

3D-CRT	3-dimentional conformal radiotherapy	三维适形放射治疗
ABC	active breathing control	主动呼吸控制
ART	adaptive radiotherapy	自适应放射治疗
ASD	average surface distance	平均表面距离
BEV	beam's eye view	射束视角向
CBCT	cone-beam CT	锥形束 CT
CIRT	carbon-ion radiation therapy	碳离子放射治疗
CT	computed tomography	计算机断层扫描
CTV	clinical target volume	临床靶区体积
CTV HR	high-risk clinical target volume	高危临床靶区
CTV SR	standard-risk clinical target volume	标准风险临床靶区
DDM	distance discordance metric	距离不一致性度量
DECT	dual-energy CT	双能 CT
DET-IMPT	distal edge tracking-IMPT	远端边缘追踪 IMPT 技术
DIBH	deep inspiration breath hold	深吸气屏气
DM	distal margin	末端边界
DRR	digitally reconstructed radiograph	数字重建放射影像
DS	double scattering	双散射
DSC	Dice similarity coefficient	戴斯系数
DVH	dose volume histogram	剂量体积直方图
EBRT	external beam radiation therapy	外照射放射治疗
GDO	gradient dose optimization	梯度剂量优化
GTV	gross tumor volume	大体肿瘤体积
HD	Hausdorff distance	豪斯多夫距离
HU	Hounsfeld numbers	豪氏值
ICE	inverse consistency error	反向一致性误差
IGRT	image-guided radiation therapy	图像引导放射治疗
iGTV	internal gross tumor volume	内肿瘤靶区体积
IM	internal motion	内边界
IMCT	intensity-modulated carbon ion therapy	调强碳离子放射治疗

IMPT	intensity-modulated particle radiation therapy	调强粒子射线放射治疗
IMPT	intensity-modulated proton therapy	调强质子放射治疗
IMRT	intensity-modulated radiation therapy	调强放射治疗
ISRT	involved-site radiation therapy	累及野放射治疗
ITV	internal target volume	内靶区
LEM	local effective model	局部效应模型
LET	linear energy transfer	线性能量传递
LM	lateral margin	横向边界
MFO	multiple fields optimization	多野优化
MIP	maximum intensity projection	最大强度投影
MKM	microdosimetric kinetic model	微剂量动力学
MLC	multi-leaf collimators	多叶准直器
MRI	magnetic resonance imaging	磁共振成像
OAR	organs at risk	危及器官
OTV	optimization target volume	优化靶区
PBRT	proton beam radiation therapy	粒子射线放疗
PBS	pencil beam scanning	笔形束扫描或笔形扫描技术
PBT	particle beam radiation therapy	粒子射线放射治疗
PCR	phase-controlled rescanning	分层相位控制重扫描
PDD	percent depth dose	百分深度剂量
PET	positron emission tomography	正电子发射断层成像
PM	proximal margin	近端边界
PRV	planning organ at risk volumes	计划危及器官
PS	passive scattering	被动散射
PSQA	patient-specific quality assurance	患者剂量验证
PTV	planning target volume	计划靶区
RBE	relative biological effectiveness	相对生物学效应
RGPT	real-time gated proton beam therapy	实时门控质子射线治疗
SAD	source to axis distance	无限源轴距
SBRT	stereotactic body radiation therapy	立体定向放射治疗
SECT	single-energy CT	单能 CT
SFO	single field optimization	单野优化
SFUD	single field uniform dose	单野均匀剂量
SIB	simultaneous integrated boost	同步加量
SM	setup margin	摆位边界
SOBP	spread out bragg peak	扩展布拉格峰
SPR	stopping power ratio	相对阻止本领
TE	transitivity error	传递性误差
TPS	treatment planning system	治疗计划系统
US	uniform scanning	均匀扫描
VMAT	volumetric-modulated arc therapy	容积调强放疗技术
WET	water equivalent thickness	水当量厚度

目　录

1

粒子射线放射治疗的物理学基础
Physics Essentials of Particle Therapy

Dennis Mah，Michael Moyers，Ken Kang-Hsin Wang，
Eric Diffenderfer，John Cuaron，Mark Pankuch

1.1　粒子射线外照射的历史

粒子射线用于外照射治疗的优势

- 粒子射线用于外照射治疗有三个主要原因：①较低的入射剂量，并在靶区远端剂量快速跌落至几近为零，因此非靶区组织所受的照射剂量与靶区组织剂量的比值小于其他辐射射线。②采用合适的准直技术，靶区两侧和远端的剂量梯度高于其他辐射射线，从

D. Mah (✉)
ProCure New Jersey，Somerset，NJ，USA
e-mail: dennis. mah@nj. procure. com

M. Moyers
Shanghai Proton and Heavy Ion Center，Shanghai，China
e-mail: Michael. F. Moyers@sphic. org. cn

K. Kang-Hsin Wang
Johns Hopkins Hospital，Baltimore，MD，USA
e-mail: kwang27@jhmi. edu

E. Diffenderfer
University of Pennsylvania，Philadelphia，PA，USA
e-mail: Eric. Diffenderfer@uphs. upenn. edu

J. Cuaron
Memorial Sloan Kettering Cancer Center，New York City，NY，USA
e-mail: cuaronj@mskcc. org

M. Pankuch
Northwestern Medicine，Chicago Proton Center，Warrenville，IL，USA
e-mail: mark. pankuch@nm. org

© Springer International Publishing Switzerland 2018
N. Lee et al. （eds.），*Target Volume Delineation and Treatment Planning for Particle Therapy*，Practical Guides in Radiation Oncology，https://doi.org/10.1007/978-3-319-42478-1_1

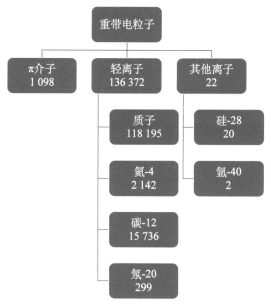

图 1.1 1954—2015 年使用不同重带电粒子束治疗的
患者数量。数据源自 Vatnitsky 和 Moyers[4]，
并更新了来自 Jermann[5] 的最新数据

而在靶区和正常组织之间实现较高的剂量梯度以提高对正常组织的保护。③对于质量大于
氦的离子，其相对生物学效应（relative biological effectiveness，RBE）会随着深度的增加而
升高，以致靶区接受的生物等效剂量高于入射端的组织。

- 本书中所提到的"轻离子"是重带电粒子的一部分，定义为原子序数小于 20 的离子[1-3]。迄
今有 6 种不同的离子被用于临床治疗，其中质子、氦离子和碳离子在患者治疗中应用较多。
图 1.1 展示了自 1954 年开始使用粒子射线放射治疗至 2015 年间所使用的不同类型重带电
粒子束治疗的大致患者数。表 1.1 阐述了自 1954 年使用质子束治疗第一例患者以来，粒子
射线放射治疗方面的重大进展。

表 1.1 粒子射线在肿瘤外照射应用方面的主要里程碑事件

时间	地点	里程碑事件
1954	Berkeley	首例患者使用质子射线治疗
1957	Uppsala	首例患者使用质子射线均匀扫描束治疗
1958	Berkeley	首例患者使用氦离子射线治疗
1965	Boston	首例脑血管瘤患者使用质子射线治疗
1975	Boston	首例眼球黑色素瘤患者使用质子射线治疗
1977	Berkeley	首例患者使用碳离子和氖离子射线治疗
1979	Chiba	首例患者使用调制扫描质子射线治疗
1989	Tsukuba	首例患者使用质子射线结合呼吸门控治疗

续 表

时间	地点	里程碑事件
1990	Loma Linda	首例患者在医院中使用质子射线治疗
1991	Loma Linda	首次将旋转机架应用于质子射线治疗
1996	Loma Linda	首次将计算机分析的 X 射线电子成像应用于质子射线治疗的日常摆位
1997	Darmstadt	首次使用调制扫描碳离子射线治疗
1998	Loma Linda	单个医疗机构完成一天治疗 100 位患者
2005	Loma Linda	单个医疗机构完成一天治疗 173 位患者
2012	Heidelberg	首次将旋转机架应用于碳离子射线治疗

注：数据源自 Vatnitsky 和 Moyers 等[4]，获 Medical Physics Publishing 授权使用。

- 截至 2015 年，全球大约有 50 家医疗机构开展了粒子射线放射治疗的临床应用，图 1.2 显示了各大洲正在运营的粒子射线放射治疗的临床机构数量。

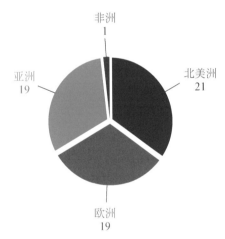

图 1.2　截至 2015 年，全球各大洲运营的粒子射线放射治疗临床机构的数量，源自 Jermann 汇编的数据[5]

1.2　物理学基础

- 与电子类似，质子通过电离作用及库伦散射与物质发生相互作用，但由于质子的质量是电子的 1 836 倍，因此在与电子的散射过程中，质子并不会偏转很多。质子可与原子核相互作用导致侧向偏转，并随着深度增加，其横向扩散变大[6]概率较小。
- 用于临床治疗的质子最大能量通常介于 220～250 MeV，其速度约为光速的 60%。随着质子在物质中的速度减慢，通过分子的时间变长，产生更多的电离，导致更多剂量沉积于射程尾端。最远端区域剂量分布的形状被称为布拉格峰（图 1.3a）。为照射在某深度处具有一定大小的靶区，临床实践中可将多个能量的质子束叠加在一起，形成一个扩展的布拉格峰(spread out bragg peak,SOBP)。质子的射程取决于能量,能量越高则穿透性越强。质子射线的射程通常定义为 SOBP 远端边缘 90% 等剂量处的深度(图1.3b),SOBP 宽度通常定义为近端 90% 等剂量深度与远端 90% 等剂量深度之间的宽度。

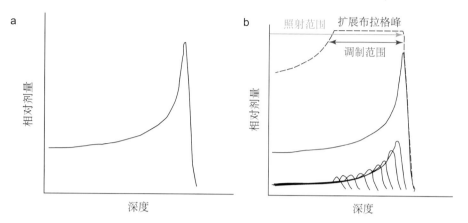

图1.3　a.原始能量(单能量)质子束深度剂量在水中的分布;b.多个能量质子束在水中深度剂量分布的加权平均形成 SOBP,其调制宽度的定义为 SOBP 近端和远端 90% 等剂量线之间的距离

1.2.1　半影区

- 侧向半影区的定义参照光子束,即 80% 与 20% 剂量水平之间的距离。侧向半影宽度随深度的增加而增大。双散射系统的 90%～50% 半影宽度约为深度的 3%[7]。图 1.4 比较了经准直后质子束、经准直后 6 MV X 射线和未准直的笔形束质子的侧向半影。一般情况下,笔形束扫描(pencil beam scanning,PBS)的半影不随深度变化而变化,但可通过限光筒[9,10]进行优化。

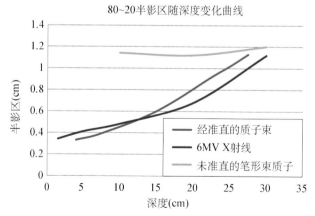

图1.4　双散射加限光筒的质子束、未准直笔形束质子及准直的 6 MV 的 X 线水中侧向半影区的比较示意图。6 MV 的 X 射线数据源自文献[8],质子数据基于 RayStation® 计划系统中 IBA 通用束流出射口。结果仅仅表示趋势,由于输运系统的差异(例如束流出射口设计),各中心之间的结果会有所不同

- 射程远端半影主要是由射程的离散度(约为射程的 1.2%)和射线束能量的扩展程度(取决于质子来源)决定[11]。
- 比质子重的离子(如碳离子)具有更为锐利的侧向半影和远端半影,因为它们的质量更大,故散射更小。虽然理论上碳离子可以达到质子 1/3 的半影,但使用太小的束斑扫描会极大地延长束流照射时间。因此,实际中将不会使用最小的束斑。然而,相对生物学效应(见下文)的影响使这些带电粒子在临床上比质子更具吸引力。

1.2.2　组织不均匀性的影响

- 与光子相比,组织不均匀性问题对质子的影响更为严重,但质子比光子具有剂量均匀性的优势,并且通常质子使用的野数较少。对患者而言,不均匀性主要源自成分和密度两个方面。散射随着原子序数的增加而增加。密度的不均匀性导致射程的变化,这很难通过基于计算机断层扫描(CT)进行准确的计算(请参见射程不确定性)。另外,不同组织间的交界面会导致内外散射,从而在交界面上出现热点或冷点。基于笔形束算法的治疗计划系统不能准确地计算这些情况,可通过蒙特卡罗方法(Monte Carlo)[12]建模解决。此外,除了射程,SOBP 的形状和远端半影也会受到不均匀性的影响。在许多情况下,远端半影的梯度会由于组织不均匀性而增大。

1.3　相对生物学效应

- 在放射治疗中,大部分的临床经验都源于光子治疗,其主要依据是物理剂量参数,与肿瘤控制率或正常组织并发症概率等生物效应终点没有直接关系[13,14]。质子和光子治疗使用相同的物理剂量会产生不同的生物学效应终点,即等剂量的光子和质子不会产生相同的临床或生物效应。
- 为了利用从光子治疗中获得的临床经验,并考虑到两种模式之间生物效应的差异,质子处方是基于生物效应因子(相对生物学效应,RBE)乘以物理剂量。
- 质子治疗(或其他粒子治疗)的 RBE 可以定义如下:在生物效应相同的情况下,参考射线(例如光子)和质子束之间的物理剂量比值。

$$RBE = \frac{Dose_{参考}(生物效应)}{Dose_{质子}(生物效应)}$$

- 从现有的体外和体内数据来看,近期发表的研究结果[13,14]表明影响 RBE 的因素有:
  - 剂量:从克隆细胞存活曲线(细胞存活率与剂量的关系,图 1.5)可以看到,在低剂量区域内,与光子比较,质子未显示明显的肩区,这意味着较大的 α/β 值(α 是描述线性-二次生存曲线中初始线性部分每 Gy 细胞杀伤率参数,β 是描述线性-二次生存曲线中二次分量部分每 1 Gy² 剂量细胞杀伤率参数)。这表明在给定的生存率下,光子与质子剂量的比值(RBE)在低剂量区域会不同于高剂量区域(图 1.5)。
  - 组织类型:最近关于克隆细胞存活数据的研究结果表明[14],RBE 随着 $(\alpha/\beta)_x$ 的减少

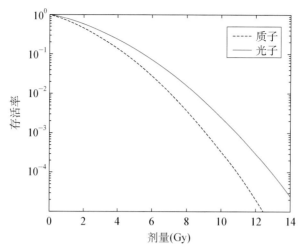

图 1.5　光子照射(实线)和质子照射(虚线)的细胞存活曲
　　　线示意图

而增加(α_x 和 β_x 是光子治疗中线性二次模型中的剂量反应参数)。尽管这些数据仍存在较大的不确定度,但这一发现表明:与高 $(\alpha/\beta)_x$ 值的肿瘤组织相比,质子治疗对于晚反应正常组织可能会具有更大的 RBE。

- 质子射线的特性[线性能量传递(linear energy transfer,LET)]:一般而言,对于临床使用到的质子束能量,RBE 随 LET 的增加而增加。LET 也是质子束的深度函数,因此 RBE 也随深度的增加而增加。这种关系可通过同时含有蒙特卡罗方法模拟 152 MeV 质子射线的 LET 和将 DNA 双链断裂作为生物效应终点的同一束流的 RBE 值的图例展示(图 1.6)[15]。

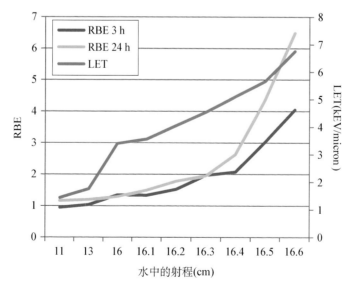

图 1.6　质子 LET 和 RBE 在射程远端边缘随深度的变化曲线

- 基于 RBE 加权深度剂量分布定义的有效射程随 RBE 增加而增加,这可能导致束流远端有效半影区域的深度偏移 1～3 mm。此外,LET 值取决于治疗范围,尤其是 SOBP 的宽度。
- 临床(通用)RBE 值:虽然质子的 RBE 取决于上述因素,并且仍然存在相当大的不确定度,但在其射程范围内使用 RBE 的平均值能够满足临床需要,所以 ICRU78 报告建议使用固定的 RBE 值 1.1 也是合理的。同样遵循 ICRU 报告中提出的惯例:

$$D_{RBE} = 1.1 \times D$$

其中 D 是质子的吸收剂量,单位为 Gy;D_{RBE} 是质子的吸收剂量乘以 RBE 后的加权剂量,相当于产生与质子剂量 D 相同的临床结果的光子剂量。例如,将质子吸收剂量规定为 $D=63$ Gy,经 RBE 加权后剂量可表示为 $63 \times 1.1 \rightarrow D_{RBE} = 70$ Gy(RBE)。换言之,要对目标照射等效光子剂量 70 Gy(RBE),则需要照射 63 Gy 的质子吸收剂量。

1.3.1 名词术语

- RBE 加权剂量是生物加权量,用于定义与光子剂量产生相同的生物效应的质子剂量。考虑到钴-60 射线的一致特性以及典型光子射线和钴-60 射线之间无差别的生物效应,所有光子射野都参照了钴-60 等效剂量。在此定义了常用的术语,如"钴当量""戈瑞当量"或"钴戈瑞当量",单位包括"Gy(E)""Gy(RBE)"和"CGE"以描述 RBE 加权吸收剂量。需注意,这些在使用的单位并非标准国际单位。如上所述,ICRU[16] 建议使用 DRBE[以 Gy(RBE)为单位]来报告 RBE 加权剂量。
- 在实际中,通常的做法是将 RBE 加权剂量纳入治疗计划系统,以便临床医师可以使用等效生物剂量而非物理剂量对放疗计划进行评估。
  - 临床注意事项:因质子的 RBE 是剂量、组织类型和 LET 的函数,以下因素可能会影响临床结果[13]。
    ○ 剂量效应:因剂量的高低对 RBE 会产生影响,故 RBE 可能会随着剂量的增加而小于 1.1,特别是大分割放疗。
    ○ 组织类型:对于低 $(\alpha/\beta)_x$ 值的肿瘤,RBE 可能会高于 1.1,如前列腺肿瘤。相反,若肿瘤具有非常高的 $(\alpha/\beta)_x$ 值,RBE 可能会较低。
    ○ RBE 随着深度的增加而增加。最近的研究[24] 数据表明,RBE 值明显高于先前的估计,特别是在射程远端的边缘。在制订放疗计划的过程中,将射线直接瞄准危及器官的情况要特别谨慎,即使危及器官位于肿瘤之后,远端剂量跌落区域高 LET/RBE 不确定性结合射程的不确定性,可能会导致给予射野远端危及器官较高的放射生物学剂量。
    ○ 照射方式:最新研究结果[17] 显示,LET 变化在粒子调强技术(intensity-modulated particle therapy, IMPT)中具有潜在的重要意义,例如远端边缘追踪 IMPT 技术(distal edge tracking-IMPT, DET-IMPT),其照射计划会导致关键器官处的 LET 值显著增加(RBE 增加)。相反,三维 IMPT(3D-IMPT)比 DET-IMPT 显示出更优化的 LET 分布。了解 LET 在不同的照射技术中的差异很重要。

○ 考虑到上述不确定性,医师、治疗计划师和物理师须共同努力降低质子放疗可能的毒副作用,并跟踪和报告接受质子放疗的患者中可能出现的急性及长期毒性和临床结果。临床数据将有助于确定是否需要控制这些不确定性以改进治疗计划和照射方式,或者可忽略其影响。

1.3.2　高 LET 射线

- 重带电粒子(如氩、氖、硅和碳离子)和快中子被认为是高 LET 辐射。碳离子是目前世界上最常用的高 LET 治疗射线,与光子及质子治疗相比在物理和生物方面具有诸多潜在优势[18,19]。

  - 剂量分布:侧向和远端的半影都较窄。对于碳离子而言,粒子的能量发散和射程的离散程度较小,而且 SOBP 与入射坪区的剂量比高于质子。碳离子在布拉格峰远端后的核碎片可能是一个潜在的劣势,不过这个因素通常影响不大,因为碎片是低 LET 粒子,剂量也较低。

  - 治疗获益:临床离子束中的 LET 随深度的增加而增加,导致 RBE 增加。在较重的离子中,碳离子具有最高峰值-坪区 RBE 比。在靶区所在的 SOBP 位置,高 LET 辐射使离子束可以有效地治疗某些对低 LET 射线放射抵抗的肿瘤。这些特点使得治疗位置较深和对质子或光子具有抵抗力的肿瘤成为可能。另外,碳离子还具有降低氧增强比(OER)、降低细胞周期辐射敏感性以及抑制辐射损伤修复等优点。

- 与质子束相比,碳离子束 RBE 在 SOBP 的不同深度有很大差异,并与所在 SOBP 的位置、剂量、分次剂量和组织类型等相关。对于相同的深度和组织,SOBP 中心的 RBE 可以在 3~5 之间变化,靶区剂量和皮肤剂量的比值变化可相差 2 倍[18,19]。

- 治疗计划:与质子治疗不同,碳离子的 RBE 在其射程范围内变化明显,因此单个值不足以准确地描述其生物等效剂量。在制订治疗计划的时候,必须尽可能准确地估算 RBE 值。日本国立放射科学研究所(NIRS)和德国亥姆霍兹重离子研究中心(GSI)两所世界上领先的重离子放疗机构分别采用了两种不同的策略和建模方法。

  - NIRS 采用了一种源于实验的方法[3]。它是基于 RBE 的体外测量,用于确定生物等效深度剂量。基于中子治疗经验,建立碳离子和中子束之间的等效性来确定临床 RBE 值。NIRS 小组发现,当碳离子束的剂量平均 LET 值为 80 keV/μm 时,其生物效应与中子束相当。因而在剂量平均 LET 值为 80 keV/μm 的位置碳离子临床 RBE 被定义为 3,与中子治疗使用的一致。图 1.7 显示了 SOBP 范围内获得相同生物反应(剂量)所需的物理剂量分布。而临床/处方剂量则是在生物剂量基础上乘以一个固定因子,该因子为中子等效位置的临床 RBE 与生物 RBE 的比值。

  - GSI 的策略是基于生物物理模型[18]。该模型可基于已知光子照射的生物反应预测带电粒子的辐射反应。这样就可以在碳离子治疗与光子治疗临床经验间建立起联系。局部效应模型(local effective model,LEM)作为这种模型的代表应用在碳离子治疗计划中。GSI 的临床结果没有观察到明显的临床并发症,与模型预测的 RBE 值一致。

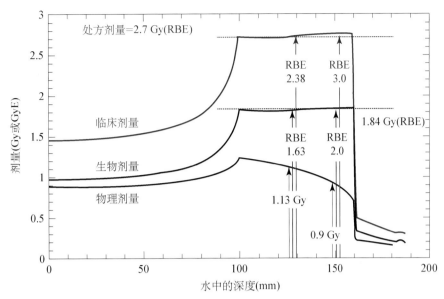

图 1.7　用于确定 SOBP 中 RBE 的方法示意图（经允许引自 International Atomic Energy Agency，MIZOE J. et al. "Clinical RBE determination scheme at NIRS-HIMAC"，Relative Biological Effectiveness in Ion Beam Therapy，Technical Reports Series No. 461，IAEA，Vienna 135-152[18]）

1.4　射程的不确定性

- 离子的阻止本领描述了离子通过单位路径长度物质对离子的能量损失，可用于确定离子的射程和布拉格峰的最终深度。阻止本领取决于离子束的能量和所通过物质的元素组成，其计算的不确定度直接转化为布拉格峰远端深度和射程的不确定性，以及治疗计划系统中剂量分布的不确定性。

- 目前所有离子治疗计划都是使用三维 CT 图像进行的。CT 图像上豪氏值（Hounsfield number，HU 值）组成的三维体素矩阵构成了容积图像，对应于材料的衰减系数。要计算离子剂量分布，必须将豪氏值转换为阻止本领。

- 豪氏值和阻止本领之间转换的不确定性，将会转换成离子射程的不确定度，并对治疗计划的靶区照射边界产生显著影响。此外，患者的体积、CT 扫描设备、扫描协议和重建算法都会增加豪氏值的不确定度。在豪氏值到阻止本领转换的过程中，这些不确定性会包含在豪氏值中映射到阻止本领。在 CT 扫描设备校准和豪氏值到阻止本领转换时必须小心，需将这些不确定性对靶区覆盖的影响降至最低[20]。

- 由于存在这些不确定性，在制订治疗计划时需外放靶区边界以确保靶区覆盖。外放边界的大小是由总的射程不确定度决定，通常为射程的 2.5%～3.5%，并额外增加 1.0～3.0 mm。剂量的计算（例如摆位误差、测量不确定度等）并不会影响离子束射程的不确定性[21]。在制订治疗计划过程中，需要在射野入射方向的靶区的远端和近端增加射程不确定度边界。所以，靶区的边界在射野方向可能和射野侧方由于摆位误差导致的边界不同。射程不确定度的计算公式为：

$$射程不确定度(mm) = [射程(mm) \times 不确定度(\%)] + 边界(mm)$$

- 图 1.8 表示几种常用的不确定度参数及其对应的典型边界。

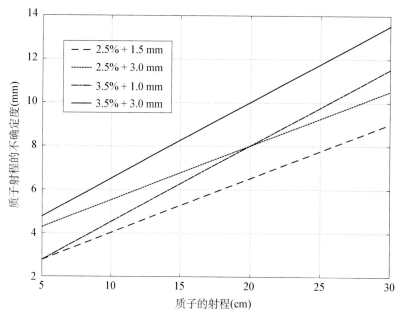

图 1.8　几种常见参数设置的质子射程不确定度与其射程的关系图，用于各种的不确定参数选择。射程的不确定度分别在靶区的远端和近端边缘计算，并在制订治疗计划过程中添加到靶区体积中[21]

1.5　加速器

- 临床上可用的质子能量范围从 70～250 MeV 不等，相当于在水中的射程为 4～37 cm。质子治疗有两种类型的加速器系统，一种是同步加速器，另一种是回旋加速器。到 2016 年为止，所有使用比质子更重的离子治疗系统，均采用了同步加速器。

1.5.1　同步加速器

- 图 1.9 为同步加速器示意图。
- 同步加速器在固定轨道上加速质子，质子在具有固定半径轨道的同步环中的每一次循环旋转运动均可提升其能量。先将能量较低的粒子注入同步环中，并在同步环内的射频腔中加速，质子多次通过射频腔以获得更高的动能。在每个运动周期中，必须同步增加磁场将质子约束在同步环内，以保持稳定的质子轨道。
- 一旦质子达到治疗所需的能量，它们就会"溢出"到束流输运线，并通过一系列聚焦和偏转磁铁引导到治疗室。由于同步加速器产生的是脉冲束流，所以需要定期将质子"填

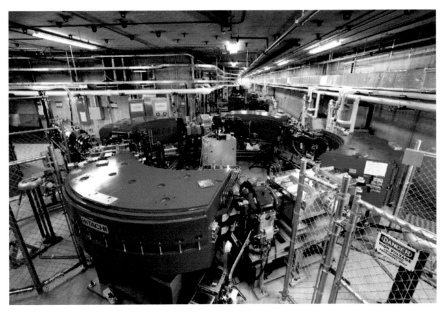

图 1.9　美国亚利桑那州梅奥诊所的同步加速器。照片由 Martin Bues 提供

充"进同步环进行加速，然后再"溢出"到治疗室，对于单个能量，此过程通常需要 2～5 秒。

1.5.2　回旋加速器

- 图 1.10 为回旋加速器示意图。回旋加速器用于加速固定磁场内的质子。低能质子被

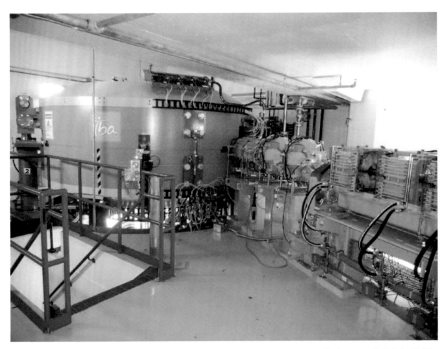

图 1.10　美国亚利桑那州 Procure 质子中心的回旋加速器。照片由 Dennis Mah 提供

注入圆盘形加速腔的中心,通过圆盘内的射频加速腔获得动能。恒定磁场将质子约束在圆盘内的圆形路径上,但是质子每次通过加速腔时都会获得能量,并且由于束流能量增加,其径迹向外呈螺旋式展开。在最外层的轨道上,质子被"剥落"并被引导进入输运线以供临床使用。所有质子都以最大的临床可用能量离开回旋加速器。但临床上低于最大值的能量使用频率更高,需要引导质子束穿过不同厚度的低原子序数材料,并与这些材料相互作用以降低能量满足临床需求。一旦设置了射程和输运线磁铁,回旋加速器就可以提供几乎连续的质子输出。表 1.2 总结了两个系统之间的差异。

表 1.2　两种加速器比较

类型	磁场	束流结构	输出能量
同步加速器	动态	脉冲	可调
回旋加速器	恒定	连续	恒定

1.6　发展趋势

带电粒子放射近年来在全球范围内发展迅速,未来的技术发展具多种可能,包括:

- 超导偏转磁铁和回旋加速器会使系统更加紧凑,但其复杂程度可能会使系统在维护和停机方面面临更大挑战[22,23]。
- 目前正在通过各种不同的方法解决粒子射程不确定性问题,其中包括:
  - 质子 CT:用质子束代替 X 射线来产生质子 CT 图像,从而降低了 CT 值与阻止本领对应关系的不确定度。对于一些现有的系统,这种技术可能仅限于人体较薄的部分,因为质子的最大能量可能无法穿透较厚部分的人体。此外,能量/射程关系还依赖于质子轨迹的精确模型[24]。
  - 实时半导体剂量测定:将二极管系统植入体腔,射程的变化可使二极管系统在可检测到质子的范围内确定其射程[25]。
  - 快速伽马成像:激发态原子核衰变到基态的过程中发射的伽马射线能量高达 7 MeV,通过刀锋狭缝可以将伽马射线准直到 2 mm 以内。初步结果似乎颇具希望[26]。
  - 双能 CT:不同能量的 CT 扫描可最大限度地降低 CT 值的不确定性,并且为将 CT 值转换为阻止本领提供额外的信息。目前这项技术尚未证明对人体中所有的组织都有效[27]。
  - PET 成像:某些离子可以产生短寿命的正电子发射同位素,进而产生由 PET 扫描设备检测到的湮灭光子。但生物及时间的有效性限制了其实用性[28]。
  - MRI:对于颅骨照射,在 MRI 上可以看到椎骨的脂肪置换,从而说明束流停止的位置[29]。
- 扫描光束与患者内部运动之间的相互作用可能会导致冷热点的出现。目前正在积极研究各种方法降低其出现的可能,包括重复扫描、呼吸抑制、腹部加压和鲁棒性优化[30]。

- 相对生物效应：目前正在研究新的计算模型，包括综合 LET 和治疗分次的效应，并同时减少计算时间[31]。
  - 利用在束流远端边缘 RBE 的提高，进一步提高临床和生物效应：
    - 利用射程终点效应的可能性。
    - "生物剂量描绘"的发展[32]。

（黄志杰 译，赵静芳 审校）

参考文献

1. Blakely EA，Tobias CA，Ludewigt BA，Chu WT. Some physical and biological properties of light ions. In：Chu W，editor. Proceedings of the Fifth PTCOG Meeting & International Workshop on Biomedical Accelerators. Lawrence Berkeley Laboratories Report LBL-22962；1986.

2. Chu WT，Ludewigt BA，Renner TR. Instrumentation for treatment of cancer using proton and light-ion beams. Lawrence Berkeley Laboratories Report LBL-33403，UC406；1993.

3. Wambersie A，Deluca PM，Andreo P，Hendry JH. Light or heavy ions：a debate of terminology. Radiother Oncol. 2004；73(S2)：iiii.

4. Vatnitsky SM，Moyers MF. Radiation therapy with light ions. In：van Dyk J，editor. The modern technology of radiation oncology v. 3：A compendium for medical physicists and radiation oncologists. Wisconsin：Medical Physics Publishing；2013. p. 183-222. ISBN：978-1-930524-57-6.

5. Jermann M. Particle therapy statistics in 2014. Int J of Particle Therapy. 2015；2(1)：50-4.

6. Goitein M. Radiation oncology：A Physicist's-eye. New York：Springer-Verlag；2008.

7. Moyers MF，Stanislav V. Practical implementation of light ion beam treatments. Madison，WI：Medical Physics Publishing；2012.

8. Metcalfe P，Kron T，Hoban P. The physics of radiotherapy X-rays from linear accelerators. Madison，WI：Medical Physics Publishing；2007.

9. Dowdell SJ，Clasie B，Depauw N，Metcalfe P，Rosenfeld AB，Kooy HM，Flanz JB，Paganetti H. Monte Carlo study of the potential reduction in out-of-field dose using a patient-specific aperture in pencil beam scanning proton therapy. Phys Med Biol. 2012；57：2829-42.

10. Moteabbed M，Yock TI，Depauw N，Madden TM，Kooy HM，Paganetti H. Impact of spot size and beam-shaping devices on the treatment plan quality for pencil beam scanning proton therapy. Int J Radiat Oncol Biol Phys. 2016；95：190-8.

11. Paganetti H，editor. Proton therapy physics. Boca Raton，FL：CRC Press；2011.

12. Paganetti H，Jiang H，Parodi K，Slopsema R，Engelsman M. Clinical implementation of full Monte Carlo dose calculation in proton beam therapy. Phys Med Biol. 2008；53：4825-53.

13. Paganetti H. Relating proton treatments to photon treatments via the relative biological effectiveness-should we revise current clinical practice? Int J Radiat Oncol Biol Phys. 2015；91：892-4.

14. Paganetti H. Relative biological effectiveness (RBE) values for proton beam therapy. Variations as a function of biological endpoint，dose，and linear energy transfer. Phys Med Biol. 2014；59：R419-72.

15. Cuaron JJ，Chang C，Lovelock M，et al. Exponential increase in relative biological effectiveness along distal edge of a proton Bragg peak as measured by deoxyribonucleic acid double-strand breaks. Int J Radiat Oncol Biol Phys. 2016；95：62-9.

16. ICRU. Prescribing，recording，and reporting proton-beam therapy. J ICRU. 2007；78：7.

17. Grassberger C，Trofimov A，Lomax A，et al. Variations in linear energy transfer within clinical proton therapy fields and the potential for biological treatment planning. Int J Radiat Oncol Biol Phys. 2011；80：1559-66.

18. Relative biological effectiveness in ion beam therapy. IAEA Technical Reports Series. 2008；461：1-165.

19. De Laney TF，Kooy HM. Proton and charged particle radiotherapy. Philadelphia：Lippincott Williams & Wilkins；2008.

20. Ainsley CG，Yeager CM. Practical considerations in the calibration of CT scanners for proton therapy. J Appl Clin Med Phys. 2014；15(3)：4721.

21. Paganetti H. Range uncertainties in proton therapy and the role of Monte Carlo simulations. Phys Med Biol. 2012；57(11)：

R99-117.

22. Blosser HG. Compact superconducting synchrocyclotron systems for proton therapy. Nucl Inst Methods Phys Res Sec B. 1989;40-41:1326-30.

23. Robin DS, Arbelaez D, Caspi S, Sun C, Sessler A, Wan W, Yoon M. Superconducting toroidal combined-function magnet for a compact ion beam cancer therapy gantry. Nucl Instrum Methods Phys Res A. 2011;659(1):484-93.

24. Schneider U, Pedroni E. Proton radiography as a tool for quality control in proton therapy. Med Phys. 1995;22:353-63.

25. Tang S, Both S, Bentefour EH, Paly JJ, Tochner Z, Efstathiou J, Lu HM. Improvement of prostate treatment by anterior proton fields. Int J Radiat Oncol Biol Phys. 2012;83:408-18.

26. Richter C, Pausch G, Barczyk S, Priegnitz M, Keitz I, Thiele J, Smeets J, et al. First clinical application of a prompt gamma based in vivo proton range verification system. Radiother Oncol. 2016; 118:232-7.

27. Yang M, Virshup G, Clayton J, Zhu XR, Mohan R, Dong L. Does kV-MV dual-energy computed tomography have an advantage in determining proton stopping power ratios in patients? Phys Med Biol. 2011;56:4499-515.

28. Knopf A, Parodi K, Bortfeld T, Shih HA, Paganetti H. Systematic analysis of biological and physical limitations of proton beam range verification with offline PET/CT scans. Phys Med Biol. 2009;54:4477-95.

29. Krejcarek SC, Grant PE, Henson JW, Tarbell NJ, Yock TI. Physiologic and radiographic evidence of the distal edge of the proton beam in craniospinal irradiation. Int J Radiat Oncol Biol Phys. 2007;68:646-9.

30. Rietzel E, Bert C. Respiratory motion management in particle therapy. Med Phys. 2010;37:449-60.

31. Wedenberg M, Lind BK, Hårdemark B. A model for the relative biological effectiveness of protons: the tissue specific parameter α/β of photons is a predictor of the sensitivity to LET changes. Acta Oncol. 2013;52:580-8.

32. Ling CC, Humm J, Larson S, Amols H, Fuks Z, Leibel S, Koutcher JA. Towards multidimensional radiotherapy (MD-CRT): biological imaging and biological conformality. Int J Radiat Oncol Biol Phys. 2000;47:551-60.

2

粒子射线放射治疗的照射系统
Proton Treatment Delivery Techniques

Xuanfeng Ding，Haibo Lin，Jiajian Shen，Wei Zou，Katja Langen，Hsiao-Ming Lu

2.1　粒子射线放射治疗系统介绍

- 粒子射线治疗系统包括三个主要部分，即将带电粒子能量提升至足够高水平的加速器、能量选择和束流传输系统，若需要，它可以改变粒子的能量，并将粒子射线从加速器输送到治疗照射系统，治疗照射系统根据治疗需求改变粒子束的特征。如前一章所讨论的，目前市场上有三种类型的加速器：同步加速器、回旋加速器和同步回旋加速器。回旋加速器产生的带电粒子具固定能量，因此需要能量选择系统和降能系统，如图 2.1a 所示。而同步加速器可产生任何所需能级的质子或其他带电粒子。同步回旋加速器是一种特殊类型的回旋加速器，通常用于紧凑型质子系统。束流传输系统（图 2.1b）由一系列偶极铁（偏转与控制）和四极铁（聚焦）组成，通过其真空管道将加速器的粒子束传

X. Ding
Beaumont Health，Royal Oak，MI，USA

H. Lin·W. Zou
University of Pennsylvania，Philadelphia，PA，USA

J. Shen
Mayo Clinic，Phoenix，AZ，USA

K. Langen
University of Maryland，Baltimore，MD，USA

H. -M. Lu (✉)
Massachusetts General Hospital，Boston，MA，USA
e-mail: HMLU@mgh. harvard. edu

© Springer International Publishing Switzerland 2018
N. Lee et al. （eds. ），*Target Volume Delineation and Treatment Planning for Particle Therapy*，Practical Guides in Radiation Oncology，https://doi. org/10. 1007/978-3-319-42478-1_2

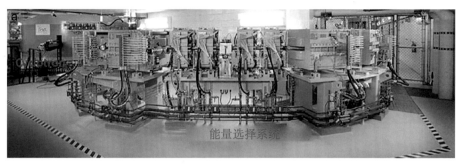

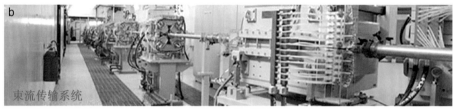

图 2.1　回旋加速器、能量选择系统(a)和质子治疗设施的束流传输系统(b)的一部分(由 IBA、SA 提供)。由带有多个转向或偏转磁铁的真空管引导并最终将窄束质子聚焦至治疗室

输到治疗室。通过控制束流输运系统偶极铁偏转单元,实现从一个治疗室到另一个治疗室的束流切换。

- 治疗系统是粒子射线治疗设施的主要组成部分之一,由几个主要子系统组成:治疗室中的旋转机架(若采用)、治疗头、托架和患者定位系统。如图 2.2 所示,粒子射线被输送至一个具有固定射野或等中心旋转机架的治疗室中。
- 固定野治疗室可有一个水平固定野(图 2.2a)或水平固定野与其他角度固定野(例如图 2.2c 中,IBA 倾斜机架包括了 30°和 90°角度)。这种设计的动机是减少治疗室大小和总体成本。在当前阶段,大多数固定野和倾斜机架治疗室被用于双侧射野的前列腺癌治疗以及使用非共面角度的一些颅骨肿瘤的治疗,如束流从头顶方向入射。
- 旋转机架在治疗时可提供 360°全旋转(图 2.2b)或有限角度旋转 0°～220°(图 2.2d)的治疗角度。这种旋转机架设计能够治疗大多数需要不同射束角度的复杂病例,例如头颈部、肺部、腹部等。标准的质子治疗旋转机架直径通常约为 10 m,总重量可达 200 吨,需要一个从地板到天花板高度约 20 m 的房间来容纳这样的结构和底座。一些紧凑型的旋转机架设计尺寸更小,重量更轻,约 100 吨。
- 治疗头是束流传输系统的最终元件,它不仅将束流输运至患者,还监测束流质量、位置和治疗期间的剂量。有两种主要类型的治疗头:一种是用于被动散射(passive scattering,PS)技术的治疗头,一种是用于笔形束扫描(PBS)技术的治疗头。
  - PS 治疗头包含第一散射体、射程调制器、第二散射体、剂量和射野监测电离室、患者特定的限束设备,或者其他准直部件和补偿器,如图 2.3a 所示。
  - PBS 治疗头包含束流形态监视器、扫描磁铁、剂量和束斑位置监测电离室、能量过滤器和射程变换器(能量吸收器),以及可能在束流路径上的真空装置或氦气电离室(图 2.3b)。

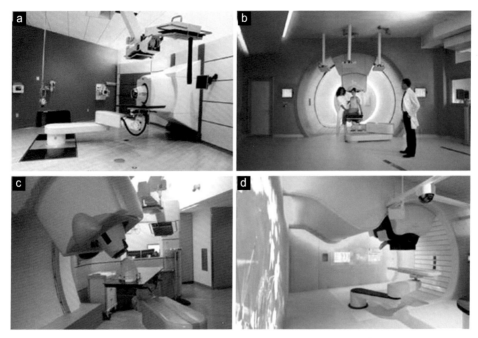

图 2.2 具有不同射束角度灵活性的治疗室。a. 水平固定射束室；b.360°旋转机架；c. 倾斜固定射束室（仅 90°和 30°射束）；d. 紧凑型旋转机架（射野角度从 0°~220°）（由 IBA、SA 提供）

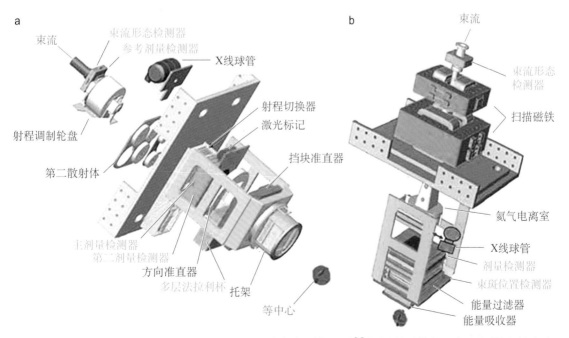

图 2.3 MD Anderson 癌症中心采用的质子治疗系统（Hitachi Inc.）[1]的(a)被动散射治疗头和(b)扫描束治疗头的 3D 渲染图

- 除了专用于 PS 或 PBS 的治疗头之外,一些厂商还提供同时具有散射和扫描功能的治疗头,如通用治疗头。然而,在不同的照射方式之间切换可能需要相当长的时间(例如,宾夕法尼亚大学的 IBA 通用治疗头)。

2.2 粒子射线治疗的治疗输运技术

2.2.1 被动散射技术

- 被动散射(PS)技术是粒子射线治疗中的常规治疗技术,它利用从加速器传输的聚焦粒子射束,并将其通过单或双散射体散射,以获得具有大射野尺寸的粒子射束。在粒子束散射过程中,束流路径上的其他设备将进一步改变束流特性,例如,降能器将束流调整至所需的能量,调制轮或脊形过滤器调制束流以形成具有剂量平坦区域的扩展布拉格峰(SOBP)。散射器、吸收器、调制轮或脊形过滤器通常安装在治疗头中。在射束到达患者之前的治疗头末端,诸如限束器或 MLC 等其他装置可以插入于束流路径上,将束流准直到治疗目标的形状。具有不同厚度分布的补偿器也可使束流远端适形为治疗靶区远端的形态(图 2.4)。

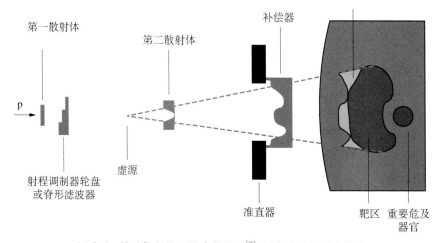

图 2.4 被动散射输运技术的图示[2],不含束流监测电离室

单散射技术

- 单散射技术利用束流路径中一个散射体将聚焦的粒子射束散射成大射野粒子射线束。散射体通常由高原子序数箔材料(如铅)制成。穿过单个散射体的粒子束横向分散,得到的射野可呈不均匀的高斯形强度分布。然而,束流中心部分剂量分布足够均匀,可用于治疗诸如眼疾病等小靶区。单散射系统通常产生比双散射系统更锐利的横向半影,因此更常用于眼或脑肿瘤放疗。

双散射技术

- 双散射系统中的第一散射箔将粒子射线(如质子)束散射成高斯形强度场,其下游的第二散射体则使高斯场横断面强度变平。第二散射通常由高原子序数（Z）材料制成（如铅），以及具有补偿功能的低 Z 薄层组成（例如聚碳酸酯）。高 Z 材料散射体形态接近高斯，中心部分最厚。双散射系统可以在直径达 40 cm 的大射野范围内实现均匀剂量分布。

- 在被动散射系统中，通常通过构建 SOBP 实现在靶深度方向上产生均匀剂量分布。SOBP 由一系列强度和能量调制后的原始布拉格峰组成。该系统通过射程调制轮或脊形过滤器实现这一点（图 2.5）。调制轮由低原子序数材料经过一系列步骤制成，具有不同高度和宽度的台阶。当该器轮以恒定速度旋转时，粒子射束依次通过这些台阶以减少能量，最终产生具有所需能量和强度的布拉格峰组来构建 SOBP。脊形过滤器通过一系列固定的局部脊形条调制粒子射束。考虑到束流的散射和能量减少，脊形设计成特定高度和扩展以构建所需的 SOBP[3]。

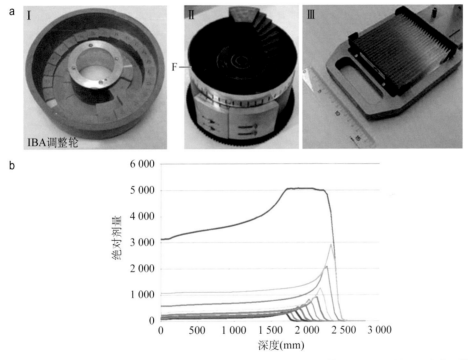

图 2.5　a. 用于产生 SOBP 结构装置：Ⅰ 为 IBA 三轨调制轮，Ⅱ 为 Mevion 单轨调制轮，Ⅲ 为 HIBMC 脊形滤波器[3]；b. 使用被动散射技术生成 SOBP。有 10 条原始布拉格峰线表示在通过调制轮后不同质子能量和剂量沉积，最终产生 SOBP（深蓝色线）并均匀地照射目标靶区。单个线叠加总和等于深蓝色线

均匀扫描技术

- 均匀扫描利用第一散射体将束流散射到稍大的光斑，通常为几厘米。束流下游的扫描磁铁具有两组垂直的磁铁以偏转粒子，在横向平面上具有固定频率（如 30 Hz），用矩形或圆形（所谓的摆动）覆盖目标靶区体积的最大投影。从深度方向上看，通过改变束流能量来逐层覆盖目标靶区体积，通常由深到浅。在一个特定应用中，通过在调制轮上构

建特殊轨道来实现能量变化,但轨道具有相等的长度步长(能量步长)和厚度步长(能量间步长,例如图 2.5 中最外面的轨道)。在治疗期间,调制轮以"走位和照射"方式旋转,从而为每个相应的扫描层产生所需的束流能量。也可在调制轮上游使用薄的射程移位器以进一步减小能量间步长至毫米级。虽然束流强度在每层内保持相同,但通过调整各层间的相对强度以便在水中测量时产生具有剂量平台的 SOBP 深度剂量分布。与被动散射类似,该技术虽不需第二散射体,但仍需患者个体化限束器/MLC 和补偿器。

- 在被动散射和均匀扫描治疗输运模式中,限束器都是由黄铜(或低熔点合金)定制切割而成。黄铜具有较高的相对阻止本领(stopping power ratio,SPR),达 5.6。一些质子系统利用 MLC 代替限束器。使用 MLC 可以节省挡块切割和安装的工作量,但射野大小通常受限。补偿器由一块有机玻璃(PMMA)或石蜡加工而成。PMMA 补偿器更坚固透明但不可回收,而石蜡可以回收。补偿器的厚度分布是患者个体化定制的,通常由患者治疗计划计算产生并输出到铣床(图 2.6)。

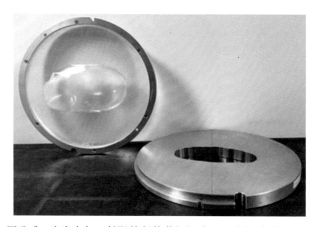

图 2.6　为患者每一射野特制的黄铜限束器和有机玻璃补偿器

- 目前所采用的治疗计划系统(TPS)通常不支持被动散射治疗束的 MU 计算。MU 通过在水中或水等效材料中的电离室直接测量或自测量数据确定参数的分析模型计算获得[4]。散射系统的一个主要缺点是补偿器仅需在目标远端产生均匀剂量分布,而不考虑近端(图 2.4)。虽然这种近端剂量增加有时可以通过使用多个射野角度来减轻,但是它始终是不能主动避开束流近端危及器官。

- 在束流中使用散射体导致虚源尺寸更大,因此显著增加了半影。此外,半影随着穿透深度而增加。在治疗期间,应使限束器尽可能靠近患者以减少半影。通过使限束器在其深度方向上发散切割,也可以略微减少半影,尽管这种改善对于大 SAD 值(>200 cm)的系统非常小。

2.2.2　笔形束扫描技术

- 笔形束扫描(PBS)技术在几十年前已用于患者治疗,在过去十年中经历了快速扩张和发展。PBS 正在成为粒子射线治疗的新标准技术,对于新的治疗中心,PBS 通常是唯一的治疗技术。

- 在笔形束扫描系统中，两对正交偶极铁(扫描磁铁)用于横向控制粒子射线(图 2.7)。

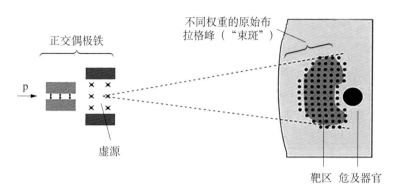

图 2.7　扫描粒子射线放疗照射系统的示意图[2]

- 扫描磁铁依次将小尺寸笔形束引导至具有所需强度(粒子数目)的预定位置。整个肿瘤的剂量是每个单独的小尺寸笔形束叠加而成。PBS 系统非常复杂，因为它需要非常快速和可靠的系统控制以及适当的风险缓解措施[5]。

- 粒子射线 PBS 技术通过改变每个笔形束斑的位置和输运的粒子数量，很自然地提供调强粒子射线放射治疗(intensity-modulated proton therapy，IMPT)技术。该技术的侧向强度调制与调强放射治疗(intensity-modulated radiation therapy，IMRT)相似。然而，它还通过改变 IMRT 无法提供的能量来提供深度调制。因此，PBS 能够实现真正的 3D 剂量适形[6]。通过几毫米的典型笔形束斑尺寸，PBS 可以为任何形状靶区提供高度适形剂量。IMPT 技术极大地增加了粒子射线放射治疗的应用。

- 笔形束斑的束流输运可以是离散的或连续的。在连续扫描时，束斑在点位之间无需关闭，而在离散点位扫描时，它则完全关闭。当束斑移动到下一个点位时，离散点扫描可以避免瞬时剂量的不确定性。然而，由于点之间的死区时间(～几毫秒)，粒子输运会减慢。虽然目前大多数粒子射线治疗系统都使用离散点扫描，但一些制造商正在未来的系统中使用连续扫描方式。

- PBS 通常无需被动散射和均匀扫描中使用的限束器和补偿器。但当笔形束斑尺寸太大而无法在目标体积和附近器官之间产生所需的剂量梯度时，限束器仍可用来锐化束流的侧向半影[7]。

- 目前有两种主要的 PBS 优化方法：单野优化(single field optimization，SFO)技术，每个射野单独均匀地覆盖目标靶区；以及多野优化(multiple fields optimization，MFO)技术，每个子射野仅覆盖部分目标靶区，但所有子射野覆盖组合在一起仍然可以实现总体均匀的目标靶区覆盖。在 ICRU78 中，SFO 和 MFO 也分别被视为单野均匀剂量(single field uniform dose，SFUD)和 IMPT。本章节也使用 SFUD 和 IMPT 定义，与 ICRU 保持一致性。这些优化技术和标准的细节将在下一章讨论。

- 与 PS 相比，PBS 技术具以下主要优点：

- 使用单野照射肿瘤形成 3D 适形剂量分布：包括远端、近端和侧向（参见治疗计划部分）。
- 减少由于存在严重组织异质性导致的目标剂量分布的异质性，例如，头颈部肿瘤的治疗。
- 由于束流输运系统中没有束流调制硬件，在空气中的中子产量显著降低。
- 无需使用限束器和补偿器。
- 由于每个 PBS 野由数千个单独的束斑组成，因此照射患者剂量的最终准确度取决于每个束斑的照射精度。影响剂量准确度的典型参数是束斑位置、束斑形状和每个束斑的粒子数。对于扫描束而言，具有可靠且快速响应的控制系统非常重要，该控制系统可以使用正确数量的粒子，并将每个粒子照射到期望位置。物理师设计各种质量保证（QA）措施以验证系统性能和患者个体化的治疗计划。

2.3 粒子射线治疗的相关影像学技术

- 表 2.1 总结了粒子射线治疗的计划制订、图像引导或治疗验证的一系列常规使用或仍在开发的各种患者个体化的成像技术。基于应用目的，这些技术可简单地划分为三类。第一类包括 CT、MRI 和 PET/CT（正电子发射计算机断层显像），主要用于结构勾画和剂量计算，这与光子/电子放疗非常相似。因 CT 数据无法直接提供粒子剂量计算所需的粒子相对阻止本领（stopping power ratio，SPR），因此需要校准来建立 CT 豪氏值与粒子 SPR 之间的关系。然而，豪氏值到 SPR 校准存在不确定，并且这些不确定最终可转化为在治疗计划阶段必须仔细考虑的射程不确定[8]。双能 CT 可改善 SPR 不确定，并有可能减少与豪氏值到 SPR 校准相关的不确定[9, 10]。但未来仍需要在日常医疗实践中进行更多的研究和评估。第二类主要用于患者对位、每次治疗前治疗位置的验证以及自适应计划。它包括正交 kV、锥形束 CT（cone-beam CT，CBCT）、轨道 CT、体表成像等技术。第三类包括粒子射线放疗独有的成像技术，如质子放射成像、质子CT[11]、治疗激活 PET 成像[12]或瞬时激发 γ[13]成像，其中许多是以射程和剂量验证为目的而采用或正在开发的技术。由于与解剖学和生理学变化对光子剂量测定影响相比，这些变化对粒子剂量测定具有更大的影响，因此在粒子射线治疗过程中可能经常需要重复成像以监测和验证治疗。
- 日常治疗期间患者定位的可重复性是粒子射线治疗成功临床应用的重要因素。图像引导放射治疗（image-guided radiation therapy，IGRT）对于患者摆位和治疗固定容器（例如固定装置）必不可少。应根据其位置和物理特性，在模拟、计划和治疗全程考虑束流路径中的固定装置。
  - 治疗期间，束流路径上经过的装置应该是均匀的，带标记刻度并且包含在计划时粒子剂量计算中；在 CT 模拟中存在但不包含在治疗射线路径上的装置，应从身体轮廓上剔除后再进行粒子剂量计算。治疗床应与计划使用的一致。
  - 计划中对设备和工件的任何 HU 重设应根据具体情况一一评估。HU 不恰当重设会

表 2.1 粒子射线治疗的相关影像学技术总结

成像技术	应用	常规使用	优势	挑战
CT	解剖结构勾画;剂量和射程计算	是	高分辨率;高骨软组织对比;解剖结构成像;成像速度快	需粒子相对阻止本领校准;校准不确定和CT伪影导致粒子射线射程误差
双能CT	组织分解	否	提高粒子射程计算精准度	使用双能CT理论上可提高0.1%~2.1%的射程计算精度[9]
MRI	解剖结构勾画	是	较高的空间对比度和高软组织对比度	可能存在结构变形;是否可直接用于剂量计算还需更多研究
PET(PET/CT)	靶区勾画和识别	是	高灵敏度	解剖分辨率有限,且需要和CT一起应用
轨道CT	患者摆位;治疗验证	是	高分辨率;快速成像;可进行自适应计划和放疗	需治疗室的额外空间;增加患者的治疗室使用时间;无法获得治疗分次内的器官运动信息
正交kV平板成像	二维患者摆位验证	是	成像质量高,尤其是具有高骨软组织对比	软组织对比度低
锥形束CT(CBCT)	三维患者摆位和治疗验证	是	高软组织空间对比度	和CT相比成像质量低,具有用于剂量计算和自适应放疗的潜在可能,但仍需更多研究
光学成像	患者体表信息追踪和摆位验证	是	成像快,具高灵敏度和实时成像;无放射剂量;成像范围大;是表浅病灶的理想追踪工具	无法对内部器官进行可视化,更依赖标记物而不是靶区自身;皮肤需要裸露,可能会有不适
PET(治疗激发)	三维验证放疗验证	仅在为数不多的机构开展	验证放疗精准度	要求治疗到成像的间隔短;由于成像技术限制,成像信号逐渐减弱(如生物衰减等)
瞬时伽马成像	验证粒子射程	否	验证治疗精准度;没有生物衰减影响	需庞大的设备进行信号准直和探测。临床价值还有待进一步探索
质子成像和质子CT	计划和治疗验证	否	直接测量的质子阻止本领	需要能量足够高的质子来穿透患者成像;由于存在多库伦散射,空间分辨率低

导致显著的剂量误差。

- 当固定装置放置在治疗区域,应尽可能将其固定在治疗床面上有标记刻度的区域。
- 任何部分阻挡了粒子射线的装置[如治疗床及等效组织填充物(bolus)等]在整个治疗过程中很难确保位置的可重复性,故需尽量避免(例如,从人体斜后方大角度穿过治疗床边缘)。

　　－ 应尽量减少射程移位器到等效组织填充物的位置误差，尽量与计划位置一致。应常规性地确认设备和患者之间的空气间隙大小。射程移位器（或等效组织填充物）与患者之间的空气间隙应保持恒定以保持相同束斑形态。治疗床通常由均匀的低密度材料制成，但是一些机构会刻意以较厚的替代物作为点扫描的射程移位器。

2.4　粒子射线治疗中的运动管控

- 每次治疗的靶区运动管控取决于特定的粒子射线治疗技术。
  － 被动散射粒子射线放疗更像是 3D 光子治疗技术，因为整个治疗范围是同时受照的。使用修改后的内靶区（internal target volume，ITV）概念，即在器官运动的所有阶段都能保证靶区在 ITV 内，可确保目标靶区覆盖。在补偿器设计中可以考虑由于分次内器官运动引起的水当量厚度（water equivalent thickness，WET）变化。Kang 等[14]描述了被动散射质子束治疗移动肺肿瘤的计划策略。4D-CT 扫描用于获得内肿瘤靶区体积（internal gross tumor volume，iGTV）。使用平均密度 CT 进行计划制订；但 iGTV 密度被重设为均匀密度值 100 豪氏值或基于每个患者情况使用 ICTV 豪氏值平均值进行覆盖。
  － 笔形束扫描技术更类似于 IMRT，在任何给定时间内笔形束仅照射目标的某个子体积。对移动目标实施动态治疗可导致相互作用效应，相互作用效应本身就需要评估和管理。因此采用笔形束扫描技术治疗运动靶区极具挑战。
- 对于任何一种放射治疗技术，限制束流照射期间的靶区运动均十分重要。部分粒子射线治疗中心成功地采用了腹部压迫和门控有效减少了靶区的运动[15, 16]。但无论通过何种技术管理，都无法达到使靶区完全静止的目的。
  － 若未采用运动控制或靶区具有残余运动，则评估靶区运动对照射剂量的影响则极具意义。模拟需要准确掌握粒子射线照射的动力学与患者移动的解剖结构的准确知识和两者同步的信息。许多研究中心已开发了内部模拟设备用以评估运动对剂量的影响[15, 17]。这类影响取决于治疗相对于呼吸时相的时间。虽然研究人员证明单次剂量照射的剂量效应可能值得关注，但也已证明剂量效应在照射几个分次后会被快速均衡掉[17, 18]。然而，最终治疗效果因治疗部位和患者个体差异而异。
  － 目前临床上已针对完成所有分次照射后运动目标的累积剂量进行了研究。Li 等[17]采用仿真相互作用模拟器的研究表明，在定期分次治疗后，累积剂量分布接近 4D 剂量分布。后者是通过将归一（nominal）计划重新计算到每个 4D-CT 上，并使用非刚性图像配准将各个时相的剂量分布累积到标称治疗计划 CT 上而获得。4D 剂量的计算无需相互作用模拟器，并且在现有的商业治疗计划系统中相对容易实现。
  － 对剂量学影响的大小将取决于计划和患者参数。
    ○ Grassberger 等[18]报道了随着束斑尺寸的增加，运动对剂量的影响降低。虽然对于给定的扫描出束机头，束斑尺寸通常不可变，但是可通过使用外部射程移位器并通过改变射程移位器和患者皮肤之间的空气间隙来改变束斑尺寸。同时，

Grassberger 等报道了运动对于剂量的影响随着运动幅度的增加而增加。

  ○ 根据 Li 等[17]的报道,若 CTV 相对于运动幅度较小可能会增强运动对剂量的影响。

  ○ 关于剂量调制,Dowell 等[19]报道了对移动小于 20 mm 的目标进行剂量调制是否对其最终剂量没有显著影响。

  ○ Zeng 等[20, 21]报道,针对纵隔淋巴瘤的单束 PBS 治疗,单次照射的累积剂量下降 (D98%)在 2%~5%。该模拟使用扫描 4D-CT 时测得实际呼吸时相进行模拟。

 — 其他中心还通过改进照射技术,使点扫描技术的照射计划对于分数内运动更加鲁棒。

  ○ 目标靶区的多次重复扫描,即扫描束多次重复扫描每个束斑点位,是目前被广泛讨论的议题。目前已研发了两种技术。第一种技术称为分层重扫描,每个能量层重新扫描数次,直到照射完所有 MU。对每个后续能量层均重复此操作。第二种技术称为体积重扫描,对完整的目标重新多次扫描[22]。该技术的缺点是每个体积重扫描需要重新扫描每个能量层。这将增加照射时间并且妨碍该技术用于能量层切换时间较长的系统。第一种技术相对简单,通过将分数增加 N 倍来实现。然而,每种重扫描技术必须考虑机器输运的限制,例如每个束斑点位限制了最小 MU。当计划扫描的 MU 值接近最小的 MU 值,该点位则无法使用任何一种重扫描方法。关于重复扫描的设备限制问题,不少文献报道了各种改良技术。

  ○ 在最近发表的一项文献中,Li 等[23]研究了一种点序列优化技术,以提高计划对运动的鲁棒性。他们改变了束斑点位照射几何,即增加了前一个束斑点位与后一个束斑点位间的距离。这种稀疏的照射顺序能使计划鲁棒性更佳。

  ○ 目前已开发了运动鲁棒性治疗计划技术。Yu 等[24]报道了结合束流角度优化的 4D 鲁棒性优化技术,即计划在多个 4D-CT 时相中进行鲁棒性优化。另外,还针对 WET 随呼吸的变化评估射束角度,选择具有最小 WET 变化的角度用于治疗计划。

• 总之,临床上对粒子射线放疗计划中运动对治疗的剂量学影响已开展了广泛的研究。虽然目前尚无单一解决方案,但报道的多种技术对于粒子射线治疗期间目标运动管理均非常有效。

2.5 质子治疗系统及参数

• 近几十年来,随着对粒子射线放疗的临床需求不断增加,许多设备制造商进入市场。许多粒子放疗系统的配置、技术和组合都是为满足各种机构的需要而发展起来的。粒子射线放疗技术也得到了同步迅速发展。本节的目标是总结目前商用的临床质子治疗系统,提供机器参数和特性的简要说明,这些参数和特性对临床治疗和方案开发会产生较大的影响。截至 2016 年 5 月,各质子中心的临床参数数据见表 2.2、2.3 和 2.4。

表 2.2　临床使用的质子射线放疗系统总结

制造商	型号	加速器类型	临床束流射程	治疗室	图像引导系统	治疗模式
IBA	ProteusPlus	回旋	32.0 g/cm²；4.1 g/cm²	固定角度，倾斜旋转机架，全角度旋转机架	两维正交成像；轨道 CT	PBS[a]，US[b]，DS[b]，SS[b]
IBA	ProteusONE	超导同步回旋	32.0 g/cm²；4.1 g/cm²	220°紧凑型单室旋转机架	立体定位成像，CBCT	PBS
VARIAN	ProBeam	超导回旋	36.0 g/cm²；4.1 g/cm²	固定角度和全角度旋转机架	两维正交成像，CBCT	PBS
HITACHI	ProBEAT	同步	32.4 g/cm²；4.0 g/cm²	固定角度，180°旋转机架和全角度旋转机架	两维正交成像；轨道 CT	PBS，US，DS，SS
Mevion	S250	超导同步回旋	32.0 g/cm²；5.0 g/cm²	180°紧凑型单室旋转机架	两维正交成像和轨道 CT（计划）	DS
Sumitomo	P235	回旋	32.0 g/cm²；3.8 g/cm²	全角度旋转机架	两维正交成像和 CBCT（计划）	US，DS，PBS

注：[a]PBS：笔形束扫描治疗束流照射技术。
　　[b]DS：双散射治疗束流照射技术；US：全扫描治疗束流照射技术；SS：单散射治疗束流照射技术。

表 2.3　笔形束扫描技术的临床参数（点扫描）

参数	临床意义	常规数值
最大射野大小	不使用多中心射野技术所能治疗靶区的最大侧向尺寸	从 20 cm²×24 cm² 到 30 cm²×40 cm²
能量层切换时间（ELST）	点扫描束流输运系统效率的一个重要参数	回旋加速器<1 秒 同步加速器 1～2 秒
点位切换时间	略微影响点扫描束流输运效率	2～10 毫秒
束斑大小（空气中，1σ）	侧向剂量分布的半影	32 g/cm² 处 2.2～4.4 mm
束斑对称性	所有治疗角度和能量下，粒子束流束斑的稳定性	10%
束斑位置精度	所有治疗角度和能量下，粒子束流位置和能量精度	1 mm
给予 1 L 靶区 2 Gy 均匀剂量所需时间	粒子射线治疗照射系统效率的整体估算	30～120 秒
远程空气间隙控制	调整射程切换器与患者皮肤之间的距离，以优化治疗的束斑	连续的/固定的/阶梯式
治疗室切换时间（RST）	多治疗室治疗时切换的效率	10～60 秒

表2.4 被动散射束临床参数

参数	临床意义	常规数值
最大射野大小	不使用多中心射野技术所能治疗靶区的最大侧向尺寸	15 cm；25 cm 直径(DS)；30 cm×40 cm(US)
剂量率	评价被动散射束流输运系统效率的主要因素	2 Gy/min；1 Gy/min
射程调制轮的数量和可选方案	SOBP 和束流射程的可选择性	14 个调制轮 24 个可选方案(Mevion) 3 个调制轮 8 个可选方案(IBA)
出束前射程调制轮的预热时间	略微影响被动散射束流输运系统效率	30~60 秒
准直系统	手动或自动束流侧向形状的配置	MLC/铜限束器
治疗室切换时间(RST)	多治疗室治疗时切换的效率	10~60 秒

2.6 质量控制

2.6.1 系统质控

- 为确保系统性能和患者治疗的安全,需对设备进行详细和全面的质量控制(quality assurance,QA)。表2.5总结了大多数常见粒子射线治疗系统的主要机械和剂量学相关QA项目和程序,包括每日、每周、每月和每年的质控项目,以及对项目所需的程序和测量装置的简述。因为用于粒子射线放射治疗的IGRT系统发展变化较快,例如从2D成像到容积成像,故本章对IGRT QA过程未提供详细解释。2015年,宾夕法尼亚大学在质子治疗中开始使用了CBCT,最近又有多个中心开始应用轨道CT。对于二维正交成像系统,感兴趣的读者可以参考AAPM工作组报告(TG142)中有关外照射治疗中图像引导的相应部分。

表2.5 粒子射线放射治疗系统的 QA 任务和流程

项目	频率	描述	测量设备
PBS 的束流剂量参数			
输出	每天 每月 每年	目的:验证束流监测电离室的完整性和可靠性,以及束流特性和束流通量一致性 方法:测量宽均匀射野 SOBP 中心位置的输出剂量 标准:2%	圆柱形电离室,平板电离室(parallel plate ionization chamber, PPIC)如图 2.8a 所示
射程	每天 每月 每年	目的:验证束流能量的稳定性 方法:单个束斑和大的均匀野。常使用具有不同厚度的体模,例如定制的楔形体模 标准:1 mm	装载有 PPIC 的扫描水箱,多层阵列电离室(MLIC)(图 2.8b)

续　表

项目	频率	描述	测量设备
剂量平坦性和对称性	每天 每月 每年	目的：验证束流和束流辅助光学元件在标称及所有旋转机架角度下的稳定性和重复性 方法：测量 2D 剂量分布，并与 TPS 中的配置数据进行比较	闪烁体/CCD 检测系统；电离室矩阵；胶片
末端跌落	每月 每年	目的：验证可能影响累积深度剂量分布（IDD）的粒子束能量分布的稳定性 方法：测量深度剂量分布 标准：1 mm	载有 PPIC 的扫描水箱；多层阵列电离室（可与束流射程检查 QA 结合）
束斑分布	每天 每月 每年	目的：验证束斑分布的一致性 方法：测量单个束斑的分布 标准：10%（1σ）	胶片、电离室阵列、带状室或闪烁体/CCD 检测系统（图 2.8c）
束斑位置	每天 每月 每年	目的：验证束斑位置精度 方法：使用多组束斑形状进行照射，验证位置和精度 标准：1 mm	胶片、电离室阵列（图 2.8d）、带状室或闪烁体 CCD 检测系统（可结合束斑分布测量程序）
笔形束深度剂量分布	每年	目的：验证笔形束在不同深度的积分剂量 方法：使用装有精准移动功能的水箱，以及布拉格峰电离室测量深度剂量分布	布拉格峰电离室
束斑空间角分布和侧向剂量分布	每年	目的：验证不同深度束斑的侧向剂量分布 方法：测量单个束斑的侧向剂量分布 标准：20%（束斑对称性）	胶片，小尺寸电离室，闪烁体/CCD 相机检测系统
平方反比校正测试	每年	目的：验证大射野有效源位置 方法：用电离室探测器在相对于等中心不同位置测量剂量，然后将测量结果与使用平方反方校正因子预测的剂量进行对比	2D 电离室阵列
监测电离室线性、重复性及电离室可测量的最大和最小值检测	每年	目的：验证 PBS 束流输运监测系统的线性、重复性和可测量的最小和最大剂量 方法：通过降低/升高束斑强度至极限水平来测量剂量 标准：1%	PPIC
患者摆位验证			
激光	每天	目的：验证激光中心与成像系统等中心点的一致性 方法：借助影像系统将带有标记物的体模放置在等中心处，然后验证激光在体模上的投影 标准：1 mm	IGRT 体模，如图 2.8f 所示
IGRT系统	每天 每月	目的：验证成像系统与束流等中心的位置以及成像质量 方法：使用成像系统将 IGRT 体模放置在等中心处，并在射野中心进行照射 标准：1 mm	IGRT 体模（与激光测试步骤结合）

续　表

项目	频率	描述	测量设备
通信和接口	每天	目的：验证治疗（照射）系统、IGRT 系统、记录与验证系统的接口 方法：加载计划，获取图像，照射，并将记录发送回记录与验证系统。检查是否记录了所有图像和束流信息	在日常 QA 检测项目中，应在治疗模式下对该程序进行检测
安全	每天	视听监视器；可视监视器；束流指示器；X 射线指示器；搜索按钮；束流暂停按钮；紧急束流停止按钮，监视器单元联锁；碰撞联锁；辐射监视器系统（中子或 X 射线），门联锁	不适用
急停	每月	目的：验证紧急停止按钮，不仅可停止机械运动，而且停止粒子射线和（或）X 射线辐射	不适用
机械系统			
旋转机架角度与角度指示器	每周	目的：验证旋转机架角度指示器或数字读出所指示的机架角度的准确性 标准：1°	数字水平尺
延伸托架	每周	目的：验证托架位置与治疗计划的机械准确性 标准：1 mm	直尺
碰撞传感器	每周	目的：检查治疗头和成像系统碰撞传感器的功能	不适用
床位	每周	目的：验证治疗床位置相对于治疗计划的准确性；通常具有 6 个自由度 标准：1 mm	直尺和数字水平尺
旋转机架等中心	每月 每年	目的：验证射野等中心点随旋转机架的角度变化精度 方法：旋转机架星形照射技术检测束流中心轴 标准：1 mm	胶片（图 2.8h） XRV 100（图 2.8f）
治疗床等中心	每月 每年	目的：验证射野等中心点随治疗床的角度变化精度 方法：治疗床星形照射技术检测束流中心轴 标准：1 mm	胶片
被动散射束的附加 QA			
SOBP 宽度	每月 每年	目的：验证束流的引出和流强是否与调制轮同步，以便产生均匀的 SOBP 方法：测量覆盖所有可选的 SOBP 的射野深度剂量分布，即使用构造 SOBP 的所有束流调制组件 标准：1 mm	装载有 PPC 的扫描水箱多层阵列电离室（可以与射程检测流程结合）
多叶准直器	每月 每年	目的：对位；叶片位置；活化；联锁功能	剂量测量仪 胶片
多叶准直器的漏射	每月 每年	目的：验证叶片间、叶片内、叶片末端、叶片组和其他 MLC 组件 方法：采用最高能量粒子射线检查泄漏	胶片

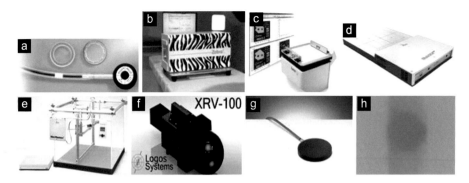

图 2.8   剂量测试设备。a. 平行板电离室：PPC05；b. 多层阵列电离室：Zebra（IBA，Belgium）；c. 闪烁体/CCD 相机检测系统：Lynx（IBA，Belgium）；d. 2D 电离室阵列：MatriXX（IBA，Belgium）；e. 水箱：Blue phantom2（IBA，CA）；f. 点扫描 IGRT 模型：XRV-100（Logos System International，Scotts Valley，CA）；g. 布拉格峰电离室：PTW（Freiburg GmbH）；h. 胶片（Ashland，NJ）

2.6.2   患者剂量验证

- 患者剂量验证（patient-specific quality assurance，PSQA）用以确保患者治疗前每个治疗计划的剂量照射的准确性，一贯是放射治疗工作中的重中之重。与传统调强放射治疗（IMRT）的临床实践类似，粒子射线放射治疗的患者剂量验证包括：①绝对剂量验证；②面剂量分布验证。IMRT 和粒子射线治疗的一个主要区别在于后者所使用的射野数量比较少。在多数情况下，单野的治疗方案也可获得符合临床要求的剂量分布。即使笔形束扫描采用的多射野调强粒子射线放射治疗（IMPT）方案，与光子 IMRT 多射野照射相比，射野数量也较少，通常为 2~4 个。因此，即使在 IMPT 情况下，患者治疗的剂量验证也是针对每个射野进行，而不是像 IMRT 的剂量验证那样针对所有射野的加权剂量。这也是由于缺乏可靠有效测量三维剂量分布的技术。这种三维测量技术，例如 3D 凝胶剂量测定，仍无法在常规临床实践中使用。总体而言，基于新的治疗方案、计划和测量技术的不断发展，粒子射线治疗的患者剂量验证正处于快速发展阶段，目前尚无相关程序和指南的金标准。因此，本节的目的仅限于提供不同机构使用的最常见的患者剂量验证程序和剂量测定工具的总体思路。

扫描束流的患者剂量验证

- 如上所述，PBS 有两种类型的优化技术：SFUD 和 IMPT。从这两种技术获得的治疗射野均针对束斑能量和强度进行了调制，一般不会在体模中产生均匀的剂量分布，给测量带来了挑战。

SFUD QA

- SFUD 常用于靶区简单、沿着束流路径上不存在关键危及器官（organs at risk，OAR）的治疗部位，如前列腺癌。Zhu 等[25]发表了一篇针对前列腺 SFUD 计划患者剂量验证的全面步骤，验证具体包括三部分：①点剂量验证；②中心轴深度剂量验证；③2D 相对面剂量验证，如表 2.6 所示。

表 2.6　SFUD 射野的患者剂量验证组成

项目	程序	剂量测量设备
点剂量验证	目的：①从 TPS 到扫描束流加速器控制系统的数据传输完整性的端到端测试；②验证束流偏转磁铁对于不同的旋转机架角度是否正常工作；③上传所需的偏转磁铁强度 方法：在 SOBP 中心位置测量点剂量	MatriXX；PPC05；固体水体模；可移动水箱
中心轴深度剂量验证	目的：验证束斑能量和位置及 TPS 的剂量计算结果 方法：测量几个深度处的点剂量（图 2.9a）	MatriXX；PPC05；固体水体模；可移动水箱
2D 相对剂量测量	目的：在多个深度的 2D 剂量测量可用于检测束斑侧向是否可能存在较大位置误差，以及 TPS 剂量建模准确性 方法：使用 2D 电离室阵列探测器测量 SOBP 内的三个深度（近端、中间和远端）的剂量。按照 3 mm、3% 的标准，对测量和计算的 2D 剂量进行 Gamma 分析（图 2.9b）	固体水模型；图 2.10 显示了左侧和右侧入射的前列腺治疗射野的剂量分布的对比

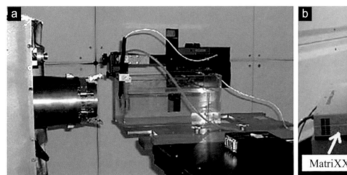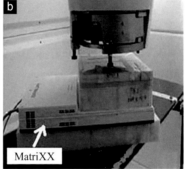

图 2.9　a. 用于深度剂量测量的矩形水模型；b. 带塑料水模型的 MatriXX 2D 电离室阵列探测器

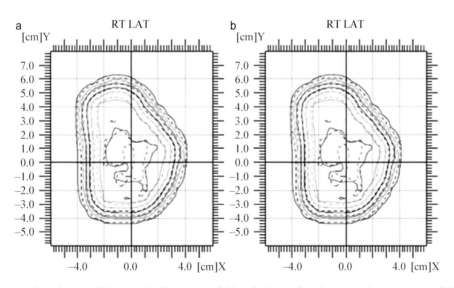

图 2.10　前列腺质子 SFUD 计划在 23.4 cm 深度的二维剂量分布比较。实线表示使用 MatriXX 获得的测量值，虚线表示使用治疗计划系统获得的计算值。a 为右侧野；b 为左侧野

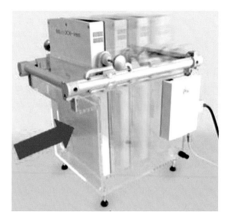

图 2.11　DigiPhant 的放置图。束流来自左侧（红色箭头）。在测量过程中，探测器阵列自动停止并在水箱内的多个预编程位置获取数据（经 IBA 授权）

- 上述三种类型患者剂量验证程序的剂量测量和数据分析，每一患者的计划平均需 2 小时。对于临床任务繁重的粒子放疗中心，一般治疗日需运行 16 小时，平均每天都有新的计划开始，而且平日治疗后和周末需要大量的 QA 束流时间。因此，简化程序和提高患者剂量验证的效率十分必要。大多数粒子射线治疗中心，需在治疗床安装特殊的装置来容纳固体水和 MatriXX 探测器，由于程序复杂，所以对旋转机架的治疗角度，并非每次都予以测量。Lomax 等[6] 报道了 PSI 的 QA 经验，他们使用电离室阵列获得了在两个不同水深度的正交剂量曲线。

- Lin 等[26] 研究了使用防水外壳固定的 MatriXX 在水模型中扫描的可行性（DigiPhant，IBA dosimetry）（图 2.11）。这种新的剂量测定工具可以在一个设置中结合点剂量、深度剂量和二维剂量分布，并显著减少时间和 QA 工作量。然而，这一 QA 工具无法验证与旋转机架相关的参数，例如所有偏转磁铁、聚焦磁铁的强度。

- 为了进一步减少患者剂量验证的工作量，Mackin 等提出了一种二次检查剂量计算的引擎 HPlusQA。该研究得出的结论是，它可以将对患者剂量验证测量的需求减少 64%。Zhu 等[27] 建议分析独立的剂量计算和治疗日志数据，以减少束流的测量时间。

IMPT 的 QA

- IMPT 最常用于复杂的患者解剖结构和靶区情况，如头颈部、中枢神经系统和胸部、胃肠道等肿瘤的治疗。与 SFUD 相比，IMPT 计划中更加需要对每个射野在能量和点位置进行调制。尽管患者剂量验证程序的原理与 SFUD 非常相似，但需要更多的测量和更详细的分析。据笔者所知，目前尚无关于 IMPT 综合患者剂量验证程序的文献。在一些机构中，与 SFUD 相比，IMPT 通常在更多不同的深度进行剂量测量。在 MD Anderson 质子治疗中心，HPlusQA 也用于 IMPT 计划的患者剂量验证。

点扫描中射程切换器对患者剂量验证的影响

- 对于位置较浅的目标（如头颈部或中枢神经系统肿瘤），PBS 在处理中经常需要使用射程切换器（range shifters，RS）。射程切换器在某些 TPS 模型中是一个独立选项。射程切换器与患者的间隙及其束流建模可能会影响 QA 的结果。Mackin 等[17]的初步研究结果显示,在某些计划系统中,虽然剂量算法准确地模拟了来自次级辐射的剂量,但并未很好地考虑射程移位器对末端衰减的影响。

被动散射束的患者剂量验证

- 与点扫描束流输运系统相比,被动散射束流输运系统涉及更多的硬件和系统配置,如准直器、补偿器、散射箔、调制轮等。每个治疗射野需手动检查准直器和补偿器;准直器必须与治疗计划相匹配;补偿器厚度公差为 0.5 mm(图 2.12)。为了使过程更加定量和全面,Yoon 等[28]建议使用 CT 来评估补偿器的质量,而不是通过手动测量。图 2.13

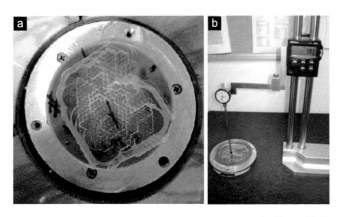

图 2.12 a. 用于质子治疗的补偿器;b. 手动验证补偿器厚度的设备,它通过测量一个单面补偿器相对于表面高度来验证补偿器厚度

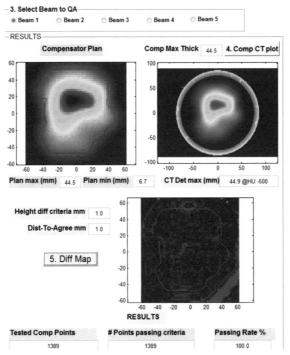

图 2.13 Robert Wood Johnson 癌症研究所开发的基于补偿器 CT 图像的 QA 软件用户界面

显示了 Robert wood Johnson 癌症研究所开发的基于 CT 的补偿器 QA 方法的工作和用户界面。

- 如上所述,当前的 TPS 通常不支持计算束流的 MU 值。MU 值往往通过电离室在水或水等效材料中测量获得。通常使用水箱、固体水结合 PPC 或电离室阵列,通过测量 SOBP 中心来检查绝对剂量。通常使用基于分析模型的二次校验系统。

2.7 展望

- 近十几年来,粒子射线治疗技术发展迅速。PBS 治疗技术的商业化仅不到 10 年,而目前几乎所有的新建质子重离子中心均采用了纯 PBS 技术。然而,如上所述[6, 18, 20, 22-24],由于相互作用效应,治疗移动靶区仍然是 PBS 技术的最大挑战。临床上已提出了许多束流输运技术来补偿相互作用效应,例如采用重扫描[29]、屏气[30]、呼吸门控[31] 和追踪[31] 等技术。其中一些技术在临床上已在一些治疗中心获成功应用。我们期待更多的新技术以及未来几十年的更多临床数据来证明用 PBS 治疗移动肿瘤的可行性及价值。

- 另一个有望迅速改善的领域是用于治疗的图像引导技术,特别是容积成像技术。尽管粒子射线放射治疗从一开始就使用正交 X 射线进行患者摆位验证,一度引领了放疗中的图像引导,但近年来却落后于常规放疗。目前常规放疗主流设备均采用了 CBCT。粒子射线放射治疗领域已认可了容积成像的价值,并开始该技术在临床中的应用。2015 年,在宾夕法尼亚大学 Roberts 质子治疗中心实施了商业化的 CBCT 技术,开启了精确患者定位和剂量评估的新领域,以提高放疗精确度[32]。治疗室内 CT 或轨道 CT 是另一种有效技术。为进一步改善治疗效果,每天基于 CT-CBCT 的剂量计算和自适应放疗应逐步成为常态[32]。

- 虽然粒子射线放射治疗对靶区进行覆盖的同时,可以最大限度避开正常组织,然而粒子射线在患者体内的射程的不确定性却一直是粒子射线治疗的主要挑战。当前正尝试通过使用创新的成像和检测设备(如 γ 相机[13]、超声探测器[33, 34]、PET 成像[35]、质子束成像[36] 和 DECT[9])以提高粒子射程计算和束流输运的准确性。其中一些新的成像技术有望很快应用于临床。宾夕法尼亚大学目前正在进行一项实时 γ 相机系统的临床测试。

- 容积调强放疗技术(volumetric-modulated arc therapy,VMAT)在光子放射治疗中已获广泛应用,与标准调强放射治疗的静态射野相比,VMAT 明显缩短了照射时间,剂量分布也可能得以进一步改善。在考虑到射程不确定、解剖学特异性、远端 RBE 的不确定、束斑大小的限制等众所周知的问题后,会自然考虑到粒子射线的容积调强放疗是否也可改善剂量分布和计划的鲁棒性。最近已经展开了这方面的研究。Ding 等[37] 提出了一种新颖的点扫描质子弧(SPArc)算法,以生成一个鲁棒的、有效的和连续的质子拉弧计划,与目前的调强质子放射治疗技术相比,这种在剂量学上的改进很有希望减少整体剂量,优化靶区适形性并且不增加束流时间。这也首次证明了连续粒子射线拉弧放疗的概念是有临床价值和可行性的。虽然这种治疗技术的实施需克服技术上的种种挑战，其中一些可能比以往任何时候都更加困难，但这方面的努力值得期待。

（王巍伟 译，盛尹祥子 审校）

参考文献

1. Smith A, Gillin M, Bues M, et al. The M. D. Anderson proton therapy system. Med Phys. 2009;36:4068-83.
2. Christopher G. Ainsley, James McDonough. Physics considerations in proton therapy. Radiation medicine rounds: proton therapy. C. Thomas and J. Metz（eds）. Demos Medical Publishing LLC; New York: 2010.
3. Akagi T, Higashi A, Tsugami H, et al. Ridge filter design for proton therapy at Hyogo Ion Beam Medical Center. Phys Med Biol. 2003;48: N301-12.
4. Kooy HM, Schaefer M, Rosenthal S, et al. Monitor unit calculations for range-modulated spread-out Bragg peak fields. Phys Med Biol. 2003;48:2797-808.
5. Gillin MT, Sahoo N, Bues M, et al. Commissioning of the discrete spot scanning proton beam delivery system at the University of Texas M. D. Anderson Cancer Center, Proton Therapy Center, Houston. Med Phys. 2010;37:154-63.
6. Lomax AJ. Intensity modulated proton therapy and its sensitivity to treatment uncertainties 2: the potential effects of inter-fraction and inter-field motions. Phys Med Biol. 2008;53:1043-56.
7. Wang D, Dirksen B, Hyer DE, et al. Impact of spot size on plan quality of spot scanning proton radiosurgery for peripheral brain lesions. Med Phys. 2014;41:121705.
8. Ainsley CG, Yeager CM. Practical considerations in the calibration of CT scanners for proton therapy. J Appl Clin Med Phys. 2014;15:4721.
9. Hünemohr N, Paganetti H, Greilich S, et al. Tissue decomposition from dual energy CT data for MC based dose calculation in particle therapy. Med Phys. 2014;41:61714.
10. Xie Y, Yin L, Ainsley C, et al. TU-FG-BRB-01: dual energy CT proton stopping power ratio calibration and validation with animal tissues. Med Phys. 2016;43:3756.
11. Arbor N, Dauvergne D, Dedes G, et al. Monte Carlo comparison of x-ray and proton CT for range calculations of proton therapy beams. Phys Med Biol. 2015;60:7585-99.
12. España S, Paganetti H. The impact of uncertainties in the CT conversion algorithm when predicting proton beam ranges in patients from dose and PET-activity distributions. Phys Med Biol. 2010;55:7557-71.
13. Verburg JM, Riley K, Bortfeld T, et al. Energy- and time-resolved detection of prompt gammarays for proton range verification. Phys Med Biol. 2013;58: L37-49.
14. Kang Y, Zhang X, Chang JY, et al. 4D Proton treatment planning strategy for mobile lung tumors. Int J Radiat Oncol Biol Phys. 2007;67:906-14.
15. Richter D, Saito N, Chaudhri N, et al. Four-dimensional patient dose reconstruction for scanned ion beam therapy of moving liver tumors. Int J Radiat Oncol Biol Phys. 2014;89:175-81.
16. Hong TS, DeLaney TF, Mamon HJ, et al. A prospective feasibility study of respiratory-gated proton beam therapy for liver tumors. Pract Radiat Oncol. 2014;4:316-22.
17. Li Y, Kardar L, Li X, et al. On the interplay effects with proton scanning beams in stage III lung cancer. Med Phys. 2014;41:21721.
18. Grassberger C, Dowdell S, Lomax A, et al. Motion interplay as a function of patient parameters and spot size in spot scanning proton therapy for lung cancer. Int J Radiat Oncol Biol. Phys. 2013;86:380-6.
19. Dowdell S, Grassberger C, Paganetti H. Four-dimensional Monte Carlo simulations demon-strating how the extent of intensity-modulation impacts motion effects in proton therapy lung treatments. Med Phys. 2013;40:121713.
20. Zeng C, Plastaras JP, James P, et al. Proton pencil beam scanning for mediastinal lymphoma: treatment planning and robustness assessment. Acta Oncol Stockh Swed. 2016;55(9-10):1132-8.
21. Zeng C, Plastaras JP, Tochner ZA, et al. Proton pencil beam scanning for mediastinal lymphoma: the impact of interplay between target motion and beam scanning. Phys Med Biol. 2015;60:3013-29.
22. Rietzel E, Bert C. Respiratory motion management in particle therapy. Med Phys. 2010;37:449-60.
23. Li H, Zhu XR, Zhang X. Reducing dose uncertainty for spot-scanning proton beam therapy of moving Tumors by optimizing the spot delivery sequence. Int J Radiat Oncol Biol Phys. 2015;93:547-56.

24. Yu J，Zhang X，Liao L，et al. Motion-robust intensity-modulated proton therapy for distal esophageal cancer. Med Phys. 2016；43：1111-8.

25. Zhu XR，Poenisch F，Song X，et al. Patient-specific quality assurance for prostate cancer patients receiving spot scanning proton therapy using single-field uniform dose. Int J Radiat Oncol Biol Phys. 2011；81：552-9.

26. Lin L，Kang M，Solberg TD，et al. Use of a novel two-dimensional ionization chamber array for pencil beam scanning proton therapy beam quality assurance. J Appl Clin Med Phys. 2015；16：5323.

27. Zhu XR，Li Y，Mackin D，et al. Towards effective and efficient patient-specific quality assurance for spot scanning proton therapy. Cancers（Basel）. 2015；7：631-47.

28. Yoon M，Kim J-S，Shin D，et al. Computerized tomography-based quality assurance tool for proton range compensators. Med Phys. 2008；35：3511-7.

29. Zenklusen SM，Pedroni E，Meer D. A study on repainting strategies for treating moderately moving targets with proton pencil beam scanning at the new Gantry 2 at PSI. Phys Med Biol. 2010；55：5103-21.

30. Mast ME，Vredeveld EJ，Credoe HM，et al. Whole breast proton irradiation for maximal reduction of heart dose in breast cancer patients. Breast Cancer Res Treat. 2014；148：33-9.

31. Shimizu S，Miyamoto N，Matsuura T，et al. A proton beam therapy system dedicated to spot-scanning increases accuracy with moving tumors by real-time imaging and gating and reduces equipment size. PLoS One. 2014；9：e94971.

32. Veiga C，Janssens G，Teng C-L，et al. First clinical investigation of CBCT and deformable registration for adaptive proton therapy of lung cancer. Int J Radiat Oncol Biol Phys. 2016；95：549-59.

33. Jones KC，Stappen FV，Bawiec CR，et al. Experimental observation of acoustic emissions generated by a pulsed proton beam from a hospital-based clinical cyclotron. Med Phys. 2015；42：7090-7.

34. Patch SK，Covo MK，Jackson A，et al. Thermoacoustic range verification using a clinical ultrasound array provides perfectly co-registered overlay of the Bragg peak onto an ultrasound image. Phys Med Biol. 2016；61：5621.

35. Zhu X，Fakhri GE. Proton therapy verification with PET imaging. Theranostics. 2013；3：731-40.

36. Bentefour EH，Schnuerer R，Lu H-M. Concept of proton radiography using energy resolved dose measurement. Phys Med Biol. 2016；61：N386.

37. Ding X，Li X，Zhang JM，et al. Spot-scanning proton arc（SPArc）therapy—the first robust and delivery-efficient spot-scanning arc therapy. Int J Radiat Oncol Biol Phys. 2016；96（5）：1107-16.

3

质子射线放射治疗计划
Proton Treatment Planning

Chuan Zeng, Richard A. Amos, Brian Winey, Chris Beltran, Ziad Saleh, Zelig Tochner, Hanne Kooy, Stefan Both

3.1 光子与质子治疗计划差异

- 质子射线放射治疗计划与光子放射治疗计划的差异主要来自带电粒子与光子的物理特性区别[1]。带电粒子(如质子)射线具有有限且可控(通过能量确定)的穿射深度,此外

C. Zeng
Procure Proton Therapy Center, Sumerset, NJ, USA
e-mail: chuan. zeng@nj. procure. com

R. A. Amos
University College London, London, UK
e-mail: r. amos@ucl. ac. uk

B. Winey · H. Kooy
Department of Radiation Oncology, Massachusetts General Hospital, Boston, MA, USA
e-mail: Winey. Brian@mgh. harvard. edu;HKOOY@mgh. harvard. edu

C. Beltran
Mayo Clinic, Rochester, MI, USA
e-mail: Beltran. Chris@mayo. edu

Z. Saleh
Memorial Sloan-Kettering Cancer Center, New York, NY, USA
e-mail: SalehZ@mskcc. org

S. Both (✉)
Department of Radiation Oncology, University Medical Center Groningen,
Groningen, The Netherlands
e-mail: s. both@umcg. nl

Z. Tochner
University of Pennsylvania, Philadelphia, PA, USA
e-mail: Zelig. Tochner@uphs. upenn. edu

© Springer International Publishing Switzerland 2018
N. Lee et al. (eds.), *Target Volume Delineation and Treatment Planning for Particle Therapy*, Practical Guides in Radiation Oncology, https://doi. org/10. 1007/978-3-319-42478-1_3

射线在靶区后无实际剂量(图 3.1);带电质子射线的穿射能力受其经过的组织性质(如密度)影响,而光子受此影响较小(密度变化通常只引起光子强度很小的变化,肺组织除外)。因此,异质性因素在质子射线放射治疗远比光子放射治疗更为重要(图 3.2)。

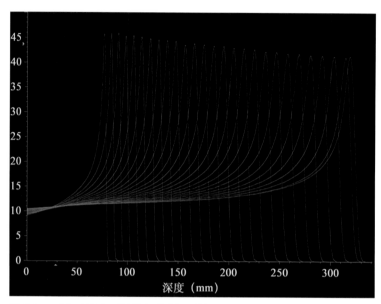

图 3.1 对应于具有不同能量(100～230 MeV)的质子束的组合百分深度剂量曲线(任意单位)。射束具更高能量,则穿射能力更深

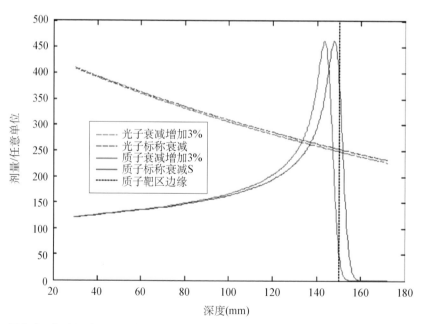

图 3.2 衰减参数增加3%的影响-质子的阻止本领相对光子的衰减系数。注意,质子射束位移导致靶区边缘处的剂量不足,但光子只受些微弱影响

- 粒子射线治疗的设备与光子不同,各部分配件也会影响剂量分布(见第 2 章)。

3.1.1 物理学原理

质子射线放射治疗的基本原理

- 质子射线放射治疗的优势主要源于质子束的物理特性。包括:①有限的射程及可确定的穿射深度的能力。②相较于单能光子仅具有二维横向控制,带电粒子具备固有的三维包括深度及横向的塑形特征。③在质子束中插入一定厚度的材料会导致能量成比例地减少(射程 α 能量 1.77)[2],且射程按已知比率向下减小;质子束强度不会改变(相反的,临床光子的平均能量仅会受到最小影响,而强度随厚度变化呈指数减小)。④因近乎直线的质子轨迹,具固有的锐利半影边缘(18 cm 水深度下,相比单光子束具更锐利的半影)。⑤质子束在布拉格峰(SOBP)末端后几乎无沉积剂量。相反,光子在深度方向就是"穿过"靶区与患者,而无这种剂量限制的能力。该差异也表示,多个质子束剂量分布大约仅有相似分布光子束一半的累积剂量[3]。⑥质子剂量分布生物学上等效于光子剂量分布,但具有一固定的相对生物学效应值(RBE)为 1.1(在后续章节详述更多细节;见表 3.1)。

表 3.1　粒子射线治疗中主要的不确定性来源

不确定性来源	概述
射程不确定性	粒子射线的射程随其能量和吸收材料的相对阻止本领(RSP)而变化。射程不确定性的重要来源是来自计划 CT 中的豪氏值与 RSP 的转换(图 3.4a)。该不确定性在软组织中约为 2%,而在肺、脂肪和骨骼中可高达 5%。临床实践中通常使用平均值 3.5% 作为估计值[4-6]。高原子序材料具更高的不确定性,例如金属髋关节(图 3.11)和牙齿填充物。射野方向应尽可能避免穿过上述人工植入物。CT 图像重建伪影同时也增加了射程的不确定性[7]
患者摆位不确定	粒子射线的剂量分布对患者摆位高度敏感。建议每日执行影像引导以确保机器等中心准确对位于患者支撑系统及射束穿过的固定装置[8, 9]
解剖结构的变化	粒子射线对每次治疗内和治疗间的解剖变化高度敏感。解剖结构可能由呼吸运动、体重减轻、肿瘤体积缩小(图 3.14)、膀胱充盈、肠气或窦充盈改变而造成。减少此类变化的技术包括基于呼吸运动的 4D CT 治疗计划,基于体重减轻或肿瘤缩小的自适应重新计划,以及仔细的射束角度选择,以尽可能避免穿过易受影响的解剖结构
生物学不确定	临床上质子的 RBE 设定为 1.1。该数值源于临床和基础研究的荟萃分析[10]。研究通常针对扩展布拉格峰的中段部分。然而,扩展布拉格峰末端的线性能量传递(LET)较高,因此 RBE 也相应增加[11]。生物剂量和效应可延伸并超出物理射程的末端[12],此扩展的合理近似值为 2~3 mm

异质性

- 由于异质性(heterogeneities)的影响,须绘制补偿组织不均匀性映射图/图谱;最后,剂量分布须反映其他异质性带来的影响。组织不均匀性映射图是根据高分辨率 CT 图像转换为水等效密度形成,可计算粒子射线的三维剂量分布。因此,在计划质子放射治疗时应具备以下要求[1]:

- 确保 CT 值与组织的水等效密度转换表正确有效。
- 确保使用物理或虚拟手段对组织异质性给予补偿,包括可能存在的金属植入物。
- 了解并减少因横向散射效应所导致的热点或冷点;对于被动散射粒子射线放射治疗技术,须考虑因补偿器(见第 2 章)可能与患者的肿瘤、器官及组织的位置差异所造成的不确定性。
- 须考虑粒子射线路径中的不确定性。例如,通常应避免使用与重要危及器官具紧密边缘或末端落在敏感器官上(比如脊髓)的射野方向。

3.1.2　结构和射程的不确定性,以及计划靶区(PTV)的概念

- 粒子和光子射线穿过物质的主要物理和概念差异,是粒子失去能量而非强度,而光子失去强度而非能量。因此,组织密度的不确定性直接影响粒子射线穿透和布拉格峰的位置。若布拉格峰假设位于靶区的末端边缘,则布拉格峰可能因末端剂量的急剧跌落而"前置",并造成靶区边缘剂量不足(可能为零剂量)。图 3.2 展示了在相关物理衰减参数同样增加 3% 情况下,质子射线布拉格峰以及光子射束对于靶区的影响。上述差异是粒子和光子射线之间对于降低不确定性方法上的差异的根本原因。图 3.2 显示光子射束的强度和剂量受密度变化的影响最小。因此,光子剂量分布(几乎可肯定位于治疗的不确定性范围内)在患者空间上具备一固定的三维形状且不被接受的不确定性影响。这意味着,若可根据该三维形状定位患者,则可在患者体内实现预设的剂量分布。因此,几何影像即可满足光子放射治疗:只需要将患者移动到预期位置以与 3D 剂量对准。剩余的不确定性均以 PTV 来加以考虑,以确保 CTV 所需的剂量覆盖。
- 粒子射线的剂量分布基于多个原始布拉格峰叠加而成,其末端位置是剂量的主要沉积位置。阻止本领的不确定性可成比例转化为所有这些剂量的不确定性。几何误差和剂量误差间的这种直接相关性(与光子不同)意味着粒子射线治疗无法采用 CTV 外扩为 PTV 的方法。
- 不确定性源于:
  - 患者体内局部阻止本领的不确定性。
  - 患者体内、外解剖结构的变化。
  - 摆位误差:所有摆位差异都会造成同样的影响,即可能的布拉格峰错位,阻止本领的不确定性源于:①将 CT 值转换为阻止本领的转换曲线是基于人群统计所获;②阻止本领具不确定性。实践中该转换的不确定性通常被假定为 ~2.5%,但不同医疗机构各异(在临床实践中可高达 3.5%),例如,150 mm 射程的质子射线的轨迹(最差情况下)可能介于 146.25~153.75 mm,而 7.5 mm 的不确定射程则不可被接受。患者体内和体外解剖结构的变化需根据实际治疗部位,通过三维影像成像反复确认。治疗过程中患者的解剖结构可能出现改变。体重改变即为典型的例子:患者皮下脂肪层的厚度在放疗过程中可能会发生显著变化。大体积肿瘤或淋巴结大小的体积变化也可影响剂量分布。肠内的气体变化可对穿过该部位的粒子射线产生较大的干扰。应通过反复图像验证(如每两周一次)以重新评估实际剂量分布,因几何逼真度可能并

未转化为实际的剂量分布。

- 每日需采用正交 X 射线、锥形束 CT（CBCT）或诊断水平的 CT 进行成像，以确保患者摆位误差处于可接受范围。

- 对于给定患者，其不确定性的后果已知但程度未知，此时为确保患者剂量分布能不受这些因素影响或为使这些因素对剂量影响降到最低，需要在治疗计划设计时就充分考虑，可定性表示为计划对这些不确定的鲁棒性。

- 鲁棒性的评估是一个难以计算的实际问题，且取决于粒子射线照射的模式。以下介绍两种照射技术的解决措施：

  - SOBP 射束由一组固定的原始布拉格峰组成，具固定的调强，形状和深度分别由限束器和射程补偿器制订。首先，不确定性导致的射野剂量变化与不确定性本身成比例。因此，SOBP 射束在近端和末端方向上的外扩将确保近端和末端剂量覆盖。这可被视为一维（one-dimentional）的 PTV 外扩。其次，限束器外扩将确保靶区在侧向上的覆盖，除非存在较大的异质性差异。需注意，在纵深方向的外扩是用以降低阻止本领的不确定，而线束器外扩则是降低摆位误差所导致的不确定。此外，在实际情况中，侧向摆位误差的修正可通过假设射程补偿器形状最差的穿透情况（图 3.3）。

  - PBS 的射野由多个布拉格峰组成。在此介绍 PBS 的两种模式（命名尚未统一，在此遵循 ICRU 78 号报告[1]）：①单野均匀剂量（SFUD）照射，计划的每一射野都均匀覆盖整个靶区。因此，所有射野在几何上均相互独立且独自考虑如何降低不确定。

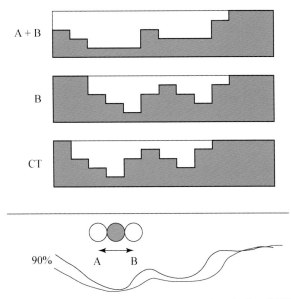

图 3.3　假设射线从三个射程补偿器的顶部入射。射程补偿器"CT"源自标称位置，如图所示为高于 90% 剂量分布的形状和结果。摆位误差（例如，到位置 B）导致补偿曲线位移。最坏情况下的射程补偿曲线（A + B，其中 A 表示与 B 相反方向的摆位误差）考虑了在给定射程不确定性和结果的情况下，射束中任何位置所需的最深穿透，因此，是标称上较深的 90% 剂量曲线

SFUD 技术也称为单野优化(SFO)技术。SFO 可用于同步加量(simultaneous integrated boost,SIB)或危及器官跟照射靶区具部分重叠时的单射野优化。②调强质子放射治疗(IMPT),即每一射野给予靶区的剂量不一,在所有射野叠加后的总剂量才能达到预期的靶区剂量形态。调强的各射野之间密切相关,在降低不确定性中这些射野应视为单一的集合。调强治疗中的不确定性的改善可通过鲁棒性优化来实现,这需明确计算各具体不确定性情况,以评估每个情况中的剂量在临床上是否可接受。该主题还将在第 6 章的 6.4 中再次讨论。调强治疗技术通常也称为多野优化(MFO)(表 3.2)。

表 3.2 粒子射线照射技术

被动散射技术	笔形束扫描技术
一个扩展布拉格峰射野具有固定的调控,故通常无法对近端的靶区体积实施适形照射	一个射野的剂量分布可适形照射靶区近端的体积
扩展布拉格峰的宽度由靶区在深度方向的最宽部分决定	扩展布拉格峰的宽度由沿每条束斑的深度靶区的宽度决定
侧向剂量分布由准直系统决定	通过每个能量层上束斑的位置和权重来决定侧向剂量分布
半影将受到孔片和患者之间的空气间隙影响	半影主要取决于垂直于射野方向的束斑大小和射程调节器(如果有的话)与患者之间的距离
照射野大小通常受限。限制可能源于射程/调控因不同射程/调控组合所涉及的不同硬件	

3.1.3 粒子与光子照射系统的特性
粒子照射系统
- 粒子射线放射治疗可采用多种不同的射束形状成形和照射技术,这些技术可影响射束的选择及其产生的剂量分布[1]。因此,治疗计划软件须能模拟用户可使用的所有粒子射线照射技术。例如,可能需要计算散射、扫描(连续方式或离散方式)或摆动射束技术的剂量分布(一种特殊形式的笔形束扫描方式,其束斑相对较大):①粒子射线具尖锐的横向半影,并随着能量的增加而减小;②粒子射线能量最小的布拉格峰区域,射束半影最宽。
- 在小于 17~18 cm 穿透深度,质子束具有相对光子较窄的半影(这是质子与组织相互作用的结果,与照射技术无关)

3.2 质子特有的治疗模拟及位置固定

- 粒子射线放射治疗必须采用 CT 模拟。CT 模拟可提供:
  - 用于患者的几何治疗计划的 3D 和/或 4D 模型。

- 每天治疗引导的基准影像。
- 组织成分信息,特别是质子阻止本领,用于异质性校正和剂量分布计算的基础。

- 当使用先进的新型技术并结合较窄的靶区边界时,模拟和固定的过程就显得非常重要。在放疗中使用较窄的边界通常是为了保护正常组织,需要准确理解放射治疗中的几何不确定性(患者摆位、运动)等知识。

- 传统外部照射的几何不确定性与带电粒子放射治疗具有相似的数值。然而,粒子射线治疗中射程不确定性的额外挑战,即光子放射治疗中不存在的患者定位的维度,为粒子射线治疗提出了新的挑战:
  - 粒子射线放射治疗非常依赖可重复且可靠的模拟,以成功实现高度选择性的剂量分布的优势。
  - 鲁棒性高的治疗计划有助于适应少量的变化。
  - 粒子治疗计划高度受影响于因粒子束流和固定设备间相互作用导致的改变。

- 模拟和固定的整个过程包括患者准备、患者固定床装置(通常为 6D)、患者位置验证系统、患者固定和患者影像(优先 3D)。

3.2.1　CT 序列、四维 CT、深吸气屏气技术、双能 CT、增强/非增强 CT

- CT 图像用于根据带电离子阻止本领比特性来映射患者解剖结构。从 CT 值估计阻止本领比的准确性至关重要,下述化学计量法校准法通常用于最小化由于 CT 成像引起的射程不确定性[13, 14]。该方法的优点是不受校准中使用的替代材料和实际生物组织间的元素组成差异的影响。然而,化学计量法校准无法消除预估阻止本领比造成的不确定性;而且图像不是射程不确定性的唯一来源。

- 因此,在治疗计划中通常会考虑在射程的末端边缘外放 2.5%~3.5%。该不确定性可能会因为使用双能 CT[15] 或质子放射影像[16] 而减少。一般而言:
  - 基于 3D-CT 和 4D-CT 模拟是粒子射线治疗模拟的标准技术。
  - 由于 CT 值取决于 kVp,应使用根据特定 kVp 的校准扫描协议。
  - 建议使用扫描仪特定的校准。
  - 计划 CT 扫描范围应完全涵盖位置固定后的患者。
  - 治疗床和所有固定装置需涵盖在计划 CT 扫描中。
  - CT 扫描视野须包括可能位于射野路径中的所有材料。
  - 摆位的可重复性至关重要,因此应采用具备刻度的固定装置。
  - 应注意 CT 的伪影和造影剂,若需要应尽量减少或予以修正。

化学计量法校准[13]

- 相对阻止本领分布的误差有诸多来源。首先,均质材料 CT 值的测量值可在 1%~2% 间变化,且取决于图像中材料的位置,该变化可高达 3%。此外,高 CT 值的测量可能因扫描仪而异,且可能会对校准产生很大影响。扫描仪特定参数(如扫描直径和矩阵大小)也可能影响 CT 值的测量。最终,误差来源还可源自使用组织替代物近似真实组织来测量 CT 值与阻止本领的关系。常用组织替代物的化学组成与真实组织的化学组成不同。该问题的可能解决方案是使用化学计量法校准：

- 用已知相对电子密度和元素组成的组织等效材料取得体模的 CT 扫描(图 3.5 和 3.6)。

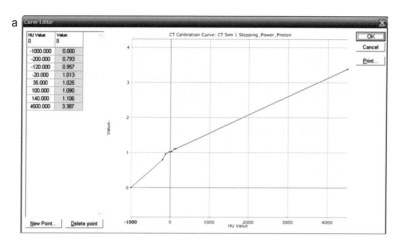

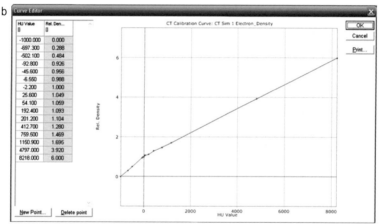

图 3.4　质子阻止本领比的 CT 校准曲线范例(a)及相对电子密度(b)。宾夕法尼亚大学医院的范例(采用西门子 Sensation Open 设备；120 kVp)

- 测量每种组织等效材料的 CT 值。
- 使用测量的 CT 值确定化学当量方程式中的相关系数 k^{ph}、k^{coh} 和 $d\,k^{KN}$

$$\mu = (\langle Z^{3.62}\rangle_e k^{ph} + \langle Z^{1.86}\rangle_e k^{coh} + k^{KN})\rho N_A Z/A$$

其中：V 型标记 $\langle\rangle_e$ 表示电子数的平均权重(图 3.4)。

- 使用系数计算全射程"真实"组织的 CT 值，使用公布的元素组成和物理密度[17, 18]。
- 基于元素组成(Bethe 公式)计算每个"真实"组织的阻止本领比。
- 使用计算的 SPR 与计算的 CT 值来建立治疗计划系统的相应校准。
- 通过使用这种化学计量校准，人体中质子束射程控制的总体准确度分别估计的骨和软组织为 1.8% 和 1.1%[14]。

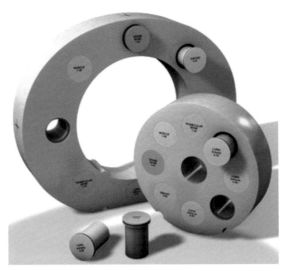

图 3.5 CIRS 电子密度体模（由 Computerized Imaging Reference Systems 公司提供）

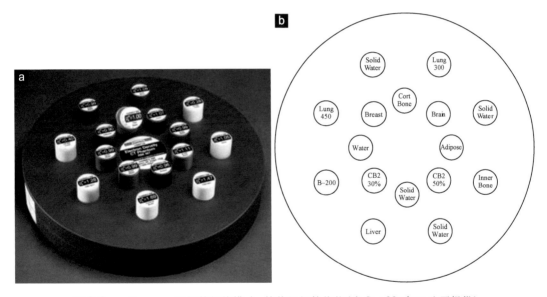

图 3.6 a. Gammex 组织特征体模；b. 棒状组织替代物（由 Sun Nuclear 公司提供）

双能 CT[15]

- Schneider 等[19]曾指出，单个 CT 值无法区分成像材料密度或化学成分的变化，而双能 CT（dual-energy CT，DECT）可反映 X 射线因密度或化学组成造成的衰减变化。双能 CT 通过将两个同步的单能 CT（single-energy CT，SECT）扫描分解成相对电子密度和有效原子序数予以实现。该过程利用了千伏 X 射线相互作用原子截面和能量无关的参数的能量依存性。与单能 CT 相比，双能 CT 所获得的额外信息可用于估计两种材料特定的参数，然后将这些参数用于 SPR 的直接计算，而不是如化学当量方法中的拟合值。与单能 CT 相比，使用双能 CT 可以减少粒子射线放射治疗的射程不确定性[20]：

①双能 CT 具较佳的确定患者组成成分和阻止本领的潜在作用；将软组织 SPR 不确定性从 1.1%（单能 CT）降低到 0.4%[21]；②对于基于有机硅的剂量计算，将不确定性从 13%降低至 3%[22]；③将剂量计算最大误差从 8%降低至 1%[23]。

避免使用增强 CT[24]

- 治疗计划的 CT 图像中经常使用造影剂。造影剂及碘的积累可显著增加软组织的 CT 值，造成伪影并降低 CT 图像的质量。当需要增强 CT 用于靶区勾画时，必须在无增强的模拟 CT 之后采用造影剂。但放射治疗的计划必须在非增强 CT 上进行计算以避免显著的射程误差。

四维 CT

- 四维 CT（4D-CT）通常用于获取靶区的运动幅度，还可基于该 CT 制订运动靶区的质子治疗计划，以及制订主动缓解运动对剂量分布影响的策略：
  - 治疗中心可能设置靶区运动的阈值，若高于该运动阈值则通常不应使用笔形束扫描或粒子射线放射治疗。
  - 建立笔形束扫描技术处理运动靶区的常见阈值，基于可用的运动缓解技术、计划技术（射野沿运动最大分量方向，较小的束斑间距，使用大的束斑）和照射技术（优化的照射顺序、分层/体积重扫描）；通常该阈值是 1 cm。

深吸气屏气技术[25, 26]

- 深吸气屏气技术（deep-inspiration breath-hold，DIBH）可用于减少移动靶区的运动，常用于乳腺癌、肺癌、纵隔肿瘤和胃肠道肿瘤的治疗。DIBH 增加了肺体积，可以使正常肺和（或）心脏远离受照区域，在某些情况下可以使靶体积远离脊髓[27]，且 DIBH 可能显著降低心脏和肺的剂量[28]。

3.2.2 体位固定装置

- 与常规放射治疗一样，在粒子射线治疗中，患者体位固定材料可根据患者特定的几何形状进行调整（图 3.7）。但对于粒子射线治疗，还应考虑以下原则[29]：
  - 固定装置与皮肤接触，因对重离子几乎没有建成区（build up）。
  - 因布拉格峰的末端剂量跌落，粒子束对放射线入射深度的变化高度敏感，故治疗束中经过的固定装置应该最少化且易区分。
  - 固定装置在放射学观点上应该很薄，以最小化侧向半影（散射原因），从而保持剂量适形度和危及器官的侧向保护。
  - 对于固定射束或部分旋转机架，当患者与治疗床一起旋转时，需额外的固定以加强侧向支撑。
  - 患者应处于最舒适的治疗位置以实现可重复。

治疗床

- 光子放射治疗中治疗床的射束衰减通常可忽略不计。然而，粒子射线治疗中，治疗床对射线的射程产生的影像具临床意义[30]（表 3.3）。

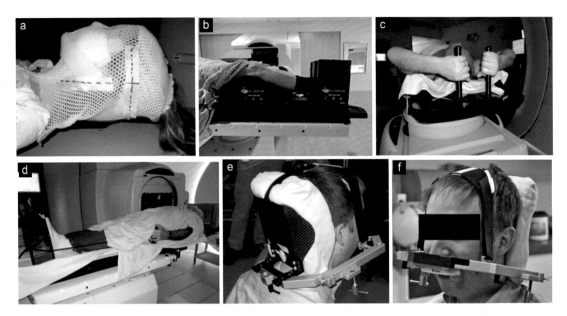

图3.7 美国宾夕法尼亚大学医院患者体位固定的示例（a～d）。a. 中枢神经系统；b. 盆腔；c. 胸腔；d. 肩膀；e、f. 麻省总医院颅内放射治疗手术（SRS）

表3.3 目前用于粒子射线治疗的治疗床范例

装置	供应商	等效水深度
日立延伸治疗床	日立股份有限公司，日本	1.1 cm
QFIX kVue 治疗床	WFR Aquaplast，美国宾夕法尼亚州	0.55 cm
QFIX 标准治疗床	WFR Aquaplast，美国宾夕法尼亚州	1 cm

- 通过以下方式，以实验确定等效水深度：通过测量单设备的多个点测量质子百分深度剂量（PDD）和射程；传统的水箱扫描平行板电离室；确保给定设备的均匀性；检查诊所内各设备间的一致性；若测量的等效水深度与计算值相符，则在模拟 CT 数据中包括完整的治疗床顶部并将治疗床纳入计算。若测量的等效水深度与计算值不相符，则在治疗计划中勾画治疗床顶部并进行 CT 密度值修正来实现。

水当量厚度

- 边缘效应可以通过以下方式减轻：①将所有固定设备固定在治疗床上；②避免治疗射野穿过治疗床的边缘。

- 治疗床设计应该考虑：①无异质性；②底座安装在六个自由度的机器人定位器上；③体表结构的变化：过多的脂肪组织可能每天呈现不同的形态，包括头颈部治疗中后颈轮廓[31]和前列腺及妇科治疗中的盆腔轮廓；可变的外轮廓导致靶区深度的变化；以及定制的、勾画的治疗床表面可以为质子束提供一致的外轮廓。

射程调节器

- 以质子为例，大多数治疗系统的最小射程至少为 4 g/cm² （70 MV）。浅表病灶的治疗通常需要用安装在机器头部的射程调节器。射程调节器具有非零散射力,因此射程调节器和患者间的任何空气间隙都可能导致束斑大小的显著增加[32,33]。射程调节器应放置于治疗床内或治疗床上。

直肠球囊扩张器

- 直肠球囊的使用可减少体内前列腺位置在每次治疗内及分次间的变化[34,35],通过限制高剂量治疗区内的直肠壁体积来降低直肠的后期毒性反应。通常广泛地应用于粒子治疗中心,因为仅靠毗邻软组织定位并无法保证靶区覆盖。直肠球囊通常用填充水以避免沿着射束路径的气穴和不均匀性产生。升直肠球囊还可用于妇科癌症的治疗[36]。

碰撞监测

- 目前的商业治疗计划系统无法自动监测患者碰撞。为了避免延误治疗,在粒子射线治疗的治疗计划阶段确定患者碰撞的可能性十分重要[37]:
  - 用于胸部、骨盆或四肢区域的泡沫固定材料(Alpha Cradle),腿部外展器和豆袋(beanbag)对运动限制较小。
  - 固定装置的大小可能会限制射野方向的选择,以及限束器、补偿器或射程调节器与患者的距离。
  - 对双重散射技术而言,这些装置与患者间隔较小可确保较窄的半影。对于扫描束而言,较小的间隔对保持束斑大小至关重要。

3.2.3 PET/MR

- 正电子发射断层扫描(PET)和/或磁共振(MR)影像通常在决定治疗手段前用于诊断目的。然而,因 PET 和 MR 可提供关于解剖部位和肿瘤分期及附近未侵犯的正常组织位置的基本信息,因此对于放射治疗的计划设计同样至关重要。

3.2.4 影像配准和融合

- 医学影像在肿瘤诊治中的使用已日趋广泛。临床上通过功能性 PET 的使用,对肿瘤进行诊断、分期并评估治疗后的反应。因 MR 影像优异的软组织对比度,故常被用于精准的肿瘤和器官勾画。此外,作为自适应性放疗的一部分,患者常规使用每周的锥形 CT(CBCT)和重复 CT 扫描成像来监测肿瘤及邻近组织结构的解剖变化(图 3.8)。
- 临床上通常采用刚性配准,将每日 kV 图像与 DRR 和 CBCT 融合,以确保患者准确的摆位(图 3.8)。此外,刚性配准被用于融合相同或多模态图像。通过将诊断 PET/CT 和 MR 与计划 CT 融合。融合图像常用于勾画靶区和危及器官与治疗计划的设计(图 3.9)。
- 可形变图像配准(deformable image registration)在放射治疗过程中追踪解剖变化(图 3.10)、4D-CT 上的轮廓倍增和内靶区(internal target volume,ITV)生成以及自适应放疗的剂量叠加中至关重要(参见 8.9)。

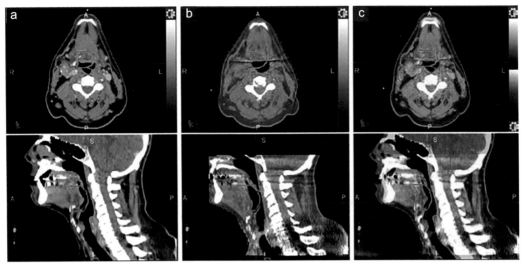

图 3.8　一例头颈部患者计划 CT 的横断面和矢状图（a）、第二周的 CBCT（b），以及刚性配准影像（c）。在 CT 和 CBCT 上绿色轮廓的是 CTV 54 Gy。注意舌根附近的肿瘤缩小，需做自适应放疗计划

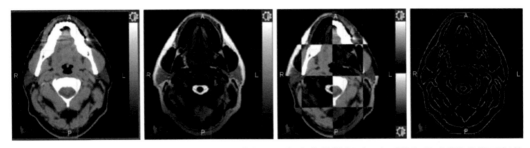

图 3.9　计划 CT 和随访时 T2 加权 MRI 扫描范例头颈部患者的横断面。与 CT 相比，MRI 提供更好的软组织对比度。使用"棋盘显示"进行图像对准的视觉检查。这个过程可以方便地利用 CT 和 MRI 产生的边缘，如蓝色和红色分别显示

影像配准的不确定性

- 可形变图像配准本身即存在某些问题，通过不同解决方案更可能导致不确定性。这些不确定性可能产生在未对齐的边缘（骨骼，组织-空气交界处）、均匀强度（肝脏）和低对比度（肺）内的区域。与光子治疗相比，这些不确定性在粒子射线放射治疗中尤为重要，必须在治疗计划过程中引入计划靶区（PTV）的不确定边界[38]。

- 可形变图像配准的不确定性对剂量传递和累积具直接影响。空间不确定性可导致肿瘤附近高剂量梯度区域较大的剂量误差[39]。较大的形变通常伴随较大的配准误差。临床上需咨询物理团队以评估剂量不确定性的程度。

- 戴斯系数（Dice similarity coefficient，DSC）[40]和豪斯多夫距离（Hausdorff distance，HD）[41]是基于医生勾画的感兴趣区来评估配准质量的常用指标。为了评估配准精度和潜在的不确定性，还可使用其他一些度量方法，如反向一致性误差（ICE）[42]、传递性误差（TE）[42]和距离不一致性度量（DDM）[43]。然而，这些指标均不能作为金标准，且需获进一步验证。其中一些指标依赖于配准的形变向量（DVF）。形变配准的定性和

定量评估的指南正在发展,但尚未发布(AAPM TG 132)[38]。表 3.4 中概述的临床实践步骤均为必要步骤,但尚无法确保准确配准[38, 44, 45]。

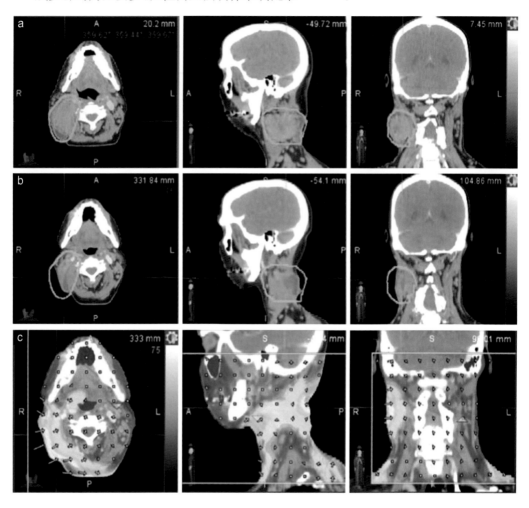

图 3.10　一例头颈部患者的计划 CT(a)和重复 CT(b)图像。红色显示治疗后肿瘤退缩,形变网格(c)显示出了具有较大形变区域。形变矢量中大箭头对应大的形变区

表 3.4　形变图像配准的定性和定量评价指南

方法/度量	技术	相关性	是否是金标准
定性			
图像差异色彩重叠	可见的	基于灰度的多模态配准	×
棋盘显示	可见的	用于模式内和模式间配准的边缘对齐	×
定量			
DSC	基于轮廓	DSC~1 对应更好的体积重叠	×
HD	基于轮廓	较小的 HD 值对应更好的配准	

续 表

方法/度量	技术	相关性	是否是金标准
平均表面距离（ASD）	基于轮廓	较小的 ASD 值对应更好的配准	×
解剖标记物/植入标记物	基于标记	真实的配准错误	√
Jacobian 行列式形式的 DVF	基于体素	J<0 对应组织折叠（非物理）	×
		0<J<1 对应收缩（肿瘤退缩）	×
		J>1 对应扩张（肿瘤进展）	×
DVF 旋度	基于体素	检查是否存在漩涡（非物理变形）	×
物理或数字体模（InSimQA）	基于体素	端到端测试	√

- 不同解剖部位（头颈部、肝脏、肺等）、不同图像模式（CT、CBCT、MR）和不同配准演算法［B-Spline B 样条曲线算、Demons 法、快速自由形变（fast free form）算法等］的配准准确性不同。表 3.5 总结了文献报道中基于解剖标记物真实值的绝对配准误差[46-48]。

表 3.5 不同解剖部位的绝对配准误差范围

设备	部位	标志	平均绝对误差（mm）	标准差（mm）	最大误差（mm）
CT/CT[39]	头颈部	物理体模	2.1	2.2	不适用
4D-CT[46]	肺	支气管分叉	2.0～2.5	2.5	12.0
	心脏及主动脉	钙化	2.5～5.0	2.5～5.0	6.7
	肝脏	血管分叉	2.5～5.0	2.5	10.0
	左边肾脏	血管分叉	2.5	3.0	3.3
MRI/CT[46]	肝脏	血管分叉	1.1～5.0	2.5	7.0
MRI/MRI[46]	前列腺	金标植入物	0.4～6.2	0.3～3.4	8.7
CT/CT[47]	肺部	患者支气管分叉	1.6～4.2	不适用	15.0
CT/CT[48]	头颈部	骨头及软组织	2.01～5.16	1.29～2.52	不适用

- 总体而言，形变配准的精度为 2～3 个体素。由于粒子射线治疗的相关性易受射程不确定性的影响，必须针对每个治疗部位配准的准确性进行研究以备临床使用。

3.3 解剖模型化、密度修正、CT、平均 CT 及最大密度投影（MIP）

- 通过模拟 CT 所建立的精确的 3D 或 4D 患者模型对于治疗计划是不可或缺的。CT 图像同时也用于将患者解剖结构映射为质子阻止本领比的分布。

3.3.1 伪影减除

射线硬化伪影

- 除了 CT-SPR 校准曲线的不确定性外,射线硬化还会对 SPR 值造成额外的不确定性。低能量的光子具有较高的光电效应截面,且相比高能量的光子更可能被吸收。该现象导致能谱硬化。在所有诊断扫描仪中,该现象会于扫描仪软件计算中校正。这仅在标准情况(16 cm 圆柱形水体模)中是理想的,在高原子序材料(例如金属)中则不正确。射线硬化效应导致校准曲线取决于患者体型[14]。

伪影去除演算法

- 包括投影完成法[49]和迭代伪影去除法[50]。

3.3.2 勾画及 CT 值修正

- 处理 CT 金属伪影的标准做法是勾画出伪影区域,并将这些区域的 CT 值重置为在身体中没有伪影的相似区域里测量的平均软组织或骨骼值[51](图 3.11)。平均值可以从相同 CT 序列中没有伪影的区域获得。
- 射野中的高原子序材料必须勾画出,并指定一 CT 值,该 CT 值转换成的质子阻止本领与该材料相当。

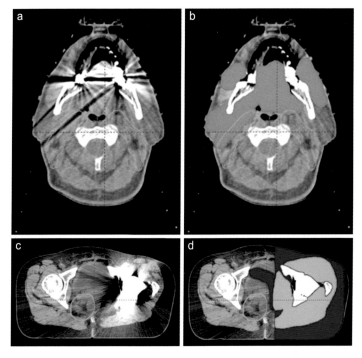

图 3.11 伪影修正示例。a. 修正前;b. 修正后;c. 修正前;d. 修正后

3.4　解剖结构建模

- 钡材料的塑料导管 CT 值会被替换为 0 豪氏值或导管侵占组织的 CT 值。金属材料(如小夹子或网格)若未到达 CT 扫描仪的饱和值可以不做处理,但是由该材料产生的任何成像伪影将按照上述方法进行修正(对无伪影的类似组织取样)。虽然这是个耗时的过程,但通常会得到更正确的结果。
- 因肠道内气体日常多样性变化,通常将肠道内的气体替换成组织,来改善靶区剂量覆盖的鲁棒性。组织密度替换会存在射束过冲到邻近的危及器官上,该情况可通过在未行气体替换的同一套 CT 上计算计划来进行评估(图 3.12)。

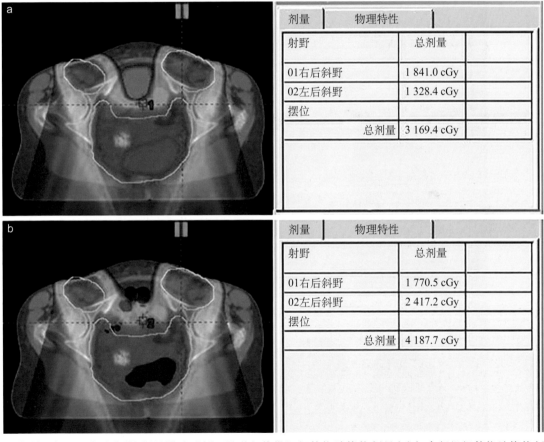

剂量	物理特性	
射野		总剂量
01 右后斜野		1 841.0 cGy
02 左后斜野		1 328.4 cGy
摆位		
	总剂量	3 169.4 cGy

剂量	物理特性	
射野		总剂量
01 右后斜野		1 770.5 cGy
02 左后斜野		2 417.2 cGy
摆位		
	总剂量	4 187.7 cGy

图 3.12　剂量过冲对 OAR 剂量影响示例。肠道气体做组织替换计算的剂量(a)与未行组织替换计算的剂量(b)

4D-CT[52]

- 平均时相 CT(CT 层的平均密度值):更接近真实的呼吸运动。用于治疗计划通常的剂量计算和显示(图 3.13)。为了确保肿瘤的覆盖率,可能需将 iGTV 的 CT 值置换为一保守的预估值,然而,上述方法可能会累及危及器官的保护。

- 任意单时相:通过使用计划好的束流将计划计算到两个极端时相(吸气末和呼气末)来评估靶区的剂量覆盖(图 3.13 和 3.14)。

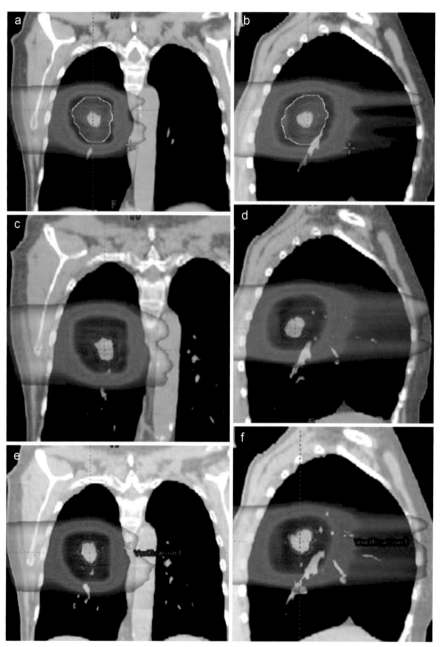

图 3.13　a、b. 在平均时相 CT 上计算的剂量分布,a 为平均时相 CT、冠状面,b 为平均时相 CT、矢状面;c、d. 吸气末 CT,c 为吸气末 CT、冠状面,d 为吸气末 CT、矢状面;e、f. 相同束流的呼气末 CT,e 为呼气末 CT、冠状面,f 为呼气末 CT、矢状面

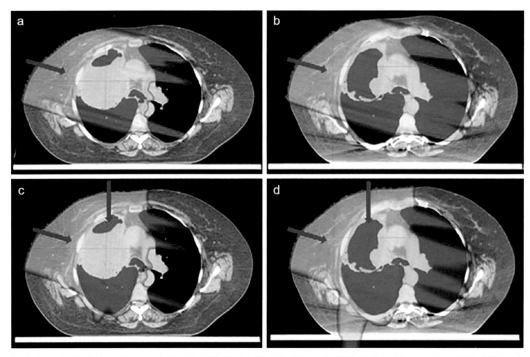

图 3.14　肺部肿瘤退缩对质子剂量分布的影响，第二次 CT 扫描在治疗 3 周后。a. 显示原治疗计划中右前斜射野剂量分布；b. 显示肿瘤退缩对右前斜射野剂量分布的影响；c. 显示完整的两射野原计划；d. 显示肿瘤退缩对两个射野计划的影响

- MIP 影像（最大密度投影）：CT 层的最大密度值：因为 MIP 的应用，故计划更为保守；应确保靶区末端的剂量覆盖；无法确保靶区近端的剂量覆盖；适用位于肺里面的肿瘤。
- 呼气末时相（如图 3.13）可提供更好的稳定性和再现性[53]。
- 基于 4D-CT 的计划设计将在第 5 章详细介绍。

3.5　射野设计的特点

3.5.1　被动散射

- 被动散射（PS）束流传输时通过输出端使之拓宽，并均匀分布于大面积的区域（参见第 2 章）。粒子射线束流和光子束之间的一个主要区别在于，单个粒子射线射野［粒子射线射程、射野大小和布拉格峰（SOBP）的展宽］即可形成均匀覆盖靶区的剂量分布。射野形状的改变和制订，可通过调制射野限束器、粒子射线束流方向和射程补偿器设计，实现适形的且可通过设定正确的近、远端及侧向边界解决射程不确定性的 CTV 剂量分布。

射野设计特点

- 射束限束器：通常由黄铜板制成；然而，部分设备使用含镉铅合金挡块或多叶准直器（MLC）。在射束视角向（BEV）设计使得 CTV 剂量适形，包括靶区的内部运动幅度（IM）、摆位的不确定度（SM）和由物理与几何横向半影带来的剂量边界，通常定义为从射野边界(50%等剂量线水平)到处方等剂量线处($P_{50\%}$，$R_{x\%}$)。

- 等中心层面上 CTV 限束器横向边界(LM)(图 3.16b)由公式 LM＝IM＋SM＋$P_{50\%}$，$R_{x\%}$ 给出。限束器的物理尺寸是束流输出端(nozzle)位置相对于等中心的函数。
- 末端边界(DM)和近端边界(PM)：末端边界和近端边界由 CTV 通过适当的结合射束射程和 SOBP 宽度定义(图 3.15)。末端和近端边界都取决于射程，通常使用 3.5% 的射程[4-6]加 1 mm。

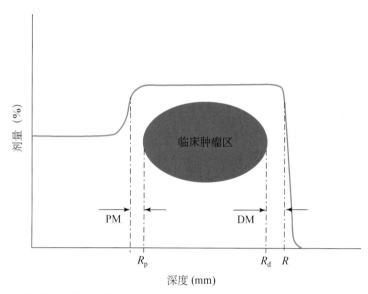

图 3.15 拓展布拉格峰覆盖 CTV 末端边界和近端边界，其中 R 为射程，R_d 为覆盖 CTV 末端边缘所需的最大射程，R_p 为覆盖 CTV 近端边缘所需的最小射程

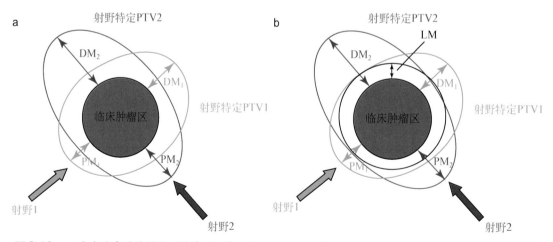

图 3.16 a. 由束流末端边界和近端边界而产生的射野特定 PTV(bsPTV)；b. 两个射野的横向边界(LM)，与光子 PTV 概念相似

— 所需射程(range，R)由公式 $R＝R_d＋DM＝1.035R_d＋1$ mm 计算。其中，R_d 是可以覆盖没有边界的 CTV 末端情况下所需的最大射程(图 3.15)。R_d 是通过计算到

CTV 最末端射野路径上的等效水深度来定义。所需拓展布拉格峰宽度 SOBP$=R_d-R_p+$PM$+$DM$=1.035R_d-0.965R_p+1.0$ mm。其中，R_p 是可以覆盖无边界 CTV 的近端边界所需的最小射程（图 3.15）。

- 由束流决定的末端和近端边界产生了束流特定 PTV（bsPTV）[54] 的概念，它由对每个单独射野处方等剂量线定义（图 3.16）。

- 射程补偿器：通常由聚甲基丙烯酸甲酯（PMMA）制成，但也有些机构使用蜡。该设计为了让射野末端剂量分布与 DM 修正后 CTV 末端边缘一致，并将射野路径上的组织异质性考虑进来，通过回移射野末端实现。通过在射束方向上给予不同厚度补偿来实现。应该注意，计算射程，R，包括补偿器的最小等效水深度。

- 当考虑到摆位的横向不确定性和解剖学上的内部运动时，在补偿器设计中应增加涂抹效应（smearing）。一旦用光线追踪演算法计算出每个点处补偿器的理想厚度，以每个补偿位置为中心的特定涂抹半径（SR）由以下公式计算获得，需将 SR 叠加到理想厚度上再进行补偿器加工。叠加的补偿厚度需减小到最小值。

SR 由以下公式给出：

$$SR = \sqrt{(IM+SM)^2+(0.03R)^2},$$

- 其中第一项包含内运动和摆位的边界，第二项包含质子横向散射[4, 55, 56]。

- 涂抹效应使末端剂量在静态治疗计划上降低了适形性，但确保位置不确定性情况下末端的覆盖（图 3.17）。虽然射程补偿器可以满足靶区末端边缘的剂量，但散射粒子

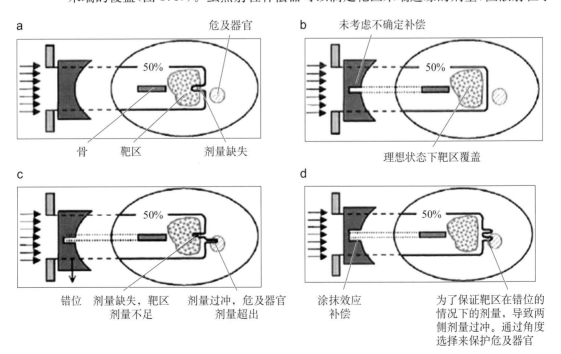

图 3.17 有无涂抹效应的射程补偿器的效果。a. 无补偿；b. 未考虑不确定补偿（nominal compensation），无涂抹效应；c. 无涂抹效应的错位效果；d. 涂抹效应补偿

束的一个主要局限在于无法确保靶区近端的适形性,使剂量与靶区近端相一致。这是因为剂量分布需同时保证末端适形与 SOBP 覆盖,不可避免会回移剂量导致靶区近端不适形(图 3.18)。质子散射束射野参数汇总见表 3.6。

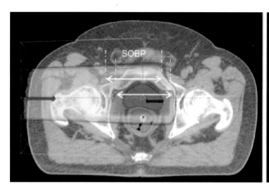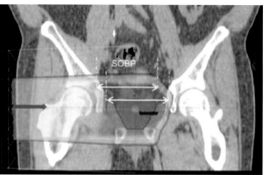

图 3.18　单右侧前列腺射野。补偿器使得 SOBP 的末端与靶区适形;但由于固定的 SOBP 的宽度,SOBP 的近端并不适形

表 3.6　被动散射束特定参数计算公式汇总

射束特定参数	公式
CTV 限束器横向边缘	$IM + SM + P_{50\%}$，$R_{x\%}$
射程边缘	$1.035R_d + 1.0$ mm
拓展布拉格峰宽度	$1.035R_d - 0.965R_p + 1.0$ mm
涂抹半径	$\sqrt{(IM+SM)^2+(0.03R)^2}$

注:R:射程;R_d:覆盖 CTV 末端边缘所需的最大射程;R_p:覆盖 CTV 近端边缘所需的最小射程;SM:摆位边界;IM:内边界;$P_{50\%}$、$R_{x\%}$:从射野边界到处方等剂量线的半影宽度。

治疗计划

- 尽管单个粒子射线射束也可覆盖整个靶区,临床上仍通常使用多个角度的射线以降低束流不确定性的影响(表 3.1)。这对于某危及器官正好处于靶区末端时特别有益,可保护危及器官免受射程末端效应影响[射线末端的高线性能量传递(LET)可导致较高相对生物学效应(RBE)][12]。同时,多入射角度还可以降低皮肤剂量[57],因为散射粒子射线并无显著的皮肤保护效应。
- 射野方向:射野方向的选择对于设计一个具鲁棒性的粒子射线治疗计划极为重要。因粒子射线射程的不确定度随路径长度的增加而增加,故选择到靶区最短的穿射距离,不仅可降低末端和近端的边界,同时也降低了靶区外的累积剂量。射野方向选择也应考虑射程末端剂量效应,应尽量避免危及器官处于束流末端[12]。可选择射束的侧边界(而非其末端)用于保护危及器官。此外,因粒子射线对其射束穿射路径上解剖结果的变化非常敏感,应选择没有解剖结构明显变化的束流角度,例如,膀胱充盈、肠道气体变化、胃充盈、呼吸运动或其他类似此类的变化。若可能,应避免穿过质子阻止本领(高度异质性)巨变的方向,如倾斜于患者表面、穿过高密度材料(如钛植入物)或穿过患者固定设备的边界或治疗床的边界,都极易受到射程不确定性的影响,因此应予以避免(表3.1)。

- 基于 4D-CT 的计划设计:呼吸显著影响胸部和腹部靶区的运动,通常需基于 4D-CT 设计计划,采集 4D-CT 数据并生成代表呼吸曲线上不同时相的三维 CT 数据。透过 4D-CT 可生成最大强度投影(MIP)和平均密度加权时相 CT(average-CT)。GTV 在所有时相上的轨迹合集形成 iGTV,可以通过 MIP 形成(当前靶区在 CT 上具有较大密度时,例如在肺中)或从所有时相的 GTV 综合形成。iGTV 可以拷贝到任意平均时相 CT 上或某一时相 CT 进行计划计算。iGTV 可被均匀外放形成 iCTV 以涵盖亚临床肿瘤区。根据肿瘤区的 CT 值来置换整个 iGTV 的 CT 密度值,以确保 GTV 所在位置的放射路径长度,确保靶区在整个呼吸周期末端的剂量覆盖(图 3.19)。但同时这样也存在射野内剂量过冲的现象,因此在束流方向选择的时候应考虑到束流末端危及器官,在对 iCTV 进行计划设计时应考虑到上述边界的外放。在计算侧向边界(LM)和摆位误差(SR)时应将内边界(IM)设为零,因为其已被包含在内。可在吸气末和呼气末两个时段对计划进行评估,以验证在极端情况下靶区覆盖率(图 3.20)。

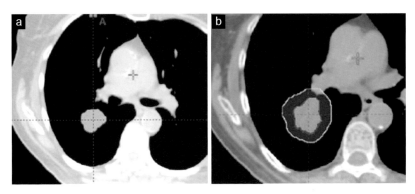

图 3.19 a. 在平均时相 CT(或中位通气相)勾画 iGTV,结合 CT 值的替换,以保守估计整个呼吸周期的放射路径长度;b. 对 iCTV 的均匀外扩

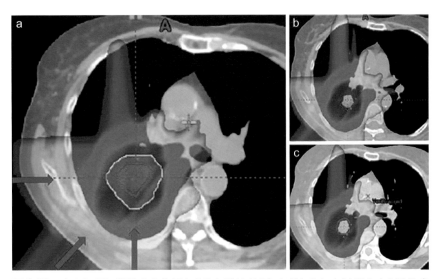

图 3.20 在(a)平均 CT(或中位通气相)上设计计划,在(b)吸气末时相和(c)呼气末时相进行计划评估

- 衔接野：对于大靶区或偏长靶区，可能需使用任何给定角度的两个或多个相邻射野。这通常需要多个等中心和射野半影在深度上的剂量匹配。最典型的例子是散射质子束的全脑全脊髓照射（CSI）（图 3.21）[58]。因质子束的限束器横向剂量跌落很快，为了减少衔接位置的剂量不确定性，通常设计多组衔接射野，其中每个衔接位置移动 1 cm 左右。每组照射野在整个疗程中占一定比例分次。因为每组射野均需制作新的限束器，因此将相对增加人力物力。相比之下，质子笔形束扫描（PBS）技术用于全脑全脊髓治疗则可使用强度调制以提高衔接照射野间的鲁棒性[59, 60]。

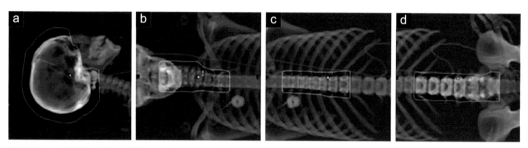

图 3.21　射野定义限束器设计示例：头颅（a）、上脊柱（b）、中脊柱（c）和下脊柱（d）的 CSI 射野衔接。本例中使用了四个等中心

- 补丁射野：补丁射野的应用多是当靶区环绕或紧扣危及器官时，为了避免束流直接照射危及器官，在使用一个穿射束流的同时，会增加另外一个"补丁"射野覆盖靶区剩余部分，使其末端边界与"穿射"束流的横向边界相衔接[61]。两个束流都是依赖侧向边界保护危及器官（图 3.22）。"补丁"射野的末端半影通常比"穿射"射野的横向半影更锋利。所以，若在 50% 的等剂量线交叠处，两个射野会存在冷点和热点的问题。因此通常会将束流衔接在靶区内，这样就可以倾向于产生热点而非冷点。同时为了降低此效应，通

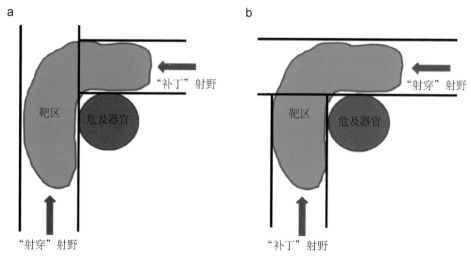

图 3.22　覆盖靶区同时降低危及器官的"补丁"射野设置。a. 显示为避免对危及器官造成射程不确定性风险而选择的"射穿"和"补丁"射野方向；b. 显示了交替天使用的射野排列，以减轻补丁在靶区内衔接处的剂量异质性

常也会将"穿射"射野和"补丁"射野束流方向互调生成另外一个计划,在治疗期间占一定比例分次,以改变剂量衔接处的位置。由于补丁射野的每个束流只是覆盖靶区的一部分,因此计划的鲁棒性在本质上不如其他散射束射野设计,建议进行鲁棒性分析,以评估剂量的不确定性可能带来的后果。

3.5.2 笔形束扫描技术
粒子笔形扫描技术的特征

- 任何射线束都具有几何学和剂量学两种属性:几何学——相对于患者和靶区的方向和位置;剂量学——在患者体内剂量沉积的能力。

- 射线束的几何特性与它的剂量学特性相关。例如,单光子束在射束路径上仅有很小或没有剂量改变。需通过增加射野数量来达到适形性。然而,单个质子束具有完全适形性的能力,很少或甚至无需额外射野。因此,在对危及器官的保护上,与光子射线相比,粒子射线的射野采用不同方向的布局具更大优势。笔形束扫描束各射野照射的目的,同样需考虑从皮肤到靶区间最少的健康组织,以及最大程度地保护危及器官。若需要,质子束的入射方向可以完全避开正常组织。

- 粒子射线射野采用不同方向分布,可更好地使靶区和危及器官间半影的剂量跌落。因所需射野少,射野的固有半影被保留。相反,一个复杂的光子计划(如 IMRT),由于射野间的连续重叠,固有半影被冲淡。实际上,IMRT 半影只保留在沿着平行于旋转轴的狭窄表面,如同前列腺治疗中保留直肠壁(图 3.23)。

- PBS 射线入射方向的选择,需考虑使皮肤和肿瘤靶区之间正常器官组织的最少化,以避免 OAR 的照射。

- 扫描束质子的剂量学优势来源于无数不同深度可调强的束斑。束斑是一种"窄"的单能质子束,在等心平面上以磁铁偏转到某个位置(x,y),穿透率与由笔形束中质子数定义的能量和强度相关。束斑位置通常以 90% 射程的辐射深度 R_{90} 表示。每个不同深度的束斑能够覆盖靶区三维区域的某一部分。起初,所有束斑的选择使得束斑位置在固定能量下形成规则网格(矩形或六角形)(图 3.24)。

  - 以固定能量放置的束斑称为束斑"层"。
  - 束斑网格间距通常与空气中的束斑大小 σ 成正比。它排除了患者体内散射的影响,这会导致束斑过度填充,从而将束斑大小增加到 $\sqrt{\sigma^2 + 0.03R^2}$。
  - 多个束斑层在靶区深度堆叠以覆盖靶区,典型的层间距为 5~8 mm。
  - 近端和末端深度边缘应考虑射程不确定性及近端和末端剂量平衡。
  - 在每层中使用横向边缘(>3σ,见上文关于患者体内散射影响),以实现横向剂量平衡。
  - 对于一个 100 mm 的立方体,如果采用上述束斑几何放置演算法,束斑集可能多达 10 000 个小束斑(σ~5 mm)。

- 束斑的位置是按每个射野来设置,并忽略另一个野中的束斑位置。当前束斑设置算法的总结果将是所有射野合集中有过多束斑。

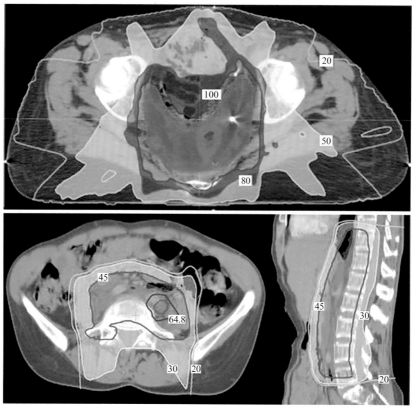

图 3.23　一例子宫内膜癌治疗患者的计划比较。下图中单质子束射野剂量适形性优于上图 IMRT 计划。IMRT 治疗在整个射束路径上的腹部均产生了无法避免的剂量。注意 IMRT 是相对剂量，PBS 计划为绝对剂量；100% 等于 45 Gy(RBE)（图片由美国麻省总院的 A. Russell 和 J. A. Adams 提供）

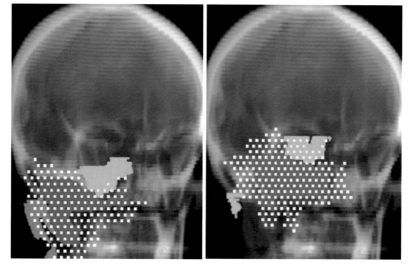

图 3.24　能量不同的两个束斑层。从不同靶区（红色）、脑干（绿色）等交叠处可以看出束斑终点（即穿射深度等于 R_{90}）在患者体内不同位置停滞。交叠面并非一实际平面，而是在患者体内的相对水等效（质子阻止本领）深度处于一个平面

- 一组射束的束斑强度由一组射束的电荷(如质子数)或监控单元(MU)定义,其中最小集包括单次治疗的束流输出,由优化算决定。束斑放置算法以及束斑大小会影响束斑强度,因为:①靶区单次剂量决定了(一阶段)所需质子数。经验法则是需要 1 Gp (giga-protons,千兆质子,10^9 质子)来给予 1 个 cGy(RBE)到 1 000 ml 体积上。因此,2 Gy(RBE)到 1 L 体积靶区大约需要 200 Gp。表 3.7 显示了照射的一些参数。②射野中典型的电荷密度约为每平方毫米 1 000 000 个质子。更高的局部密度也是常见的。但是,很明显,较大的束斑平均电荷较高。因此,如果一个束斑比另一个束斑大 2 倍,其平均电荷就是另一个束斑的 4 倍。质子数在束斑上分布:束斑越多,单个束斑的平均电荷就越低。③通常加速器对可能的束斑强度有着低限值。如果束斑太多,可能会有许多束斑强度低于此限值。④所有这些影响都可能影响到计划的优化效率和质量,以及治疗输出的效率。

表 3.7 束斑电荷量和照射的一些经验法则(以质子为例)

预计治疗时间	60 秒		
质子总数量	2.00×10^{11}		
治疗层数	15		
总束斑数	10 000		
每层切换时间/秒	2	1	0.005
束斑/秒	333	222	167
每层最大质子数	1.40×10^{11}		
每个束斑最大质子数	2.10×10^8		
最大电流/纳安	11	7	6

注:理想情况下给予 1 L 立方体 2 Gy(RBE)辐射剂量需要 200 Gp。预计治疗时间为 60 秒。治疗大概需 15 个能量层,约 10 000 个束斑(假使束斑大小 $\sigma \sim 4$ mm)。能量层切换时间为 2、1 或 0.005 秒,以指定速率输出束斑。另外,束斑输出速率主要受磁场变化能力的限制。每层和束斑的最大质子数近似于最深层末端总电荷的 70%。最下面一行显示的为最大电流。

射野组合和分次

- 粒子射线分次治疗中的任意一次照射,均可采用不同射野组合或相同射野不同射野参数进行。例如,在一个治疗中总共有 5 个单独的射野,有 3 组可能定义为(1、3、5)、(2、5)和(4、5)。可选择性来交替正常组织剂量区域,或基于实际考虑单次治疗对整体治疗时间的影响。但这种束流射束替换尚未用于 IMRT 治疗,因此在临床实践中尚未得到很好的验证。

- 每个射野组必须输出所需的部分剂量。因此,上面例子中的射野 5 实际上有 3 种不同的剂量,每组 1 种。射野 5 只是指它的几何特征,但它的剂量学特征取决于它的成员。因此,每个射野都由其几何结构(例如 5)和其剂量学状态(分次 1 中的射野 5 和分次 2 中的射野 5)来定义。

- 不同分次治疗使用不同射野组合时,需计划系统能够同时考虑单个射野与该分次的关系和单个射野与整个分次治疗目标的关系。在 Asteroid 系统里,用户可以定义:
  - 整个疗程剂量限制:如脑干最大剂量小于 54 Gy(RBE),CTV 最小剂量为 52 Gy(RBE)等。
  - 整个疗程的目标:尽量减少脑干平均剂量,尽量提高 CTV 的最小剂量。
  - 分次治疗限制:在该组合下的 5 次治疗中,脑干最大剂量为 10 Gy(RBE)。
- 表 3.8 显示了同步优化脊索瘤治疗分次组细节。图 3.25 显示了同时优化所有分次组合 GTV 的分次剂量,以及所有分次的总剂量。

表 3.8 CTV、CTV Ⅱ 和 GTV 的 3 种分次组合,每个分次组合都有各分次组限值和束流分配。将多个分次和限值作为单目标优化

分次组		治疗次数
1. CTV	类型:IMPT 靶区:CTV+5 mm 总剂量:26 Gy(RBE) 剂量限制:CTV+3 mm 最小剂量 24 Gy(RBE) 束流:R35A CTV, L50P CTV	13
2. CTV Ⅱ	类型:IMPT 靶区:CTV+5 mm 总剂量:24 Gy(RBE) 剂量限值:CTV+3 mm 最小剂量 22 Gy(RBE) 束流:R50P CTV, L25A CTV	12
3. GTV	类型:IMPT 靶区:GTV 总剂量:28 Gy(RBE) 剂量限值:GTV 最小平均剂量 28 Gy(RBE) 束流:L70P GTVp3, R50P GTVp3	14

射野衔接和射野补丁

- 有关 SOBP 射野详见被动散射技术(请参阅前文被动散射束技术及章节 5.1)。
- 射野衔接需 2～3 个周期性疗程边界变距(feathering)以避免锐利的半影可能造成的热点或冷点。由于射程的不确定性,修补需要交替穿射/补丁射野组合。在实践中,每个穿射/补丁组合不应超过 5 个分次。对于笔形束扫描射野:
  - 通过指定匹配的左/右重叠体积并允许优化系统在指定区域中形成剂量梯度,可大大简化衔接过程(图 3.26)。
  - 因射野间可以相互扩展,因此不需要修补,但当然也需要考虑鲁棒性(图 3.27)。这不一定意味着要用 IMPT 射野。SFUD 射野也是可以较小程度地重叠,或以其他方式实现平滑的梯度。

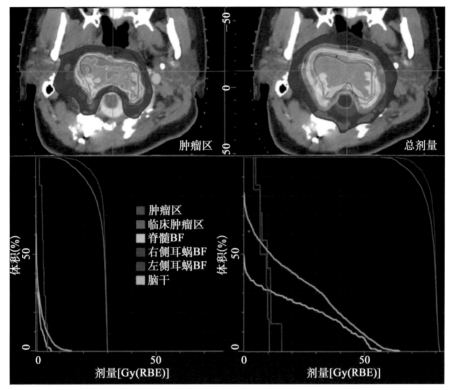

图 3.25 GTV 分次组和总剂量的剂量学（表 3.8）。注意，对于 GTV 分次组，限制为最小平均剂量 28 Gy（RBE）

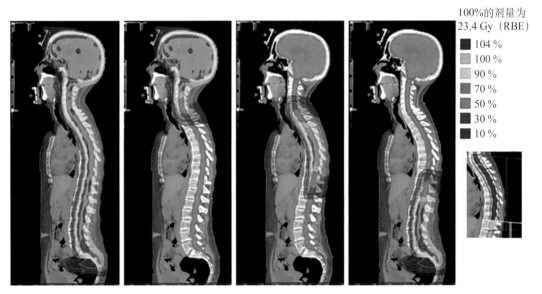

图 3.26 髓母细胞瘤患者示例。患者接受了两个颅脑野（确保晶体保护）和两个后野治疗。两个重叠区域，分别在颈椎和下胸腔。确保平滑的剂量梯度，在摆位不确定度为 ± 3 mm 情况下保证剂量连续性。插图（右）显示胸部（蓝色）和腰椎（黄色）之间的重叠区域

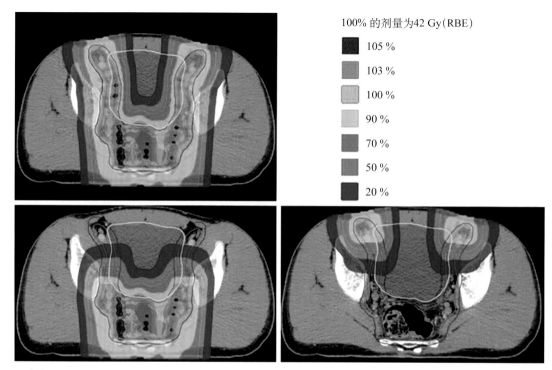

图 3.27　直肠癌患者示例。叠加剂量见左上图。允许沿末端边缘使用前、后补丁射野(patches)以包括超出部分体积的重叠(下图)。需注意,本例中的束斑大小较大,故影响了横向半影跌落的大小

3.6　治疗计划设计和治疗部位的注意事项

3.6.1　治疗部位注意事项

- 各治疗部位的特异性会影响粒子射线射束的制订和质量。
- 粒子射线照射野射程的不确定性和线性能量传递(单位长度的电离密度)在射程末端的增加,决定了射线末端不应有危及器官,靶区和危及器官之间剂量梯度由侧向半影实现。需注意,虽然由射程补偿器生成的 SOBP 射野末端半影通常要比横向半影锐利两倍,但末端半影仍不应该用于分离靶区和危及器官。对笔形束扫描射野的末端半影和横向半影基本相等,因为这种射野的末端半影由多个近乎任意位置的束斑组成。
- 呼吸运动造成的影响更为棘手,因为要考虑不同时间点的剂量扰动:
  - 4D-CT 可以准确建立患者解剖结构的周期性。
  - 原则上,治疗计划可被设计成在所有呼吸周期内同时满足剂量限值,但这类计划会增加未波及组织的剂量。
  - 缩短涵盖的呼吸时相间隔相比于涵盖整个呼吸周期可以提高治疗计划质量,但会增加治疗时间。
  - 对于 SOBP 治疗射野,通常使用特定部位运动缓解策略,如内靶区(ITV)或周期内最

可能的位置。

   — 对于笔形束扫描射野,运动频率影响可能会破坏原本束斑照射次序,导致相互影响效应(interplay effect),因而产生靶区内的冷点或热点。这种效应仅可通过结合靶区运动对束流投递序列进行明确的时间模拟[53,62,63]。

● 不同解剖部位的典型射野设计参见表 3.9。

表 3.9　粒子射线治疗计划中不同解剖部位的典型射野设计汇总

部位	射野数	射野方向	说明
全脑全脊髓	4~5	左、右后斜向与大脑、筛板和上颈(C)脊髓衔接,后前射野与脊柱野衔接	3~4 个计划在治疗期间交替照射
脑部	2~4	非共面,多角度	角度取决于肿瘤位置,选减少累积剂量角度,危及器官不要落在射程末端
眼部黑色素瘤	1	前后向	特制准直器的眼水平束流技术。患者坐姿治疗。通过模拟按照机头输出指示,找到最佳注视角度以避开危及器官
同侧头颈部	2~3	后前向、横向、前斜向、后斜向	选择射野角度以减少整体剂量或穿过异质组织,并减少射程末端对危及器官的影响
两侧头颈部	2~3	后前向、横向、后斜向	尽可能避免射野穿过口腔和鼻窦。因为这些结构的异质性和窦腔充盈变化,增加了剂量的不确定性。补丁野(结合后前向和横向射野)常被用于降低脑干剂量
乳腺,部分	2~3	非共面,多角度	多照射野以减少全剂量照射的皮肤面积,同时避免多射野经过同一肋骨
乳腺,整侧	1~2	前斜向	正向,避免倾斜,尽量减少由呼吸运动带来的射程不确定性
纵隔、胸壁	1~2	前后向、前斜向	正向,避免倾斜,尽量减少由呼吸运动带来的射程不确定性
半侧胸	3	后前向、后斜向、横向,或前后向、前斜向、横向	射野角度取决于肿瘤位置。通常三个照射野增加计划鲁棒性。基于 4D CT 的呼吸运动设计治疗计划
上消化道	2~3	后前向、后斜向	射野角度选择减少肺、心脏剂量,避免通过呼吸运动显著的解剖结构
下消化道	3	后前向、后斜向、横向	避免因肠道气体变化、胃部充盈和呼吸运动造成的解剖变化。多射野增加计划的鲁棒性,并降低周围危及器官落在射程末端的风险。多角度的使用也减少了射野入射坪区脊髓和肾脏的剂量
前列腺	2	左右侧野	通常在治疗时,膀胱充盈并使用充满水的直肠气囊以固定前列腺。也有单位在膀胱和直肠间放置分离直肠前壁和前列腺的分割物(spacer)

3.6.2 治疗分次的管理

- 即使单个照射野的粒子射线放射治疗也有可能获得足够剂量适形度。治疗期间可采用单个或多个射野交替照射以减少单次治疗时间,但仍可保证整个疗程对周围正常组织剂量的降低。
- 多个分割组合允许每次照射根据某些特定剂量限值优化(如:某个分次允许脑干部分受量,另外的分次则可以专门降低脑干剂量)。
- 在一个计划中使用多个分割组合,需要治疗计划系统可有效支持多个分割组合的剂量的累积和剂量优化。

3.6.3 治疗计划系统算法和特点

- 剂量计算算法必须至少具备对治疗系统内所有可用的几何及剂量调节特征进行建模:
  - 用户必须确保采用经验证的协议行临床化调测及使用。
  - 任何超出治疗设备或运算能力的延伸都需要仔细规范和验证。
  - 几何特征包括模拟患者相对于射束轴位置的特征。
  - 剂量特征应包含束流模型本身,患者体内以及外部材料、限束器、射程补偿器和射程调节器造成的散射效应。
- 粒子射线剂量计算至少应是笔形束算法(PBA)。
  - 根据执行状况,笔形束算法空间分辨率会随深度成一函数关系。
  - 在最佳情况下,其空间灵敏度约为 0.03ρ,其中 ρ 是辐射深度。
  - 当使用笔形束算法计算肺的剂量时,由于在肺中并未考虑剂量歧离效应(range straggling effects),建议同时进行蒙特卡罗验证(以每个患者或每个部位的标准)。
  - 笔形束算法应考虑质子的二次相互作用,质子与原子核相互作用可产生广泛的二次剂量效应,该效应尤其对于射野大小,受限束器限制或扫描尺寸限制,直径<100 mm(图 3.28)[64]。
  - 目前-蒙特卡罗算法在临床上尚未普及应用。
- 若患者校正是在每个射野基础上进行,光晕校准通常隐含其中,用户应在实践中判断这种校正的效果和必要性。理论上,PBA 的散射、均匀扫描或笔形束扫描不应有区别,但实际治疗中可能存在相当显著的差异。
- 质子剂量计算(即,基于 PBA 的上下文意)必须考虑质子不确定性的影响。包括几何和剂量的不确定性:
  - 几何不确定性与光子放射治疗中的几何不确定性类似。然而,几何不确定性不能轻易地为 PTV 所涵盖,因为粒子射线的计划几何不确定性对剂量分布的影响与光子放疗不同。
  - 射程的不确定性(去除几何不确定性)由患者特定相对阻止本领(相对水)造成,即质子相当于"衰减",此不确定性在临床实践中需作如下考虑:
    ○ 对于 SOBP 射野:增加末端射程的穿透,以及减少近端射程的穿透。通常修正为 $0.35R+1$ mm。

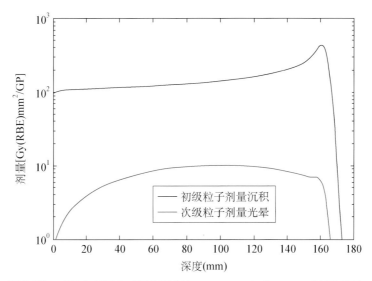

图 3.28　无限宽射野和无限源轴距(source to axis distance，SAD)情况下，质子的初级粒子和次级粒子在水中沉积的深度剂量。注意深度剂量以绝对剂量每 Gp 表示，或在治疗计划系统中以 MU 量化。注意坐刻度以对数形式表示

○ 对于 PBS 射野：不同等中心位置和 CT 值变化的精确模拟。

○ 质子剂量计算目前基于源自 CT 值到相对阻止本领转换的相对水的阻止本领(RSP)；CT 值与相对阻止本领转换曲线利用三个典型锚点：水、空气和骨骼。这种转换同时也带入了阻止本领内在的不确定性，导致了射程的不确定性。

○ 在水中的剂量计算与在组织中的有效剂量可能不同[65]。

○ 假设质子相对于钴60的生物等效剂量始终为 RBE＝1.1。RBE＝1.1 尚未经足够的实验数据验证，目前仅为一经验等效值，假设其与光子放疗具有相似的临床疗效指标。因此，在极端情况下，如在 SBRT 中，该等效值仍需谨慎使用。

3.6.4　笔形束扫描优化体积、概念和示例

• PBS 优化以计算束斑的强度，以质子数(千兆质子或 Gp)或设备的 MU 量化，以使所有束斑的总剂量满足优化的剂量标准：

— 束斑是由能量(患者体内射程)，通过磁偏转实现的等中心平面中的位置和强度量化的质子笔形束。

— 一个束斑通常"定位"在放射深度等于其射程末端的位置(通常为峰值的 90% 深度)。

• 优化算法通常使用剂量传递函数 D_{ij}，将单位电荷到 j 点的剂量映射到所有 i 点。对于该函数，到 i 点的剂量为 $D_i = \Sigma_j Q_j D_{ij}$。使用 D_{ij} 函数在调整束斑电量 Q 时允许优化引擎在任意点快速计算剂量。PBS 中的剂量计算在优化前先计算 D_{ij} 函数。电荷量优化之后计算患者体内剂量。

- PBS 优化使用一个束斑布局算法,该算法必须确保所有射野的总束斑可以达到预期的剂量。这主要意味着这组束斑足以覆盖靶体积,包括横向和末端范围,以确保靶区表面剂量平衡。
- 因为大量的束斑数,质子射线放疗的优化规模要比 IMRT 大一个数量级。
- 更大的解决空间方案得益于多准则优化(multi-criteria optimization,MCO),因为单值优化结果在临床目标方面可能并非最理想:
  - Pareto 优化是一种 MCO 技术,它指定一组不容妥协的限值[如靶区最小剂量大于50 Gy(RBE)]与一组目标值(如,给定限制条件,脑干最大量最小化等)。
  - Pareto 优化创建一个多维(与目标的数量成比例)界面,即 Pareto 面,包含一组给定约束条件和处理方法的 Pareto 最优治疗计划。
  - 每个 Pareto 最优治疗计划在给定一组唯一目标的情况下是最优解,界面还可以通过一个计划相对另一个计划对比来评估(图 3.29)。

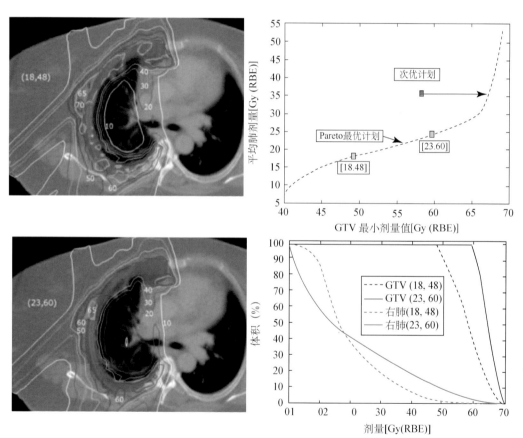

图 3.29　基于 Pareto 最优计划的实例权衡分析。最佳间皮瘤的大体肿瘤体积(GTV)剂量与最小肺剂量相冲突。顶部的图表显示了一条曲线,该曲线指示为可实现值的最佳权衡的计划(括号中指示的两个示例点)。"红色"点表示次优计划,因为对于其达到的平均肺剂量,物理上仍可以实现更高的最小GTV 剂量。下图显示两个计划之间在 DVH 上的差异。左图是对应于该两点横断面,该计划使用 3个质子 PBS 射野:前斜、后斜和右斜射野(本患者示例由 Bernard Eden 医生提供)

- 由于量化所需约束能力有限,当前的优化技术通常需采用"指导"体积以达到局部最优效果。
- 鲁棒性优化生成对不确定性不敏感的优化计划,即保证维持期望的剂量约束和目标。这适用于粒子射线和光子优化。然而,对于光子优化,鲁棒性可通过定义 PTV 和避开周遭危及器官区域实现;对于粒子射线的优化,优化必须包括计算电荷量时的鲁棒性;粒子射线的鲁棒性优化计划目前最容易以 DVH 中定义非鲁棒性计划的不确定性区域来可视化(图 3.30)[66]。

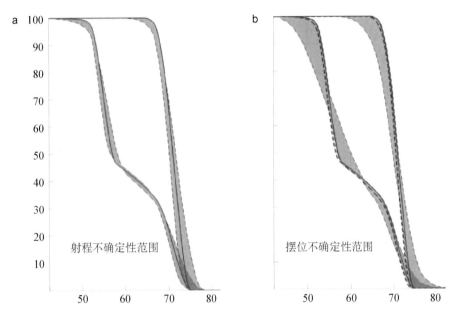

图 3.30　给定病例 DVH(实线)在射程不确定性(a)和摆位不确定性(b)情况下剂量非鲁棒性区间。需注意,摆位不确定性带来的影响更大。摆位的不确定性在多个治疗分次 N 随机后,将减少大约 $\sqrt{N}$,从而变得更小

3.6.5　患者射野质量控制

- 患者射野质量控制确定患者体内剂量和治疗照射剂量是否准确。体内剂量准确与否仅能通过独立的剂量计算方式予以验证。用蒙特卡罗算法模拟被认为最精准,甚至优于剂量计算,然而,使用蒙特卡罗算法,必需仔细验证蒙特卡罗算法本身。
- 照射剂量验证是建立于跟踪原始 TPS 中的射野和剂量信息,传输到治疗系统,以及通过一独立的、可追溯到标准校准值的测量设备进行测量:
  - 测量在 TPS 和照射系统间需要一等效剂量表示值,这在水等效模体中最容易实现。
  - 需注意,这种测量无法验证患者体内异质性带来的差异,只能通过蒙特卡罗模拟验证。
  - 测量应量化剂量分布的三维特征,通常需要在至少两个平面上进行测量。
  - 测量需包含射野特定装置如射程调节器或限束器。

— 剂量等效性由空间/剂量学敏感算法建立。最常见的是采用 γ 指数,特别相关为 3D γ 指数[67]。

3.7 立体定向放射治疗计划

- 立体定向放射治疗(SRS)是一种已被临床证实的光子放射治疗技术,可通过钴源(伽玛刀)系统或传统的、万向机头和机器人手臂直线加速器系统实现。与传统的基于放射生物学的"4R"原理以提高治疗增益比的分割方案不同,光子 SRS 治疗通过几何结构上避开周围正常组织并给予靶区单次高剂量以提高治疗增益比。而粒子射线 SRS 治疗增益比完全通过给予靶区高剂量的同时,直接显著降低周围正常组织剂量所获得。

- 在粒子射线 SRS 治疗案例中,给予靶区的处方剂量和光子剂量相同,剂量归一性的程度依不同机构而异,且也决定了靶区内剂量异质性的大小。

- 与直线加速器治疗模式(限束器和小叶片多叶准直器)相比,粒子射线 SRS 的照射方式(散射束或扫描束)通常可以实现更好的剂量均匀性。对于较小的靶区,由于粒子在穿过组织时的横向散射,粒子束剂量分布以半影为主。与光子相似,半影的大小随组织深度的增加而增大。但不同的是,粒子射野半影对深度和射野大小依赖更多。对于粒子射线 SRS,半影大小受射野大小、深度、射程、限束器、射程补偿器、空气间隙、有效源位置(光学束流)和组织异质性影响(图 3.31)。

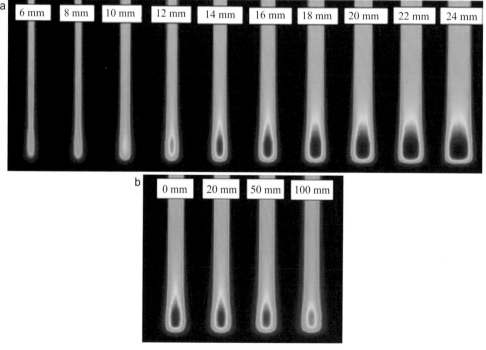

图 3.31 影响质子束半影的两个因素:射野大小(a)和空气间隙(b)

3.7.1 粒子射线 SRS 治疗计划需考虑的因素

- 上述问题必须在粒子射线 SRS 项目的临床测试中予以解决,并在治疗计划系统中正确建立模型或在治疗前进行校正。此外,治疗计划设计可以通过射野角度优化、最小射野大小限制或靶区大小限制以及使用多个照射野来减少散射和半影的影响(表 3.10)。这样的计划方案可增加 GTV 的剂量适形性,减少治疗时照射的不确定性,并提高治疗的鲁棒性。

表 3.10 可通过治疗计划最小化的常见不确定性总结

影响因素	治疗计划缓解方案
散射和半影减少靶区剂量	最小化治疗射野大小
射程变化增加正常器官剂量	减少利用束流末端保护正常器官
组织异质性造成的散射	避免射野角度平行于组织边界
缺乏剂量适形性	增加射野数
由单一射野带来的较大的剂量不确定性	增加射野数
射程不确定性	射野特定的边界及(或)鲁棒性优化

3.7.2 散射束粒子射线 SRS

- 目前比较先进的粒子射线 SRS 多为散射束治疗系统,近些年扫描束治疗系统才更为普及。治疗计划设计多采用限束器和射程补偿器,以增加横向和末端的剂量适形性。
- 颅脑 SRS 的计划设计须采用至少两个照射野和通常是三个或更多的照射野,以提高剂量适形性和计划的鲁棒性。
- 空气间隙应尽量小以锐化半影,包括几何半影和散射半影;另外射野角度应选择较小的组织异质性,同时射野末端应避免危及器官。

3.7.3 扫描束粒子射线 SRS

- 虽然扫描束粒子射线 SRS 目前尚未得到广泛应用,但预计随着越来越多扫描粒子束治疗室的临床使用,粒子射线 SRS 计划的应用也会随之增加。扫描束粒子射线 SRS 计划可增加近端的剂量适形性。
- 临床上,物理限束器可能会使半影锐化,提高粒子扫描束 SRS 的适形性。在治疗计划阶段,若机构内有可用的限束器,应考虑使用。射程补偿器也可以增加扫描束远端的适形性。
- 因大多 SRS 治疗靶区很小,因此单射野均匀剂量(SFUD)计划技术通常是第一选择,但若需对 GTV/CTV 同步加量(SIB)计划则需采用不同技术。
- 粒子射线 SRS 可实现传统光子 SRS 无法实现的更为复杂的靶区治疗。第 7.5 中详细说明了与光子差异的粒子射线 SRS 的案例。在这些情况下,可能会考虑使用 IMPT,但同时也会引入照射中剂量不确定性,同时也会降低无法通过分次治疗来补偿计划的鲁棒性。

3.7.4 临床调试和质量控制

- 基于粒子射线的定向放射治疗项目的临床调试,必须包括小照射野、单个笔形束的百分深度剂量(PDD)及剂量剖面的测量。
- 一些治疗计划系统只允许累积深度剂量(integral depth dose,IDD)测量,并不包含半影变化,而依靠反卷积模型来确定半影大小(图3.32)。反卷积模型可以模拟小质子射野和单射野笔形束,但必须通过测量来验证模型的正确性。

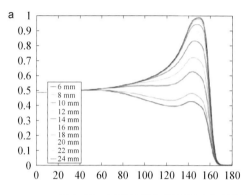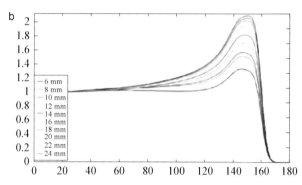

图3.32　相同射程和调制程度但射野大小不同的 SOBP 的 PDD(a)和 IDD(b)的比较

- 测量必须使用正确的探测设备,以最小化体积平均效应及对 LET 的影响。调试的其他注意事项应包括所有中心点(束流、机械、影像、患者治疗床等)的不确定性分析,尤其是所有中心点与辐射等中心点的一致性。
- SRS 调试项目的最终项目应包括全程鲁棒性的端对端测试,通常以 SRS 体模来模拟。体模应可以做不同治疗深度和不同靶区大小测试,而不会引入另外的治疗照射的不确定性,例如源自未知塑料制品相对阻止本领不确定性或过于简单的几何结构以致无法测试影像引导系统。

3.7.5 SRS 物理剂量特性的临床应用价值

- 基于粒子射线的定向放射治疗经临床调试应用后,临床受益主要体现在两组患者群体:良性和转移性肿瘤。质子射线放射治疗较光子治疗物理剂量学的优势主要体现在周围正常组织的整体剂量上,且已有多项文献报道。
- 对于颅脑内的浅表靶区,如近颅脑外表面的脑膜瘤,通过末端剂量衰减,在靶区末端边界毫米范围内,周围正常组织剂量近乎为零。对于更中心位置的肿瘤,在处方剂量相同的情况下,质子和光子之间的累积剂量差异大部分体现在40%以下的等剂量线上。高于40%等剂量水平的高剂量区通常比较相似,除了粒子射线具更陡的剂量跌落,可更好地使高剂量区适形,可更好地保护周围正常组织,特别是靠近正常组织的复杂解剖结构的靶区。

3.7.6 良性病变

- 对罹患良性肿瘤的患者的治疗方案进行临床评估时,应考虑整体剂量的影响并考虑远期毒副作用。此外,在评价治疗方案时,当复杂几何靶区周围环绕正常组织的情况下,粒子射线治疗具提高靶区高剂量梯度适形性的优势(图 3.33)。

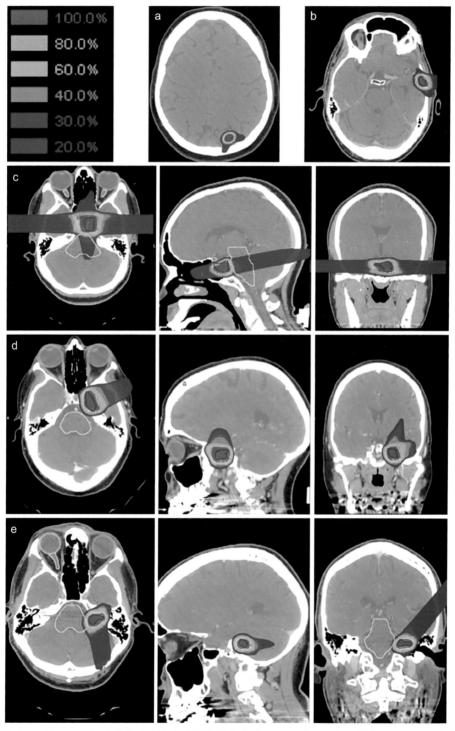

图 3.33　采用质子射线立体定向技术治疗良性病变的案例。所有图像的相对剂量图例于最上方图显示。依次为脑动静脉畸形(AVM)(a)和脑膜瘤(b)的横断面图。垂体瘤计划的横断面、矢状位和冠状位图(c)、较中心位置的脑膜瘤(d)和小脑脑桥角病变(e)

3.7.7 转移性病变

- 粒子射线立体定向放射治疗对转移性恶性肿瘤整体剂量降低带来的益处尚未大量见诸文献报道。在某些情况下,基于粒子射线的立体定向放射治疗可能有效降低靶区周围的正常组织的受照剂量,特别是被正常组织包绕的具复杂几何结构的肿瘤靶区;此外,物理上差异为可降低多发性脑转移病灶放疗的颅脑累积剂量(图 3.34)。上述物理剂量上的差异所导致的临床影响不属于本节讨论范围。

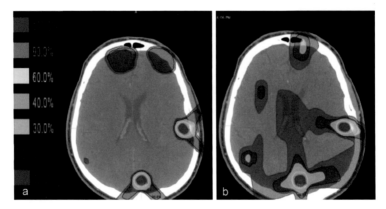

图 3.34　质子射线(a)和光子射线(b)立体定向放射治疗方案对多发性的转移性病变患者的剂量学比较。可见大脑累积剂量的显著差异

3.8　影像引导放射治疗(IGRT)

3.8.1　影像引导放射治疗的目的

- IGRT 通常指在放射治疗前于治疗室内进行的一种快速的序列成像。IGRT 的主要目的在于更好地定位靶区位置和正常组织体积,从而减少治疗的不确定性(PTV 边界),避免肿瘤漏照射或危及器官受到过度剂量。对于粒子射线放射治疗而言,验证质子束的路径长度也很重要。IGRT 策略可大致分为在线验证和离线验证两种方式。在线患者体位验证和修正是粒子放射治疗的标准流程。摆位修正协议也是日常惯例。而最新的技术被应用在位置验证过程中,以确保治疗的准确性。在过去的 15 年里,随着电子射野影像系统、千伏级射线影像系统、锥形束 CT 和 MR 直线加速器的发展,X 射线治疗的 IGRT 已发展成熟,相比之下,粒子射线放射治疗的 IGRT 落后许多。粒子射线放射治疗的影像学技术综述已在第 2 章讨论过。本节将讨论各种模式与 IGRT 的相关性。

3.8.2　治疗室外 CT

- 治疗室外 CT 验证是基于远程定位和成像系统实现,可节省患者在治疗室内的时间,束流更有效地利用。然而,患者的移动可能诱发治疗体位的变动。

3.8.3　治疗室内数字影像技术

- 治疗室内数字影像技术和正交对式 X 射线球管、数字式平板成像仪,是粒子射线放射治疗的最低要求;基于 DRR 和解剖标志比较的二维-二维匹配(例如骨性结构)仍是粒子射线放射治疗中最常用的 IGRT 策略;影像匹配算法可以是自动或互动式的;系统可支持荧光穿射和呼吸门控治疗期间,对患者进行实时监控和位置验证。

3.8.4　治疗室内 CT[69]

- 治疗室内的 CT 是靶区定位和射程验证的有效方式,可与六维机器人机械臂联合使用。治疗室内机械床可在治疗位和 CT 之间传送患者。治疗室内还可使用便携式大孔径 CT 扫描仪。治疗室内还可配置用于坐姿治疗患者的垂直位扫描 CT。

- 锥形束 CT(CBCT):预计在可见的未来,二维影像验证技术仍将是粒子射线 IGRT 的主要方式。然而,一些治疗中心已经开展了 CBCT 的研究。相信在接下来的几年中应该会有更多单位安装在多数新设备中,并主要用于更精确的患者位置验证和自适应放疗计划[70]。CBCT 在观察软组织变化时具特有优势,对于自适应粒子射线放射治疗计划的设计尤为重要(尤其头颈部肿瘤)。然而,CBCT 用于粒子射线放射治疗前的计划评估仍不够精确。

- 轨道 CT:轨道 CT 可以提供诊断质量水准的影像,最近已在多个粒子射线治疗中心安装。机器手臂将患者移动至影像采集等心点位置,CT 扫描仪扫描患者后转换成影像。在 CT 进行影像重建/图像融合时,遥控设备将患者转移回治疗时的位置。轨道 CT 将用于自适应计划设计,尤其是头部和颈部肿瘤的患者。

3.8.5　金属标记物的使用[68]

- 金属标记物的使用,有利于基于肿瘤位置摆位而非仅基于骨性解剖标志。通常可采用金材质的螺旋状标记物(长度 10 mm;直径 0.35 mm、0.75 mm、1.15 mm)。对于经典的横向对穿射野,剂量扰动分别为 31%(直径 1.15 mm)和 23%(直径 0.75 mm)。0.35 mm 的金属标记物并没有观察到干扰剂量现象,但因过于脆弱不容易植入。剂量干扰的大小取决于金属标记物的尺寸、方位和与距束流末端射程的距离。

3.8.6　其他辅助影像引导的方法

超声

- 治疗室内的超声验证多用于部分前列腺、肺、腹部和乳腺肿瘤部位的治疗前验证。应用经验最丰富的是前列腺癌每次治疗间的检查。具体可参考美国医学物理学会(AAPM)的 TG 154 文件:《超声引导的前列腺癌外部照射质量保证》(*QA of US-guided EBRT for prostate cancer*)。

光学影像引导系统

- 光学设备系统允许在模拟和治疗室使用天花板安装的摄像头系统进行体表跟踪,可以检测到每次治疗过程中的运动。它们结合刚体体表变换和最小二乘拟合最小化体现实际和计划表面之间的差异。目前市场上有两种商业化的系统（Align RT 和 C-RAD sentinel）。具体可参考美国医学物理学会（AAPM）的 TG 47 文件：《非射线 RT 定位系统和定位系统的质量保证》（*QA of Nonradiographic RT Localization and Positioning Systems*）。

射频引导系统

• 目前市场上只有一种商业化的射频系统（Calypso）。因转发器信标对粒子射线剂量分布存在潜在干扰，目前不用于粒子射线放射治疗。

即时伽马成像

• 质子照射在组织中会激发 γ（prompt gamma，PG）射线。PG 射线对于激发的原子核具有特异性，其辐射强度和分布与释放剂量和布拉格峰位置密切相关。目前正在研发的康普顿摄像机，将可用于 PG 检测和治疗中的射程验证。

质子射线成像和 CT[16]

• 质子射线成像和 CT 通过测量穿透患者后质子束的剩余能量成像，对图像引导的质子射线放射治疗具有良好的前景。质子射线成像可以实时跟踪肺部肿瘤，精确监测肿瘤的运动模式。质子射线 CT 可提供阻止本领的直接对应图谱。质子射线 CT 可提供每天患者治疗前的精确三维 CT 图像，以便每天采用低剂量 CT 成像实现自适应计划。第一个临床质子射线 CT 系统仍处于研发阶段，预期在数年内可以投入临床使用。

正电子断层扫描

• 基于粒子激发同位素的 PET 对于治疗期间和治疗后的射程验证具有临床价值。在软组织中，最重要的放射性核素探测种类有碳-11（半衰期 20 分钟）、氮-13（半衰期 10 分钟）和氧-15（半衰期 122 秒）。其中主要为氧-15，但衰减速度最快。PET 检测到的与预期的放射性活度分布进行的比较，在计划设计和整个治疗过程中可视作非侵袭性的 *in vivo* 射程验证方式。

• 目前正在使用的有三种实施方式：①在线 PET 验证利用改进的探测仪在粒子射线治疗过程中同步采集；②治疗照射后移动式治疗室内 PET 验证；③离线探测放射治疗后短时间内的长半衰期辐射放射性物质，但应考虑物理和生物学衰减。

重复 4D-CT 检查

• 治疗计划 CT 是实际治疗前患者某个随机时刻采集的影像。在整个治疗过程中，患者可能采用不同的呼吸方法或有不同幅度的呼吸。此外，治疗期间可能出现的肿瘤进展或体积缩小、肺不张、放射性肺炎和心包积液等，都可能导致解剖结构改变，进而导致剂量分布的改变。重复 4D-CT 检查扫描可大幅降低出现几何结构变化的可能性。通常 4D-CT 隔周扫描一次。

3.8.7　解剖结构变化的影响及自适应放疗

• 粒子射线放射治疗计划的剂量分布通过三维剂量调制而来，而光子放射治疗计划仅为二维层面上的剂量调制。即便使用了正确的影像技术引导，粒子射线放射治疗计划对于每次照射期间和分次照射间的变化非常敏感。肿瘤体积的增大可导致肿瘤区剂量不足；肿瘤体积的缩小会导致粒子射线剂量累及靶区后方的危及器官；患者体重的增加可能导致肿瘤末端剂量不足。

- 自适应放射治疗（adaptive radiotherapy，ART）可修正非刚性解剖结构变化带来的剂量影响，弥补了图像引导摆位对身体刚性平移和旋转的不足。但自适应治疗计划修订的频率受到治疗室内体积成像以及时间和资源的限制。

3.9 新兴技术和未来发展

- 粒子射线放射治疗技术创新和新技术有两个主要目标：充分利用质子和重离子辐射的独特属性和降低质子放射治疗的成本。质子重离子辐射相关的独特属性包括：
  - 新型活体内照相技术使用质子笔形束本身作为探头。例子包含：
    - 采用瞬发 γ 检测以确定患者穿透后的射程，也许是某种程度上元素组织组成，因为不同原子释放不同的 γ 能量。
    - 质子射线照相术监测透过患者后能量阻止本领的变化，以及改进患者体内能量阻止本领的计算：质子断层扫描本身因为质子射线在患者体内散射可能无法成为有效的成像方式。事实上，结合高分辨率 CT 和有限集合的质子射线照相术的技术可能更佳；CT 的持续发展，如多能谱 CT 分析可能会更实用甚至更准确。
  - 生物学治疗调制。比如，目前临床上假设质子整体剂量分布的 RBE 为一个常数（1.1）。对于质子，LET 效应发生在剂量分布末端陡降边界。而此处的效应被认为具重要意义。对 LET 分布的分析可能会导致临床上的一些考量。
- 必须指出的是，粒子射线治疗系统是一个全电子系统，其扫描磁铁横向移动束斑，而粒子射线穿射深度变化由射线能量决定。因此，与机械式 MLC 系统相比，粒子射线治疗系统更快、更可靠且更容易根据治疗期间患者的状态实施实时修正。
- 此外，粒子束斑分别定义每个束斑能量、位置和强度。控制系统直接（即可传输）使用这些用于控制照射的参数并直接测量相同的参数。因此，照射、测量和自适应之间的反馈循环不会受到中间转换的影响。相反地，MLC 使用叶片位置来指定 MU，其当然既不是明显的也不是特定的转换。考虑到动态照射要求，这是一个粒子射线放射治疗的明显技术优势。一般而言，粒子射线尤其是质子射线放射治疗的有效成本的降低大体依赖于放射治疗的发展。包括如下：
  - 图像引导放射治疗与同步动态束流照射：使用质子射线本身作为射束在患者解剖结构中的直接测量，同时创造了控制运动的新机会。
  - 自适应计划用于修正患者的变化：自适应放疗需要采用最新的软件架构，以便实现患者持续变化的数据通信需求。这些体系结构必须通过第二代 DICOM，以解决数据流的时间同步问题。粒子射线自适应计划将受益于卓越的治疗照射系统，允许在治疗分次内相应更改治疗计划。
  - SBRT——增加单次剂量并缩短治疗疗程：显然，缩短治疗疗程（约减少 50%）有利于剂量递增。因此,粒子射线 SBRT 在缩短患者治疗周期和费用上具明显竞争优势。

(林廉钧　刘晓莉　译,王巍伟　审校)

—————·○ 参考文献 ○·—————

1. Bortfeld T. An analytical approximation of the Bragg curve for therapeutic proton beams. Med Phys. 1997;24(12):2024-33.
2. ICRU. ICRU Report 78: prescribing, recording, and reporting proton-beam therapy. J ICRU. 2007;7(2):1-210.
3. Khan FM, Gerbi BJ. Treatment planning in radiation oncology. Philadelphia: Wolters Kluwer Health/Lippincott Williams & Wilkins; 2012.
4. Moyers MF, Miller DW, Bush DA, Slater JD. Methodologies and tools for proton beam design for lung tumors. Int J Radiat Oncol Biol Phys. 2001;49(5):1429-38.
5. Moyers MF, Sardesai M, Sun S, Miller DW. Ion stopping powers and CT numbers. Med Dosim. 2010;35(3):179-94.
6. Yang M, Zhu XR, Park PC, Titt U, Mohan R, Virshup G, Clayton JE, Dong L. Comprehensive analysis of proton range uncertainties related to patient stopping-power-ratio estimation using the stoichiometric calibration. Phys Med Biol. 2012;57(13):4095.
7. Wu R, Amos R, Sahoo N, Kornguth D, Bluett J, Gillin M, Zhu X. SU-GG-J-80: effect of CT truncation artifacts to proton dose calculation. Med Phys. 2008;35(6):2697.
8. Moyers MF, Miller DW. Range, range modulation, and field radius requirements for proton therapy of prostate cancer. Technol Cancer Res Treat. 2003;2(5):445-7.
9. Yu Z, Bluett J, Zhang Y, Zhu X, Lii M, Mohan R, Dong L. SU-GG-T-470: impact of daily patient setup variation on proton beams passing through the couch edge. Med Phys. 2010;37(6):3294.
10. Paganetti H, Niemierko A, Ancukiewicz M, Gerweck LE, Goitein M, Loeffler JS, Suit HD. Relative biological effectiveness (RBE) values for proton beam therapy. Int J Radiat Oncol Biol Phys. 2002;53(2):407-21.
11. Paganetti H. Relative biological effectiveness (RBE) values for proton beam therapy. Variations as a function of biological endpoint, dose, and linear energy transfer. Phys Med Biol. 2014;59(22): R419.
12. Woodward WA, Amos RA. Proton radiation biology considerations for radiation oncologists. Int J Radiat Oncol Biol Phys. 2016;95(1):59-61.
13. Schneider U, Pedroni E, Lomax A. The calibration of CT Hounsfield units for radiotherapy treatment planning. Phys Med Biol. 1996;41(1):111.
14. Schaffner B, Pedroni E. The precision of proton range calculations in proton radiotherapy treatment planning: experimental verification of the relation between CT-HU and proton stopping power. Phys Med Biol. 1998;43(6):1579.
15. van Elmpt W, Landry G, Das M, Verhaegen F. Dual energy CT in radiotherapy: current applications and future outlook. Radiother Oncol. 2016;119(1):137-44.
16. Testa M, Verburg JM, Rose M, Min CH, Tang S, Bentefour EH, Paganetti H, Lu H-M. Proton radiography and proton computed tomography based on time-resolved dose measurements. Phys Med Biol. 2013;58(22):8215.
17. ICRP. ICRP Publication 23: Report of the Task Group on Reference Man. 1975.
18. ICRU. ICRU Report 44: Tissue substitutes in radiation dosimetry and measurement. 1989.
19. Schneider W, Bortfeld T, Schlegel W. Correlation between CT numbers and tissue parameters needed for Monte Carlo simulations of clinical dose distributions. Phys Med Biol. 2000;45(2):459.
20. Hansen DC, Seco J, Sørensen TS, Petersen JBB, Wildberger JE, Verhaegen F, Landry G. A simulation study on proton computed tomography (CT) stopping power accuracy using dual energy CT scans as benchmark. Acta Oncol. 2015;54(9):1638-42.
21. Hünemohr N, Paganetti H, Greilich S, Jäkel O, Seco J. Tissue decomposition from dual energy CT data for MC based dose calculation in particle therapy. Med Phys. 2014;41(6): 061714.
22. Taasti VT, Høye EM, Hansen DC, Muren LP, Thygesen J, Skyt PS, Balling P, Bassler N, Grau C, Mierzwińska G, Rydygier M, Swakoń J, Olko P, Petersen JBB. Technical note: improving proton stopping power ratio determination for a deformable silicone-based 3D dosimeter using dual energy CT. Med Phys. 2016;43(6):2780-4.
23. Zhu J, Penfold SN. Dosimetric comparison of stopping power calibration with dual-energy CT and single-energy CT in proton therapy treatment planning. Med Phys. 2016;43(6):2845-54.

24. Wertz H, Jäkel O. Influence of iodine contrast agent on the range of ion beams for radiotherapy. Med Phys. 2004;31(4): 767-73.

25. Hanley J, Debois MM, Mah D, Mageras GS, Raben A, Rosenzweig K, Mychalczak B, Schwartz LH, Gloeggler PJ, Lutz W, Ling CC, Leibel SA, Fuks Z, Kutcher GJ. Deep inspiration breath-hold technique for lung tumors: the potential value of target immobilization and reduced lung density in dose escalation. Int J Radiat Oncol Biol Phys. 1999;45(3):603-11.

26. Mah D, Hanley J, Rosenzweig KE, Yorke E, Braban L, Ling CC, Leibel SA, Mageras G. Technical aspects of the deep inspirational breath-hold technique in the treatment of thoracic cancer. Int J Radiat Oncol Biol Phys. 2000;48(4):1175-85.

27. Paoli J, Rosenzweig KE, Yorke E, Hanley J, Mah D, Ma jeras GS, Hunt MA, Braban LE, Liebel SA, Ling CC. Comparison of different respiratory levels in the treatment of lung cancer: implications for gated treatment. Int J Radiat Oncol Biol Phys. 1999;45(3):386-7.

28. Mageras GS, Yorke E. Deep inspiration breath hold and respiratory gating strategies for reducing organ motion in radiation treatment. Semin Radiat Oncol. 2004;14:65-75. Elsevier.

29. DeLaney TF, Kooy HM, editors. Proton and charged particle radiotherapy. Philadelphia: Lippincott Williams & Wilkins; 2008.

30. Olch AJ, Gerig L, Li H, Mihaylov I, Morgan A. Dosimetric effects caused by couch tops and immobilization devices: report of AAPM task group 176. Med Phys. 2014;41(6): 061501.

31. Wang P, Yin L, Zhang Y, Kirk M, Song G, Ahn PH, Lin A, Gee J, Dolney D, Solberg TD, Maughan R, McDonough J, Teo B-KK. Quantitative assessment of anatomical change using a virtual proton depth radiograph for adaptive head and neck proton therapy. J Appl Clin Med Phys. 2016;17(2):5819.

32. Both S, Shen J, Kirk M, Lin L, Tang S, Alonso-Basanta M, Lustig R, Lin H, Deville C, Hill-Kayser C, Tochner Z, McDonough J. Development and clinical implementation of a universal bolus to maintain spot size during delivery of base of skull pencil beam scanning proton therapy. Int J Radiat Oncol Biol Phys. 2014;90(1):79-84.

33. Shen J, Liu W, Anand A, Stoker JB, Ding X, Fatyga M, Herman MG, Bues M. Impact of range shifter material on proton pencil beam spot characteristics. Med Phys. 2015;42(3):1335-40.

34. Both S, Wang KK, Plastaras JP, Deville C, Ad VB, Tochner Z, Vapiwala N. Real-time study of prostate intrafraction motion during external beam radiotherapy with daily endorectal balloon. Int J Radiat Oncol Biol Phys. 2011;81(5):1302-9.

35. Wang KK, Vapiwala N, Deville C, Plastaras JP, Scheuermann R, Lin H, Bar. Ad V, Tochner Z, Both S. A study to quantify the effectiveness of daily endorectal balloon for prostate intrafraction motion management. Int J Radiat Oncol Biol Phys. 2012;83(3):1055-63.

36. Taku N, Yin L, Teo B, Lin LL. Quantifying vaginal motion associated with daily endorectal balloon during whole pelvis radiation therapy for gynecologic cancers. Int J Radiat Oncol Biol Phys. 2014;90(1): S506.

37. Zou W, Lin H, Plastaras JP, Wang H, Bui V, Vapiwala N, McDonough J, Touchner Z, Both S. A clinically feasible method for the detection of potential collision in proton therapy. Med Phys. 2012;39(11):7094-101.

38. Brock K. TU-E-BRB-03: overview of proposed TG-132 recommendations. Med Phys. 2015;42(6):-3618.

39. Graves YJ, Smith A-A, Mcilvena D, Manilay Z, Lai YK, Rice R, Mell L, Jia X, Jiang SB, Cervinõ L. A deformable head and neck phantom with in-vivo dosimetry for adaptive radiotherapy quality assurance. Med Phys. 2015;42(4):1490-7.

40. Dice LR. Measures of the amount of ecologic association between species. Ecology. 1945;26(3):297-302.

41. Huttenlocher DP, Klanderman GA, Rucklidge WJ. Comparing images using the Hausdorff distance. IEEE T Pattern Anal. 1993;15(9):850-63.

42. Christensen GE, Johnson HJ. Invertibility and transitivity analysis for nonrigid image registration. J Electron Imaging. 2003;12(1):106-17.

43. Saleh ZH, Apte AP, Sharp GC, Shusharina NP, Wang Y, Veeraraghavan H, Thor M, Muren LP, Rao SS, Lee NY, Deasy JO. The distance discordance metric—a novel approach to quantifying spatial uncertainties in intra-and inter-patient deformable image registration. Phys Med Biol. 2014;59(3):733.

44. Schreibmann E, Pantalone P, Waller A, Fox T. A measure to evaluate deformable registration fields in clinical settings. J Appl Clin Med Phys. 2012;13(5):3829.

45. Varadhan R, Karangelis G, Krishnan K, Hui S. A framework for deformable image registration validation in radiotherapy clinical applications. J Appl Clin Med Phys. 2013;14(1):4066.

46. Brock KK. Results of a multi-institution deformable registration accuracy study (MIDRAS). Int J Radiat Oncol Biol Phys. 2010;76(2):583-96.

47. Nielsen MS, Østergaard LR, Carl J. A new method to validate thoracic CT-CT deformable image registration using auto-segmented 3D anatomical landmarks. Acta Oncol. 2015;54(9):1515-20.

48. B. Rigaud, A. Simon, J. Castelli, M. Gobeli, J. -D. Ospina Arango, G. Cazoulat, O. Henry, P. Haigron, and R. De Crevoisier. Evaluation of deformable image registration methods for dose monitoring in head and neck radiotherapy. Bi-

omed Res Int，2015；2015.

49. Yazdia M，Gingras L，Beaulieu L. An adaptive approach to metal artifact reduction in helical computed tomography for radiation therapy treatment planning：experimental and clinical studies. Int J Radiat Oncol Biol Phys. 2005；62(4)：1224-31.

50. Axente M，Paidi A，Von Eyben R，Zeng C，Bani-Hashemi A，Krauss A，Hristov D. Clinical evaluation of the iterative metal artifact reduction algorithm for CT simulation in radiotherapy. Med Phys. 2015；42(3)：1170-83.

51. Dietlicher I，Casiraghi M，Ares C，Bolsi A，Weber DC，Lomax AJ，Albertini F. The effect of surgical titanium rods on proton therapy delivered for cervical bone tumors：experimental validation using an anthropomorphic phantom. Phys Med Biol. 2014；59(23)：7181.

52. Kang Y，Zhang X，Chang JY，Wang H，Wei X，Liao Z，Komaki R，Cox JD，Balter PA，Liu H，Zhu XR，Mohan R，Dong L. 4D proton treatment planning strategy for mobile lung tumors. Int J Radiat Oncol Biol Phys. 2007；67(3)：906-14.

53. Dowdell S，Grassberger C，Sharp GC，Paganetti H. Interplay effects in proton scanning for lung：a 4D Monte Carlo study assessing the impact of tumor and beam delivery parameters. Phys Med Biol. 2013；58：4137-56.

54. Park PC，Zhu XR，Lee AK，Sahoo N，Melancon AD，Zhang L，Dong L. A beam-specific planning target volume (PTV) design for proton therapy to account for setup and range uncertainties. Int J Radiat Oncol Biol Phys. 2012；82(2)：e329-36.

55. Goitein M. Compensation for inhomogeneities in charged particle radiotherapy using computed tomography. Int J Radiat Oncol Biol Phys. 1978；4(5)：499-508.

56. Urie M，Goitein M，Wagner M. Compensating for heterogeneities in proton radiation therapy. Phys Med Biol. 1984；29(5)：553.

57. Strom EA，Amos RA，Shaitelman SF，Kerr MD，Hoffman KE，Smith BD，Tereffe W，Stauder MC，Perkins GH，Amin MD，Wang X，Poenisch F，Ovalle V，Buchholz TA，Babiera G，Woodward WA. Proton partial breast irradiation in the supine position：treatment description and reproducibility of a multibeam technique. Pract Radiat Oncol. 2015；5(4)：e283-90.

58. Giebeler A，Newhauser WD，Amos RA，Mahajan A，Homann K，Howell RM. Standardized treatment planning methodology for passively scattered proton craniospinal irradiation. Radiat Oncol. 2013；8(1)：1.

59. Stoker J，Amos R，Li Y，Liu W，Park P，Sahoo N，Zhang X，Zhu X，Gillin M. SU-E-T-693：comparison of discrete spot scanning and passive scattering craniospinal proton irradiation. Med Phys. 2013；40(6)：365.

60. Lin H，Ding X，Kirk M，Liu H，Zhai H，Hill-Kayser CE，Lustig RA，Tochner Z，Both S，McDonough J. Supine craniospinal irradiation using a proton pencil beam scanning technique without match line changes for field junctions. Int J Radiat Oncol Biol Phys. 2014；90(1)：71-8.

61. Li Y，Zhang X，Dong L，Mohan R. A novel patch-field design using an optimized grid filter for passively scattered proton beams. Phys Med Biol. 2007；52(12)：N265.

62. Li Y，Kardar L，Li X，Li H，Cao W，Chang JY，Liao L，Zhu RX，Sahoo N，Gillin M，Liao Z，Komaki R，Cox JD，Lim G，Zhang X. On the interplay effects with proton scanning beams in stage III lung cancer. Med Phys. 2014；41(2)：021721.

63. Zeng C，Plastaras JP，Tochner ZA，White BM，Hill-Kayser CE，Hahn SM，Both S. Proton pencil beam scanning for mediastinal lymphoma：the impact of interplay between target motion and beam scanning. Phys Med Biol. 2015；60：3013-29.

64. Clasie B，Depauw N，Fransen M，Gomà C，Panahandeh HR，Seco J，Flanz JB，Kooy HM. Golden beam data for proton pencil-beam scanning. Phys Med Biol. 2012；57(5)：1147.

65. Paganetti H. Dose to water versus dose to medium in proton beam therapy. Phys Med Biol. 2009；54(14)：4399.

66. Trofimov A，Unkelbach J，DeLaney TF，Bortfeld T. Visualization of a variety of possible dosimetric outcomes in radiation therapy using dose-volume histogram bands. Pract Radiat Oncol. 2012；2(3)：164-71.

67. Clasie BM，Sharp GC，Seco J，Flanz JB，Kooy HM. Numerical solutions of the γ-index in two and three dimensions. Phys Med Biol. 2012；57(21)：6981.

68. Giebeler A，Fontenot J，Balter P，Ciangaru G，Zhu R，Newhauser W. Dose perturbations from implanted helical gold markers in proton therapy of prostate cancer. J Appl Clin Med Phys. 2009；10(1)：2875.

69. Devicienti S，Strigari L，D'Andrea M，Benassi M，Dimiccoli V，Portaluri M. Patient positioning in the proton radiotherapy era. J Exp Clin Cancer Res. 2010；29(1)：1.

70. Veiga C，Janssens G，Teng C-L，Baudier T，Hotoiu L，McClelland JR，Royle G，Lin L，Yin L，Metz J，Solberg TD，Tochner Z，Simone CB，Mcdonough J，Teo B-KK. First clinical investigation of cone beam computed tomography and deformable registration for adaptive proton therapy for lung cancer. Int J Radiat Oncol Biol Phys. 2016；95(1)：549-59.

4

鼻咽癌
Tumors of the Nasopharynx

Jeremy Setton, Pamela Fox, Kevin Sine, Nadeem Riaz, Nancy Y. Lee

4.1. 引言

- 鼻咽癌（nasopharyngeal carcinoma，NPC）为最常见的鼻咽部恶性肿瘤，好发于咽隐窝（又称为 Rosenmüller 窝）。鼻咽癌在全球多数地区较为罕见，但在部分特定人群中高发，包括中国南部、东南亚、中东及北非地区的原住民。

- 鼻咽自颅底延伸至软腭，为一立方形腔室。其后界为斜坡及 C1～C2 椎体，前方经后鼻孔与鼻腔相通。咽鼓管位于鼻咽侧壁，为咽隐窝前方的环形突起（咽鼓管圆枕）所包绕。

- 鼻咽毗邻一系列的剂量限制性危及器官，包括颞叶、脑干、视通路、听觉结构、唾液腺、咽缩肌与口腔黏膜。与治疗相关的潜在毒性反应包括颞叶坏死、视神经病变、听力下降、吞咽困难、张口困难、口腔干燥症与放射性骨坏死[1]。

- 从传统的 2D 放射治疗与 3D 适形放射治疗到调强放射治疗（IMRT）的转变提高了剂量分布的适形性，从而降低了鼻咽癌患者的急性与晚期毒性反应[2]。因此，近 15 年来，IMRT 已成为鼻咽癌的标准根治性手段。然而，即便 IMRT 相对于 2D 与 3D 治疗技术有了一定提高，但仍受制于兆伏级光子的固有物理限制，为提高高剂量区的适形性，IMRT 的束流入路与出路的剂量覆盖范围更为广泛。

- 高能粒子射线具特征性的剂量快速跌落的物理性质，在保持或提高肿瘤覆盖率的同时可更有效地保护周围危及器官并降低治疗相关的毒性反应。粒子射线技术用于鼻咽癌

J. Setton · N. Riaz · N. Y. Lee (✉)
Memorial Sloan-Kettering Cancer Center, New York, NY, USA
e-mail: leen2@mskcc.org

P. Fox · K. Sine
ProCure Proton Therapy Center, Somerset, NJ, USA

© Springer International Publishing Switzerland 2018
N. Lee et al. (eds.), *Target Volume Delineation and Treatment Planning for Particle Therapy*, Practical Guides in Radiation Oncology, https://doi.org/10.1007/978-3-319-42478-1_4

治疗已引起了临床上的关注。比较剂量学分析证实,粒子射线放射治疗的适形性优于 IMRT[3,4]。然而,目前尚缺乏粒子射线放射治疗鼻咽癌的临床数据[5]。

- 近来在治疗计划及实施方面的改进,包括笔形束扫描技术应用的普及,有望进一步改善鼻咽癌患者的临床结果。

4.2 模拟定位、靶区勾画和放疗剂量/分割

- 需采用层厚≤3 mm 的增强(经静脉注射造影剂)与非增强定位 CT。扫描范围自头顶至气管隆突。因治疗计划的计算需基于非增强 CT 以避免严重的射程估计错误,故非增强 CT 扫描应先于增强 CT。行定位 CT 扫描时所有固定装置及其他可能出现在束流路径上的材料均需安放就位。

- 大体肿瘤体积(GTV)应在定位 CT/MRI 与融合的诊断影像上进行勾画。用于靶区勾画的 PET 与 MRI 扫描宜在治疗体位下完成,并与包含 GTV、颅底、脑干及视觉结构的感兴趣区域相融合(图 4.1)。MRI 影像至少包含增强前后的 T1 序列以及 T2 序列。融合 MRI 在勾画颅底 GTV 时十分有帮助,而 CT 则有助于评估骨皮质有无受侵。PET 可帮助判断临界淋巴结有无受累。鉴于鼻咽癌较易发生颈部淋巴结转移,在临床评估潜在转移性淋巴结时应尤为谨慎,对临床上似是而非的部位倾向于按照阳性淋巴结处理。

- 相较于光子放射治疗计划的 PTV(在每天的摆位误差基础上外扩边界),质子射线放射治疗的 PTV,除摆位误差外还需包括射野特异性的外扩边界。该射野特异性外扩边界取决于特定角度束流在 CTV 远端与近端方向上的水等效射程。

- 表 4.1 描述了推荐的基于 RTOG/NRG Nasopharyngeal Cancer Trials 的指南勾画 GTV 与 CTV[6]。

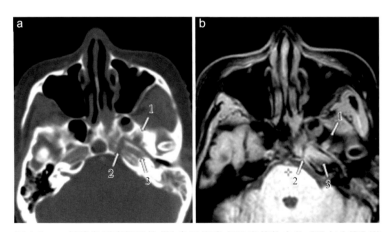

图 4.1　一例伴有颅底侵犯的 T4 鼻咽癌患者治疗前的定位 CT 与 MRI 影像。a. 轴位 CT 影像;b. 轴位 MRI 影像(双回波两点式 Dixon 序列)。1. 卵圆孔受侵伴 V3 受累;2. 岩尖受累;3. 颈动脉岩骨段受包绕

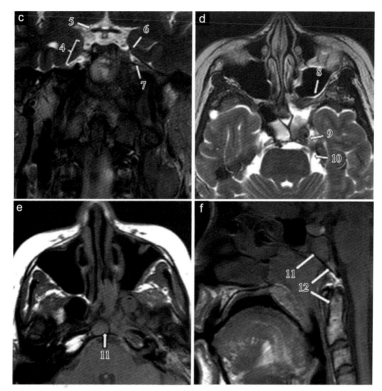

图 4.1（续） c. 冠状位 T2 加权 MRI 影像；d. 轴位 T2 加权 MRI 影像；e. 轴位 T1 加权 MRI（未增强）；f. 矢状位 T1 加权 MRI 影像（未增强）。4. 海绵窦；5. 视交叉；6. 海绵窦受累；7. 三叉神经上颌支（V2）；8. 翼腭窝受侵；9. 肿瘤包绕毗邻 Meckel 腔的颈内动脉海绵窦段；10. 三叉神经脑池段；11. 斜坡受侵；正常骨髓被肿瘤（T1低信号）所取代；12. 含有脂肪（T1 高信号）的正常骨髓

表 4.1 推荐的鼻咽癌靶体积

体积	靶区	质子照射剂量
GTV	包含所有影像学及体格检查发现的大体肿瘤	70 Gy（RBE）
高危临床靶体积（CTV$_{70}$）	GTV 外扩 3 mm 边界。与剂量限制性危及器官毗邻处，外扩边界可小至 1 mm	70 Gy（RBE）
高危临床靶体积（CTV$_{59.4}$）	CTV$_{70}$ 外扩 5 mm 边界，包含可能的亚临床病灶所在区域： • 完整的鼻咽腔 • 咽旁间隙 • 斜坡前 1/3（若斜坡受侵，则应包含整个斜坡） • 颅底（覆盖卵圆孔及圆孔） • 鼻腔及上颌窦后 1/4（应包括翼腭窝） • 蝶窦下半部分（若蝶窦受侵，则应包含整个蝶窦） • 翼腭窝 • 软腭 • 咽后淋巴结＋茎突后间隙 • 双侧颈部淋巴结（ⅠB 区至 Ⅴ 区） • 局部晚期（T3~T4）病灶应包括海绵窦	59.4 Gy（RBE）

注：1. PTV$_{70}$ 给予 70 Gy/33 分次（分割剂量为 2.12 Gy）照射。PTV$_{59.4}$ 给予 59.4 Gy/33 分次（分割剂量为 1.8 Gy）照射。对于 N0 和/或下颈部（Ⅳ 区至 Ⅴ 区），可由经治医生决定是否给予低危临床靶体积（CTV$_{54}$）54 Gy/33 分次（分割剂量为 1.64 Gy）的照射。2. 对可疑受侵的小淋巴结（≤1 cm）可考虑给予中等剂量（PTV$_{63}$）照射。3. 对于颈部淋巴结阴性和/或风险较低的颈部淋巴结阳性患者（孤立的咽后淋巴结和/或Ⅳ 区淋巴结病变），在特定情况下，可由经治医生决定不予照射ⅠB 区淋巴结。

4.3 患者体位,固定和治疗验证

- 相较于光子放射治疗,射线深度变化对粒子射线治疗的影响更大。因此,对异质性以及影响其日常变化的因素的考量在粒子射线放射治疗中至关重要。虽然许多异质性可在制订治疗计划时进行纠正,但为确保既定剂量的准确投递,优化患者体位及固定仍十分重要。

- 采用五点式热塑面罩固定患者头部、颈部及肩部。口腔闭孔器或口咬器可用于压迫舌部并使口腔黏膜远离治疗区域。固定装置应纤薄,从而尽量减小侧向半影,同时应对其建立标记确保摆位的可重复性。部分治疗中心采用托板将患者头颈部抬离治疗床以尽量缩短托架与患者间的空气间隙,该间隙在决定束斑大小中起关键作用。同时,应注意避免托架与患者或治疗床发生碰撞。

- 关于日常治疗的验证,大多数患者每次治疗前接受千伏级成像以监测治疗的可重复性。通常,患者在治疗过程中还将接受至少 1 次模拟定位验证,以监测因体重降低或肿瘤退缩引起的解剖位置的变化。同上所述,因粒子放射治疗计划通常具有较高的适形性且所需束流数较少,故患者解剖位置或射线深度上相对较小的变动即可显著影响剂量分布。

4.4 粒子射线放射治疗计划

- 因采用被动散射技术的粒子射线在治疗双侧颈部时可使复杂性增加,通常需要过多的束流数与治疗时间,故鼻咽癌的根治性粒子治疗通常需采用笔形束扫描(PBS)技术。PBS 技术还具备使治疗野近端剂量适形的能力,而被动散射技术则无该能力。PBS 射野由若干单独的小型"笔形"质子束流构成,它们具备均一的能量,可经磁性偏转至期望的位置或"点"。可对每个点在能量与强度上单独进行调控。具备固定能量的点称之为"能量层";在靶区的纵向深度上堆叠了多个能量层以实现剂量覆盖。在束流方向上的外扩边界需考虑射程不稳定性、远端剂量平衡与摆位误差。而侧向的外扩边界则需考虑侧向剂量平衡与摆位误差。

- 制订 PBS 治疗计划可采用单野优化(SFO)或多野优化(MFO)。前者每一个 PBS 射野投递至整体靶区的剂量均一,而后者的每个射野的剂量不一,但来自所有射野的复合剂量符合目标剂量分布。SFO 技术可采用多个射野以满足靶区覆盖;然而,所有射野在几何学上为分离的,并且在降低不确定性时需分别考虑。采用 MFO 技术时,每个射野对靶区的剂量贡献不同,但来自所有射野的复合剂量应覆盖完整靶区,并满足期望的剂量分布。MFO 技术中的各个射野间联系紧密,被作为一个整体进行优化。

- 在选择束流方向时,应考虑:①尽可能缩短束流路径长度;②最大化束流路径上的组织均匀性;③避免束流方向指向危及器官。考虑到射程不确定性以及射程尾端的 LET 较高,质子射线的射野侧向半影通常被用于分隔靶区与危及器官。因而,我们通常采用来自侧方和/或后方的束流来治疗鼻咽部的原发灶以避免脑干进入射程中(图 4.2)。此

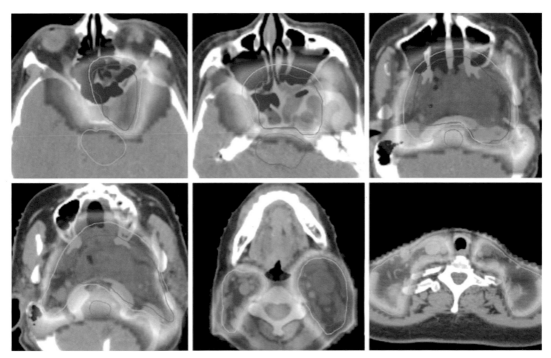

图 4.2　一名 T4N2 鼻咽癌患者的 PBS 计划示例（采用 SFO 优化）。该患者的病灶及邻近解剖结构见图 4.1。红线所勾画范围为 PTV_{70}。绿线所勾画范围为 $PTV_{59.4}$

外，通常不建议采用自前向后经过鼻窦与口腔的射野方向，因这些结构不均一且窦腔内容物可能发生变化。

- 对于基于 SFO 的计划，可创建一个优化结构以解决由豪氏转化为粒子射线阻止本领所引起的射程不确定性。在笔者所在中心，往往通过外加一外扩边界作为优化结构，该边界等于束流射程的 2.5% 外加 2 mm。在该治疗计划制订过程中，于 CTV 的近端及远端添加此外扩边界，故束流方向上的外扩边界与侧向边界不同。

- 采用 MFO 技术可产生高度适形计划，但其对运动及摆位误差十分敏感。改善不确定性对于降低这种敏感性尤为重要，通常涉及对可能造成剂量分布不确定性的因素分别进行明确计算。MFO 中各射野间联系紧密，在改善不确定性时作为一个整体来处理。鲁棒优化可将射程不确定性整合至治疗计划优化过程中，从而确保靶区的剂量分布，同时确保在考虑了摆位误差及射程不确定性后危及器官的受量仍在可接受范围内。鲁棒性可在 DVH 图中通过考虑了最差情况的不确定性条带进行可视化。

- 牙科硬物、手术夹等外来材料经常可在 CT 上产生伪影，若束流从中经过可导致较明显的射程不确定性。处理 CT 上金属伪影的标准方法为勾画这些区域，并将这些区域内的 CT 值设为在无伪影的相似区域测得的骨骼或软组织的平均 CT 值。应勾画照射野内的高原子序数材料，并为此区域赋予一个与该材质的质子阻止本领相当的 CT 值。但在选择束流角度时，仍应尽可能减少需穿过高原子序数材料的情况。对这类材料采用豪氏值修正时应根据具体情况仔细评估，若覆盖不当可导致显著的剂量

　　误差。

- 笔形束的光斑大小高度依赖于托架与患者间的空气间隙。在患者摆位及固定时,在不发生碰撞的情况下,应尽可能缩小该空气间隙。可采用通用和/或患者个体化的组织填充物来缩小空气间隙并确保束斑完整性。

4.5　鼻咽癌的粒子射线治疗:临床结果(质子)

- Loma Linda 大学医学中心采用被动散射质子再程放射治疗复发鼻咽癌患者,并于1999 年首次在国际上报道了质子射线放射治疗鼻咽癌的临床结果[7]。该报道中的 16 名曾接受过根治剂量光子放射治疗的患者接受了剂量为 $59.4 \sim 70.2$ CGE 的再程质子放射治疗。结果显示,2 年局部区域肿瘤控制率为 50%;至少 90% 的靶区接受了 ≥ 90%处方剂量照射的患者的 2 年肿瘤局控率达 83%,而其他剂量覆盖欠佳者的 2 年控制率仅为 17%(P=0.006)。

- Chan 等[8]在一篇摘要中报道了一项 Ⅱ 期前瞻性临床研究的早期结果,该研究中共 23 名鼻咽癌患者接受了基于质子射线的同步放化疗:70 CGE/35 分次的质子射线放射治疗与 3 个疗程的同期顺铂单药化疗(100 mg/m^2)。联合治疗结束后给予患者 3 个疗程的序贯顺铂联合氟尿嘧啶辅助化疗(顺铂,80 mg/m^2;氟尿嘧啶,每天 1 000 mg/m^2)。结果显示,中位随访 28 个月后,无患者出现局部或区域复发,且未发现与治疗相关的 4 度或 5 度的急性或晚期毒性反应。最常见的≥3 度的晚期毒性反应为听力下降(在29%的患者中出现)与体重下降(在 38%的患者中出现)。

- 美国 MD Anderson 肿瘤治疗中心(MDACC)开展的一项病例对照研究,比较了 10 例接受 IMPT 的鼻咽癌患者与 20 名匹配的接受 IMRT 的患者。所有患者均接受了同步化疗,部分患者还接受了辅助化疗。结果显示,接受了 IMPT 者的口腔、脑干、全脑与下颌的平均剂量显著较低[4],且行胃管置入的比例较低(20% $vs.$ 65%),这可能与 IMPT 对口腔的保护更佳相关。3 度黏膜炎的发生率(11%)低于常见 IMRT 相关文献中的报道。值得注意的是,有 2 名接受 IMPT 的患者(以及 2 名接受 IMRT 治疗的患者)出现颞叶坏死,其中 1 名需接受贝伐单抗以治疗神经症状。

4.6　结论及研究方向

- 质子射线治疗在提高鼻咽癌治疗疗效上具有巨大的潜力,特别是对于伴有颅底和/或眼眶受侵的患者,基于光子射线的放射治疗通常会超出剂量限制(图 4.3)。随着笔形束扫描(PBS)技术在临床应用中逐渐成熟,质子射线治疗所提供的剂量学优势有了显著的提高。基于 PBS 技术的质子治疗在剂量分布适形性上的进一步提高可能有赖于临床上实施可缩小束斑大小的策略(图 4.4)。当前临床上采用的束斑可大至 9 mm,导致半影宽度达到 10 mm。最小化束斑与锐化半影,以及束流限制设备的应用有可能显著提高靶区适形性,并转化为鼻咽癌患者的临床获益。当前,多家中心正在研发可应用于临床的三维影像引导下的质子射线放射治疗技术,这将可能提高治疗精度并降低剂量的不确定性。此外,通过新型成像平台(包括 PET、DECT 以及瞬发伽马成像)来改善质子射线的射程计算也颇具前景。

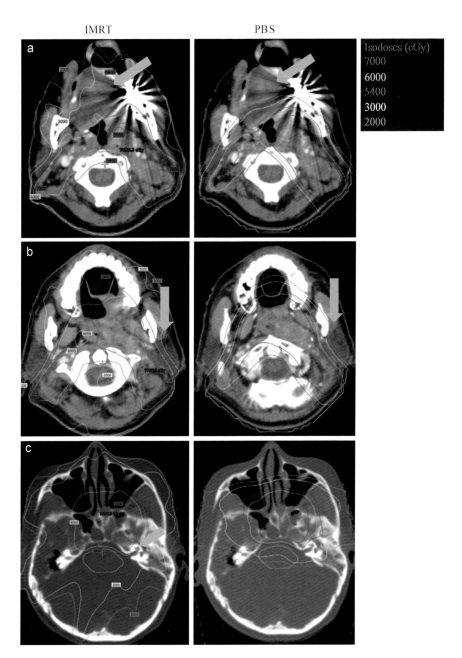

图 4.3　一例 T4N2 鼻咽癌患者采用 PBS 技术的计划与 IMRT 计划的剂量学比较。
a. PBS 技术能更好地保护口腔黏膜;b. PBS 技术能更好地保护同侧的腮腺;
c. 与 IMRT 相比,PBS 可改善耳蜗与脑干的剂量分布,特别是对于颅底受侵的患者

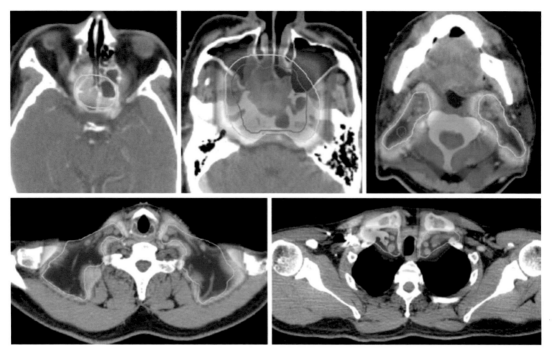

图4.4　一例T3N2鼻咽癌患者采用的PBS技术的计划示例。红线所勾画范围为PTV_{70}；绿线所勾画范围为$PTV_{59.4}$

（胡集祎　译，陆嘉德　审校）

参考文献

1. Rosenthal DI, Chambers MS, Fuller CD, et al. Beam path toxicities to non-target structures during intensity-modulated radiation therapy for head and neck cancer. Int J Radiat Oncol Biol Phys. 2008；72：747-55.

2. Kuang WL, Zhou Q, Shen LF. Outcomes and prognostic factors of conformal radiotherapy versus intensity-modulated radiotherapy for nasopharyngeal carcinoma. Clin Transl Oncol. 2012；14：783-90.

3. Taheri-Kadkhoda Z, Bjork-Eriksson T, Nill S, et al. Intensity-modulated radiotherapy of nasopharyngeal carcinoma: a comparative treatment planning study of photons and protons. Radiat Oncol. 2008；3：4.

4. Lewis GD, Holliday EB, Kocak-Uzel E, et al. Intensity-modulated proton therapy for nasopharyngeal carcinoma: decreased radiation dose to normal structures and encouraging clinical outcomes. Head neck. 2016；38(Suppl 1)：E1886-95.

5. Holliday EB, Frank SJ. Proton radiation therapy for head and neck cancer: a review of the clinical experience to date. Int J Radiat Oncol Biol Phys. 2014；89：292-302.

6. Lee N, Harris J, Garden AS, et al. Intensity-modulated radiation therapy with or without chemotherapy for nasopharyngeal carcinoma: radiation therapy oncology group phase II trial 0225. J Clin Oncol. 2009；27：3684-90.

7. Lin R, Slater JD, Yonemoto LT, et al. Nasopharyngeal carcinoma: repeat treatment with conformal proton therapy—dose-volume histogram analysis. Radiology. 1999；213：489-94.

8. Chan AT. A phase II trial of proton radiation therapy with chemotherapy for nasopharyngeal carcinoma. Int J Radiat Oncol Biol Phys. 2012；84：S151-2.

5

口腔癌
Oral Cavity Tumors

Jennifer Ma、Benjamin H. Lok、Kevin Sine、Nancy Y. Lee

5.1 引言

- 在美国,口腔及咽部肿瘤占所有肿瘤的 2.9%,口腔癌最常见的部位为舌及口底。口腔及咽部肿瘤每年确诊的新发病例超过 45 000 例,死亡病例超过 8 500 例[1]。已知的口腔癌危险因素包括使用烟草和酒精、人乳头状病毒感染及咀嚼槟榔叶。口腔癌的治疗通常首选外科手术,继以接受放疗或放化疗联合治疗。与其他头颈部鳞癌相比,局部区域晚期口腔癌具有更高的局部复发风险,因此多采用手术联合放疗或联合放化疗的治疗模式[2]。口腔癌复发的危险因素包括淋巴结包膜外侵犯、切缘阳性、淋巴结分期 N2 或 N3、神经侵犯及脉管侵犯[3,4]。

- 口腔癌经常与口咽癌归入同一类肿瘤,因此目前暂无单独评价粒子射线治疗口腔癌的临床研究。当前仅有的几项分析口咽癌质子射线放射治疗的研究,均证实质子射线治疗可提高肿瘤局控率[5,6]。在一项正在开展的临床试验中,口咽癌患者被随机分组至调强放疗组或调强质子射线放疗组,以评价质子治疗口咽癌的疗效及毒性[7]。根据既往的一项研究报道,采用调强质子射线治疗技术治疗口腔癌患者的 2 年肿瘤局控率为 91%,2 年的无局部区域进展生存率为 84%。尽管质子放疗给予了更大的剂量,但治疗并未显著增加高于 3 度的晚期毒副作用,口腔黏膜炎及口干仍然是最常见的毒副反应。

J. Ma·B. H. Lok·N. Y. Lee (✉)
Memorial Sloan Kettering Cancer Center, New York, NY, USA
e-mail: leen2@mskcc.org

K. Sine
ProCure Proton Therapy Center, Somerset, NJ, USA

© Springer International Publishing Switzerland 2018
N. Lee et al. (eds.), *Target Volume Delineation and Treatment Planning for Particle Therapy*, Practical Guides in Radiation Oncology, https://doi.org/10.1007/978-3-319-42478-1_5

- RTOG 8502 研究的放射治疗方案已经在局部晚期头颈部肿瘤的光子放射治疗中显示有效。该方案被称为"四份法",即采用 3.7 Gy 的分割剂量,每日 2 次照射,连续治疗 2 天为一个周期,两周期之间间隔 4 周,共 3 周期[8]。新近的一项研究采用 RTOG 8502 大分割方案质子射线放疗,在无法根治的复发转移头颈部肿瘤的姑息治疗中显示出良好的疗效。ProCure 质子治疗中心已对适宜的口腔癌患者采用该方案治疗(数据尚未发表)。
- 淋巴结转移风险较低的口腔癌(臼后三角癌、硬腭癌、齿龈癌)靶区应包含瘤床,并应考虑将同侧淋巴引流区包含在内;对于淋巴结转移风险较高者(颊黏膜癌),靶区应考虑包含双侧颈部淋巴引流区;对于容易发生局部肌肉及腺体浸润者(舌癌、口底癌),靶区应包含双侧颈部淋巴结及淋巴引流区。
- 粒子射线放射治疗可实现对口腔高剂量照射的同时降低周围重要器官的受照剂量,且暂无证据显示其加剧毒性反应。"肿瘤位于口腔前部,同时又具有较高的局部复发风险,这为质子剂量提升改善疗效提供了潜在的机会,但仍待进一步探索。"

5.2 模拟定位、靶区勾画及放疗剂量和分割

- CT 可用于对软组织和骨质结构(包括翼颚窝、下颌骨及硬腭)受累情况的初步判断。若无法行 CT 检查,口腔全景片也可用于判断下颌骨受累情况。为保证剂量计算准确,应采用非增强 CT 作为质子放疗的计划 CT。
- MRI 在判断神经浸润及原发肿瘤勾画方面独具优势,尤其当口腔内植入物影响 CT 成像时。
- PET 成像在发现隐匿淋巴结转移优于 CT 和 MRI,但是其在发现微小转移灶方面优势有限。
- 患者定位时应采取仰卧位,颈部稍过仰。应使用五点固定面罩来固定患者的头、颈及肩部。可以视情况使用口咬器减少舌癌患者口腔上部或下部的剂量。可根据情况定制口咬器,从侧面固定舌,以减少不必要的照射剂量(图 5.1)。

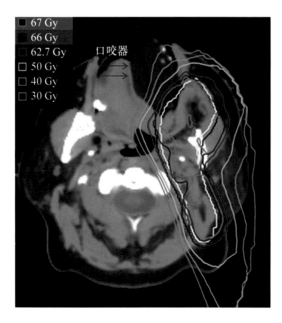

图 5.1　均匀扫描计划,使用了定制的防护口咬器,占据同侧舌的位置,减小了舌的受量。口咬器的位置由图上部的红色箭头指示

- PET 和 MR 图像应导入计划 CT 以实现精确的靶区勾画。由图像融合带来的不确定性应当在制订治疗计划时予以考量(见第 3 章)。
- 放疗剂量及分割依临床治疗方案的不同而不同(表 5.1、5.2、5.3 及 5.4)。

表 5.1 口腔癌根治性放疗的推荐靶区范围和质子放疗剂量

靶区	范围	剂量[Gy(RBE)]
GTV	大体肿瘤、受累的神经、区域淋巴结	70
高危临床靶区(CTV$_{70}$)	如大体肿瘤范围不明确,则外扩 5 mm 边界	70
高危临床靶区(CTV$_{59.4}$)	阳性淋巴结外扩至多 10 mm 边界,以及同侧或对侧的高危淋巴引流区	59.4
低危临床靶区(CTV$_{54}$)	同侧和对侧低危亚临床病灶	54

表 5.2 口腔癌辅助放疗的推荐靶区范围和质子放疗剂量

靶区	范围	剂量[Gy(RBE)]
高危临床靶区(CTV$_{66}$)	包括术前的大体肿瘤、淋巴结包膜外侵犯的范围,以及受累的软组织和骨、阳性切缘	66
高危临床靶区(CTV$_{60}$)	包括术前大体肿瘤和淋巴结、瘤床、同侧或对侧高危亚临床淋巴引流区	60
低危临床靶区(CTV$_{54}$)	同侧和对侧低危亚临床病灶	54

表 5.3 特定部位的口腔癌临床靶区勾画建议

肿瘤部位	分期	临床靶区范围
舌、口底	T1~T4N0	包括瘤床、舌根、整个舌。口底肿瘤考虑包括牙槽嵴。即使是偏单侧的 T1~T2N0 的肿瘤,侵犯深度>4 mm 时应包含双侧颈部。是否包括高危和低危 CTV 遵循临床医生意见。可以考虑包括同侧和(或)对侧Ⅰ~Ⅳ区
	T1~T4N1~3	包括瘤床、舌根、整个舌。口底肿瘤考虑包括牙槽嵴。应包含双侧颈部。是否包括高危和低危 CTV 遵循临床医生意见。可以考虑包括同侧和/或对侧Ⅰ~Ⅳ区
颊黏膜	T1~T4N0	颊侧的靶区范围应当充分,并且包含术前的病灶、整个颊侧黏膜、同侧淋巴引流区。后界放至臼后三角,上界放至眼眶下缘。如果是完全偏一侧的肿瘤,则只治疗同侧Ⅰ~Ⅳ区,否则应考虑包含双侧颈部淋巴引流区
	T1~T4N1~3	颊侧的靶区范围应当充分,并且包含术前的病灶、整个颊侧黏膜、同侧淋巴引流区。后界放至臼后三角,上界放至眼眶下缘。所有病例都应考虑包括同侧Ⅰ~Ⅳ区。是否包含对侧颈部可以根据病理所见决定,并与外科医生商榷

续　表

肿瘤部位	分期	临床靶区范围
臼后三角癌、硬腭癌、齿龈癌	T1～T4N0	包含术前病灶和术后瘤床。所有病例都应考虑包括同侧 Ⅰ～Ⅳ 区，对侧是否治疗遵循临床医生意见。硬腭癌通常为小涎腺癌，第 8 章的相关内容可作为颈部淋巴结治疗范围的指南
	T1～T4N1～3	包含术前病灶和术后瘤床。所有病例都应考虑包括同侧 Ⅰ～Ⅳ 区，并应考虑治疗对侧颈部。硬腭癌通常为小涎腺癌，第 8 章的相关内容可作为颈部淋巴结治疗范围的指南

表 5.4　存在双侧病灶时危及器官的质子放射治疗剂量限制推荐

危及器官	推荐的剂量限制
口腔(除外 PTV)	平均剂量<10 Gy(RBE)
喉	平均剂量<20 Gy(RBE)
同侧腮腺(非腮腺病例)	平均剂量<26 Gy(RBE)
同侧颌下腺(非颌下腺病例)	平均剂量<39 Gy(RBE)
对侧颌下腺和腮腺	平均剂量<0 Gy(RBE)
食管	最大剂量<处方剂量 平均剂量<40 Gy(RBE) V60<17%(尽可能更低)
臂丛	没有剂量热点
脑干	0.05 ml<60 Gy(RBE) 最大表面剂量≤64 Gy(RBE)
视神经	0.05 ml<60 Gy(RBE)
视交叉	0.05 ml<50 Gy(RBE) 最大表面剂量≤64 Gy(RBE)

5.3　患者摆位、定位及计划验证

- 模拟定位 CT 层厚应≤3 mm。应在增强 CT 图像上勾画靶区，尤其是颈部淋巴结的勾画。CT 扫描范围应从头顶至气管隆凸。中心点应位于勺状软骨略上的位置。
- 理想情况下，应通过每日 X 射线正交位片来确认摆位准确，有条件的情况下可采用容积成像来确保。
- 治疗室内的 CT 成像系统(如锥形束 CT)是理想的治疗验证方式。如没有条件实现治疗室内的三维成像，则推荐通过治疗体位的验证 CT 扫描来评估放疗期间患者因体重下降、肿瘤退缩引起的解剖结构改变，以及可能出现的剂量分布改变。在本中心接受根治性放疗的口腔癌患者,治疗期间每 2 周行 1 次验证 CT;对于术后辅助放疗的患者,治疗期间行 1 次验证 CT。验证 CT 的频率视患者具体情况而调整。

5.4 三维粒子射线治疗计划制订

被动散射

- 口腔癌的粒子射线治疗通常采用三野计划(2～4 个射野)。在任何质子治疗中,应确保不使 2 个以上束流的远端重叠,不使 1 个以上的束流覆盖同一危及器官。在制订质子治疗方案时,应谨慎考虑补偿器和患者皮肤表面的空气间隔,尽可能减小这一间隔可以缩小半影和散射,提高适形性。当减小空气间隔时,应注意避免补偿器与患者或治疗床的碰撞。
- 应根据物理和生物学上的不确定性所得出的射程不确定性(2.5% * 射程＋2 mm),评价最差与最佳的情况。
- 在粒子射线治疗计划制订中,人工植入物、齿科金属、外科夹及其他异物均应予以勾画并设定合适的阻止本领,以确保准确的剂量计算。
- 应特别注意,避免使束流穿过齿科金属及放疗中可能发生改变的空腔结构(图 5.2)。

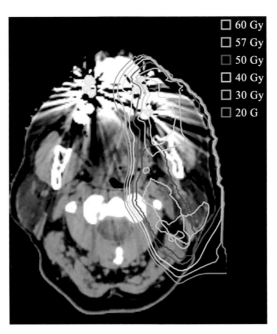

图 5.2　均匀扫描计划中的口腔填充物的勾画

- 当制订均匀扫描及被动散射计划时,采用低电子密度的齿科填充材料可以减少补偿器的起伏(ridges and pylons),使其更加平滑。当计算好补偿器,并给填充材料赋予合适的阻止本领后,再行靶区覆盖及危及器官的评估。
- 如束流必须经过口腔填充物,则填充物后会出现一个剂量冷点,可以用多个束流角度来减小这一效应。

- 接野(patching field)技术可确保腮腺及其他危及器官的剂量低于限值。接野是指两个正交位束流,其中一个束流尾端50%的等剂量线紧邻另一束流50%的侧方半影。条件允许时,尽可能使用最少2对接野的射野来减少接野线上的剂量热点。考虑到射程的不确定性,在接野线上应保留15%~20%的热点(图5.3)。

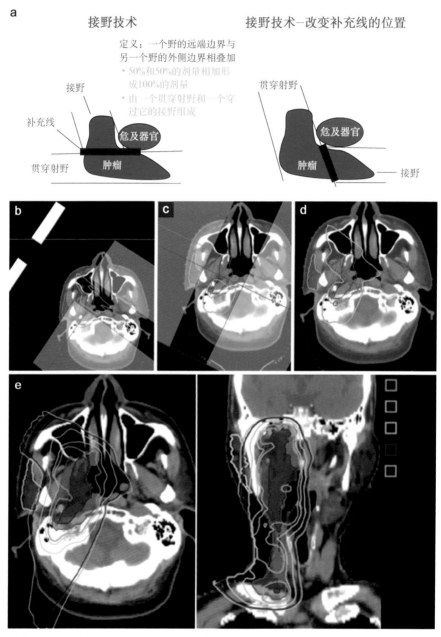

图5.3 在被动扫描计划中采用接野技术来避免腮腺的照射的复发舌右侧鳞状细胞癌。右侧舌部分切除术和根治性的右侧扁桃体切除术、右侧舌根切除术后。a. 展示接野技术;b. 示一贯穿射野;c. 示b图中射野的接野临近其50%等剂量线;d. 这对接野的等剂量线分布,一个贯穿射野和一个接野形成一对接野;紫色线示15%的剂量热点;e. 所有射野相加后的复合计划的等剂量线分布

- 有时金属材料可能处于射野中,如钛质的螺丝及外科夹等。虽然在有些病例中难以避免,但仍应尽可能减少射线穿过金属材料。
- 在制定补偿器时,应当指定螺丝和夹等金属物的阻止本领。同时,应适当使用射程模糊技术来增加计划的鲁棒性,减少补偿器的起伏。模糊量应当至少大于等于 PTV 的边界,并且应当不低于 Moyers 的公式计算值(图 5.4):

$$\text{模糊量} = \sqrt[2]{(3\% \times \text{射程})^2 + (3\text{mm})^2 + \text{运动度}^2}$$

- 当使用接野时,应当遵循以下原则:
  - 在一对接野射野交汇处保证 15%~20% 之间的剂量热点。
  - 在所有束流相加后,95% 的等剂量线应保持连续;90% 的等剂量线应当包含整个靶区。
  - 接野的剂量不超过总剂量的 30%(若因再程放疗,剂量限制严格,制订计划难度较高时除外,此时应咨询医师及物理师)。
  - 射程尾端效应尽量减小,尤其在大脑或邻近危及器官处;尾端处有危及器官的束流不应超过 30%。

5.5 笔形束扫描

5.5.1 被动散射与笔形束扫描的比较

- 均匀扫描和被动扫描所采用的布野方式也可用于笔形束扫描,不过野数可能更少。
- 在口腔癌病例中,单野均匀剂量优化可以使治疗计划最为可靠。每个射野都应根据各个中心的靶区、危及器官的处方和限制进行优化。每个射野都应单独评估,以保证足够的靶区计量覆盖,再评价叠加后是否符合危及器官剂量限制及可能出现的剂量热点。在临床上随着鲁棒性优化的逐渐成熟,IMPT 可更为广泛地开展。即使 IMPT 可以实现更加适形的剂量分布,计划的鲁棒性也必须谨慎地评估,尤其在该中心的计划系统里没有鲁棒性优化的情况下(图 5.5)。

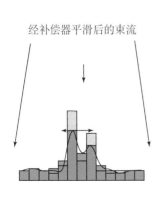
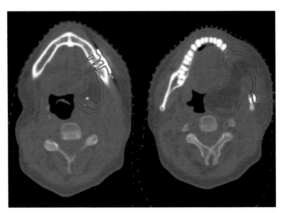

经补偿器平滑后的束流

图 5.4 补偿器平滑技术以及射野内有金属材料时的放疗计划

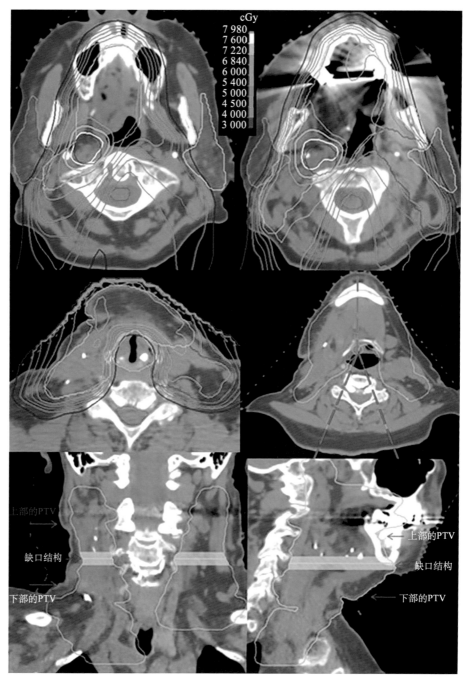

图 5.5 一位 72 岁的 T3N1 期舌鳞癌患者的笔形束扫描计划,接受了半舌切除术,并通过改良颈清扫术切除了颈部淋巴结。通过一个三野计划,实现双侧口腔的照射:前后位(蓝色虚线)及左右后斜位(红色虚线)。下颈由前后位的射野照射,并与两侧后斜位野共同治疗上颈和口腔。与我们直觉相反的是,由于下颌骨轻微的位置改变会影响束流的路径,采用后斜位的射野治疗靠前部的 PTV 实际上比来自前部的射野更加可靠。后方的射野受摆位误差的影响更小。此外,这样的布野也可以最大程度地保护腮腺。该靶区被分为两部分(前部和后部 PTV),处方剂量不同。在其相交的位置,采用"缺口结构"产生剂量梯度,这个结构是在上下两个 PTV 交界线向上下各外扩 1 cm,在这 2 cm 范围内的剂量梯度是每毫米 5%,因此在日常治疗过程中,2 mm 以内的摆位误差只会造成 10% 的剂量变化,可以减少交界线上过多的剂量冷点和热点

- 在制订优化的靶区及危及器官剂量限制和目标的过程中,可以实现鲁棒性的优化。当存在临床需求且可以实现时,应采用鲁棒性优化。各中心应当根据估算的摆位误差和射程不确定性设定其鲁棒性优化参数。鲁棒性优化在考虑了射程超过或不足的情况下,计算等中心的变化、摆位的不确定性,并在有射野叠加的情况下限制剂量热点。

- 若无鲁棒性优化,也可采取制订计划危及器官(planning organ at risk volumes,PRV)和靶区结构优化来将不确定性考虑在内,以保证鲁棒性。制订放疗计划时应尽可能通过 SFUD 实现,这是目前最可靠的选择。鲁棒性优化刚在临床上开展,应被谨慎地评估。

5.5.2 重要危及器官

- 同侧腮腺是重要危及器官,应当尽量减少其受照剂量至 26 Gy(RBE)或更低(图 5.6)。

- 在制订放疗计划时也应当考虑脊髓。因质子独特的剂量分布特征,脊髓的受量通常很低。因质子射线的阻止本领,喉部的受量可以显著降低,可尝试降至≤15 Gy(RBE)甚至更低(图 5.7~5.10)。

- 粒子射线剂量迅速跌落的优势使视神经可被充分保护。

5.6 展望

- 随着调强粒子放射治疗的广泛开展,将有更多的数据表明其在口腔癌治疗中的地位。目前正在开展的临床研究将口咽癌患者随机分组至调强光子放射治疗组或调强质子放射治疗组,将对质子线在口咽癌中的疗效及毒性进行深入的评价。这项正在进行中的研究,将为我们揭示这二者在疗效和毒性上的差异。

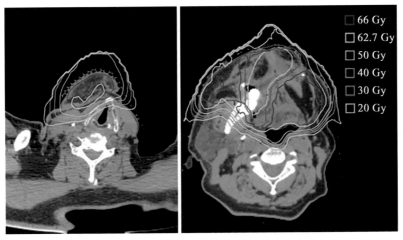

图 5.6 一例多次复发的口腔鳞癌的均匀扫描计划,接受了多次手术后及术后放疗,总剂量分别是 6 300、5 400、5 000 cGy。齿龈和硬腭的复发病灶术后切缘阳性,计划图显示避开了喉、腮腺和脊髓的治疗计划

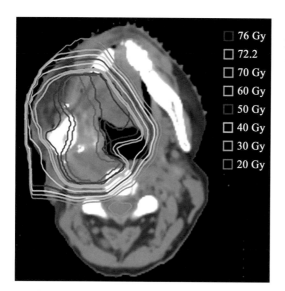

□	76 Gy
□	72.2
□	70 Gy
□	60 Gy
□	50 Gy
□	40 Gy
□	30 Gy
□	20 Gy

图 5.7　一例避开脊髓的计划，初诊为右侧舌癌 pT1N0，在右侧舌后三角出现大的复发病灶。术后诊断为 pT4aNx 的复发，接受总剂量 66 Gy 的术后放疗

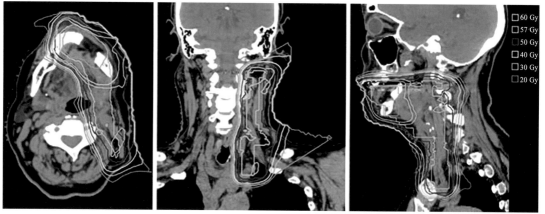

□	60 Gy
□	57 Gy
□	50 Gy
□	40 Gy
□	30 Gy
□	20 Gy

图 5.8　一例梭形细胞鳞癌 pT1N0 的治疗计划，肿瘤侵犯深度 6 mm，伴神经侵犯，部分下颌骨切除术及左侧颈清扫术后。图中金色的线为勾画的高危原发灶 CTV_{60}

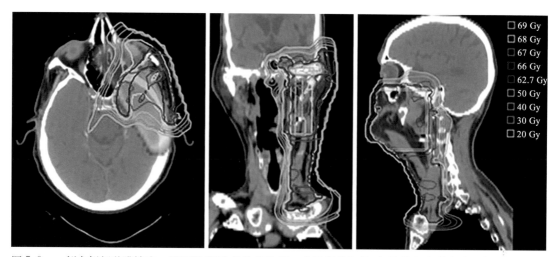

□	69 Gy
□	68 Gy
□	67 Gy
□	66 Gy
□	62.7 Gy
□	50 Gy
□	40 Gy
□	30 Gy
□	20 Gy

图 5.9　一例左侧颊黏膜鳞癌 rpT4N0M0R0 的治疗计划。术后阳性切缘，切除的复发灶有广泛的神经侵犯、卫星灶侵犯，并且累及口底和腭部。计划图示眼神经延伸至 Meckel 腔的剂量覆盖；CTV_{50} 为深蓝色线勾画的区域

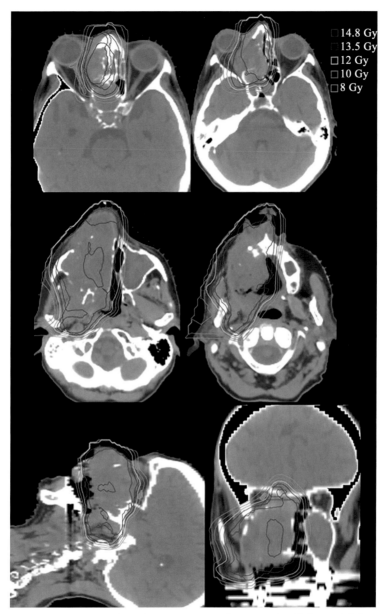

图 5.10　一例右侧牙槽嵴疣状癌累及上颌窦避开视神经的"四份法"计划示例。上颌骨切除术后,手术切除复发病灶,切缘阳性,接受了66 Gy 的术后辅助放疗,右侧上颌窦有大块的局部复发病灶

（邢星　译,孔琳　审校）

==参考文献==

1. Gadner H. A randomized trial of treatment for multisystem Langerhans' cell histiocytosis. J Pediatr. 2001;138(5):728-34.

2. Oliver R, et al. Interventions for the treatment of oral and oropharyngeal cancers: surgical treatment. Cochrane Database Syst Rev. 2007;(4): CD006205.

3. Bernier J, Domenge C, Ozsahin M, Matuszewska K, Lefèbvre JL, Greiner RH, Giralt J, Maingon P, Rolland F, Bolla M, Cognetti F, Bourhis J, Kirkpatrick A, van Glabbeke M, European Organization for Research and Treatment of Cancer Trial 22931. Postoperative irradiation with or without concomitant chemotherapy for locally advanced head and neck cancer. N Engl J Med. 2004;350(19):1945-52.

4. Cooper JS, Pajak TF, Forastiere AA, Jacobs J, Campbell BH, Saxman SB, Kish JA, Kim HE, Cmelak AJ, Rotman M, Machtay M, Ensley JF, Chao KS, Schultz CJ, Lee N, Fu KK, Radiation Therapy Oncology Group 9501/Intergroup. Postoperative concurrent radiotherapy and chemotherapy for high-risk squamous-cell carcinoma of the head and neck. N Engl J Med. 2004;350(19):1937-44.

5. Slater JD, Yonemoto L, Mantik DW, Bush DA, Preston W, Grove RI, Miller DW, Slater JM. Proton radiation for treatment of cancer of the oropharynx: early experience at Loma Linda University Medical Center using a concomitant boost technique. Int J Radiat Oncol Biol Phys. 2005;62:494-500.

6. Frank SJ, Cox JD, Gillin M, Mohan R, Garden AS, Rosenthal DI, Gunn GB, Weber RS, Kies MS, Lewin JS, Munsell MF, Palmer MB, Sahoo N, Zhang X, Liu W, Zhu XR. Multifield optimization intensity modulated proton therapy for head and neck tumors: a translation to practice. Int J Radiat Oncol Biol Phys. 2014;89:846-53.

7. Steven J, Frank MD. Phase II/III randomized trial of intensity-modulated proton beam therapy (IMPT) versus intensity-modulated photon therapy (IMRT) for the treatment of oropharyngeal cancer of the head and neck. 24 April 2016. https://clinicaltrials.gov/show/NCT01893307.

8. Lok BH, Jiang G, Gutiontov S, Lanning RM, Sridhara S, Sherman EJ, Tsai CJ, SM MB, Riaz N, Lee NY. Palliative head and neck radiotherapy with the RTOG 8502 regimen for incurable primary or metastatic cancers. Oral Oncol. 2015;51(10):957-62.

口咽癌
Oropharyngeal Cancer

Suchit H. Patel, Amy J. Xu, Kevin Sine, Nancy Y. Lee, Pamela Fox

6.1 引言

- 口咽肿瘤(oropharyngeal tumor，OPC)占所有头颈部恶性肿瘤的24%，其中大多数起源于舌根或扁桃体[1-4]。吸烟和饮酒是口咽癌的主要危险因素，但自20世纪80年代末以来，与人乳头瘤病毒(human papillomavirus，HPV)感染相关的口咽癌的发病率稳步上升了逾200%[5]。根治性的治疗手段包括对淋巴结阴性的早期肿瘤采用单纯手术或者放射治疗；对局部晚期或淋巴结受累的病例采用同步放化疗；对淋巴结包膜外侵犯或切缘阳性的术后患者给予辅助放疗或辅助同步放化疗。

- 近15年来的剂量学研究结果[6]证实了粒子射线放射治疗能够减少对重要危及器官的剂量，包括脊髓、唾液腺、口腔、喉部、下颌骨和食管。近来，更多的研究集中在通过调强粒子射线放射治疗(IMPT)给予均匀的靶区剂量覆盖及进一步保护正常组织以提高治疗增益，特别是针对局部晚期肿瘤[7,8]。由于许多罹患HPV感染相关的年轻口咽癌患者可被治愈，但同时将承受放射治疗带来的远期损伤，因此粒子射线治疗后毒副反应的降低对该类患者至关重要。

- 尽管粒子射线的剂量学在理论上具有一定优势，但该技术在口咽癌治疗中的应用经验

S. H. Patel · A. J. Xu · N. Y. Lee (✉)
Memorial Sloan Kettering Cancer Center, New York, NY, USA
e-mail: leen2@mskcc.org

K. Sine · P. Fox
ProCure Proton Therapy Center, Somerset, NJ, USA

© Springer International Publishing Switzerland 2018
N. Lee et al. (eds.), *Target Volume Delineation and Treatment Planning for Particle Therapy*, Practical Guides in Radiation Oncology, https://doi.org/10.1007/978-3-319-42478-1_6

有限。美国 Loma Linda 大学医学中心的临床结果[9]显示：在光子放疗疗程的后 3.5 周联合质子射线同期加量（采用被动散射技术）治疗的口咽癌病例，5 年的肿瘤实际局控率为 84%，3 度晚期毒副反应为 11%。

- 源自美国 MDACC 的数据[10]表明：采用更为先进的治疗策略和技术支持的质子射线调强放射治疗，对口咽癌患者给予双侧颈部三野照射后，2 年的无进展生存率、3 度急性黏膜炎和晚期吞咽困难的发生率分别为 89%、58% 及 12%。

6.2 模拟定位、靶区勾画和放疗剂量/分割

- 在无禁忌证的情况下，增强 CT 图像对正常解剖结构和靶区勾画具有重要意义。为了准确计算剂量，定位时还需平扫 CT 图像。

- PET 通常有助于识别代谢活跃的疾病和受累淋巴结。体积较大的伴坏死的淋巴结可能在 PET 上不显示活性，但应包括在高剂量靶区内，尤其是在 HPV 感染相关的口咽癌病例中。同样，酒精和吸烟相关的 HPV 阴性病例的累及淋巴结，在 PET 上可能显示为临界大小，故对该类淋巴结需仔细评估。活检并非临床上淋巴结受累的必要依据，尤其是在与 HPV 感染相关的口咽癌患者中。

- MR 成像被推荐用于更准确地描述肿瘤在软组织中累及的范围，特别是在牙科汞合金伪影限制扁桃体肿瘤评估的情况下。若条件允许，应获得治疗体位的 MR 成像。

- PET、MR 图像应和计划 CT 图像融合，以便准确地靶区勾画。在整个治疗计划制订过程中，应考虑与图像融合有关的不确定性（见第 3 章）。

- 治疗推荐的剂量和分割方式如下：
  - 对于根治性放疗的病例，包括原发肿瘤和累及的区域淋巴结在内的大体肿瘤靶区（GTV），应给予 70 Gy（RBE）。通常，在 GTV 外扩一定的边界构成临床靶区（CTV），用于包括 GTV 范围外的不确定的肿瘤区域。
  - 原发肿瘤部位和同侧颈部淋巴引流区（Ⅱ～Ⅳ区）的亚临床病灶均应给 60 Gy（RBE）的照射。该范围通常包括咽后外侧淋巴结（至第 1 颈椎水平），通常不包括Ⅰb区。但Ⅰb区有淋巴结转移或肿瘤侵犯至口腔者除外。在术后病例中，手术切缘阳性或淋巴结包膜外侵犯的区域可以给予 66 Gy（RBE）。
  - 对低危 CTV 可以给予 50～54 Gy（RBE）。低危 CTV 包括肿瘤未累及和非手术的同侧颈部。
  - 对于 HPV 感染相关的口咽癌，可考虑给予较低的亚临床病灶剂量，如高危 CTV 给予 54 Gy（RBE），低危 CTV 给予 45 Gy（RBE）。

- 考虑到摆位误差和靶区范围的不确定性，靶区边界外扩的范围根据各医疗中心标准确定，通常为 3～5 mm，构成计划靶区（PTV）。

- 应与肿瘤内科医师就同步放射增敏的化疗方案进行讨论，尤其对于原发肿瘤较大、切缘阳性、伴广泛的淋巴结累及和/或怀疑或确定伴淋巴结包膜外侵犯者。

6.3 患者体位、固定和治疗验证

- 模拟定位和治疗应采用仰卧位，并佩戴 5 点面罩，以便头部、颈部和肩部的最佳固定。
- 摆位的准确性应通过每日行正交 X 射线成像确定。若条件允许，可采用容积成像以确认摆位的准确性。
- 若治疗室未配备三维成像技术（例如 CBCT），推荐治疗期间每周对患者进行治疗体位下的 CT 验证，以评估解剖结构的潜在变化（如体重减轻导致的体型变化、肿瘤体积缩小等）及其所导致的剂量分布的改变。因为较大伴坏死的淋巴结在治疗早期就会缩小，因此 CT 验证对 HPV 感染相关并伴淋巴结转移的口咽癌患者尤为重要。对于这部分病例，放疗中应考虑重新制订计划以减少剂量分布的偏差。

6.4 3D 质子治疗计划

被动散射(PS)

- 一般而言，对原发灶（及其术后部位）及其同侧区域淋巴结的治疗可采用两野或三野计划。照射野应采用体内射程较短且有助于靶区均匀覆盖者，通常采用前斜和上斜野可达最好效果。对于体积较大的单侧靶区（如伴巨大原发肿块或术后重建者），侧野也具有剂量学方面的优势（图 6.1）。
- 应尽量避免两个以上照射野远端部分的重叠。须注意，热点的实际剂量往往无法确定，故任何危及器官均不应接受超过一个射野的远端外剂量以避免其处于热点部位。

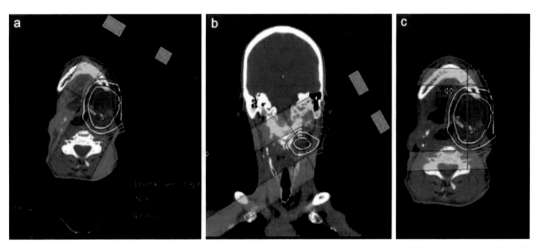

图 6.1　一例 cT2N1 左侧舌根鳞癌患者，接受诱导放化疗及全舌切除术后口咽左外侧壁复发。采用被动散射技术的三野质子放射治疗：左侧向（a）、左上斜（b）、前斜（c）

- 假牙造成的伪影可通过勾画高原子序数材料轮廓和校正密度来解决。根据材料不同，治疗计划系统应允许手动修改。若材料未知，可使用金或者汞合金的保守估计进行替代。此外，人工材料必须勾画并赋予适当密度或阻止本领。
- 治疗过程中若较大肿瘤体积出现明显缩小，应采用自适应（adaptive）放射治疗策略重新优化计划以避免靶区的漏照。
- 对于仅需要单侧照射的病例，被动散射技术即可达到覆盖原发病灶和颈部的最佳效果，而且可使对侧颈部受到最小剂量照射，保护唾液腺、口腔、喉、脑干和脊髓（图6.2）。

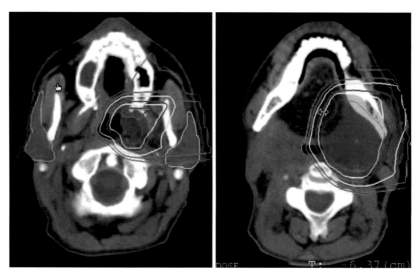

图6.2　图6.1中患者的剂量分布。注意对侧颌下腺和腮腺获得了完全保护，并尽可能保护了对侧口腔。等剂量分布线的颜色使用同图6.1

6.5　笔形束扫描

- 不同于头颈部其他部位的肿瘤（皮肤为靶区的一部分），在口咽癌的根治性治疗中，笔形束扫描（PBS）可通过提供更优的适形计划以更好地控制近端剂量分布，从而保护皮肤。这可以通过更精确地保护正常组织来实现。
- 虽然同被动散射技术一样，PBS也采用2～4野的射野设置，但PBS可在保护危及器官的同时，使射线更为精准地覆盖对侧颈部（图6.3和图6.4）。
- 需要双侧颈部照射的口咽癌病例通常使用双侧斜野和一个前正中野。采用更多的额外射野并不能像光子调强放疗那样改善剂量分布[11]。
- 剂量计算前应确保准确勾画人工制品和牙科硬物，并采用合适的质量或电子密度。尽管在口咽癌治疗中有时无法避免，但射野应尽量避免穿过金属物。
- 对于大多数需要双侧颈部照射的病例，为了满足推荐的剂量限制，可以采用单野优化、多野优化的质子调强放疗或者少数情况下两种技术结合。美国纽约纪念医院史隆-凯

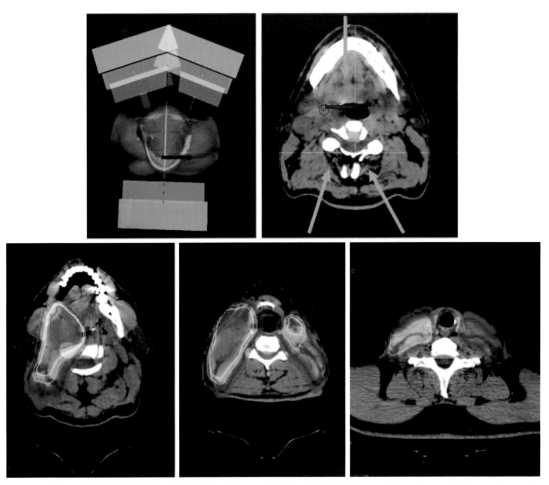

图6.3 1例cT2N2b右侧扁桃体鳞癌患者的IMPT治疗计划,采用双侧后斜野和一个前野(上列)以获得靶区的覆盖并保护喉和口腔(下列)。彩色区域内40~75 Gy,等剂量线40 Gy(紫色)、50 Gy(蓝色)、54 Gy(绿色)、60 Gy(黄色)和70 Gy(红色)

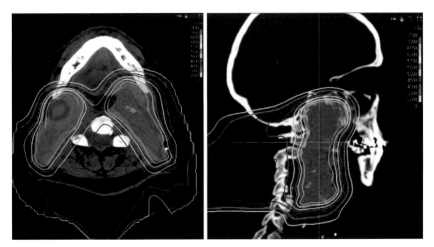

图6.4 一例HPV阳性pT2N2b左侧扁桃体鳞癌患者的剂量分布,患者系机器人辅助经口腔和颈部切除术后行同步质子放疗和化疗。即使是双侧颈部治疗也要注意保护口腔前部

特琳癌症中心(Memorial Sloan-Kettering Cancer Center,MSKCC)制订的口咽癌放疗计划剂量限制见表 6.1,但不同中心应根据自己的临床经验建立本中心的剂量限制值。

- 建模工作还表明,减小 PBS 的斑点大小可转化为剂量学的优势,可减少正常组织受到照射,尤其是舌下腺[12]。

表 6.1 MSKCC 口咽癌质子放射治疗采用的剂量限制

危及器官	限制条件	剂量
口腔	平均剂量	35~40 Gy(RBE)
脊髓	剂量至 0.1 ml 表面最大剂量	<50 Gy(RBE)[a] 64 Gy(RBE)[b]
脑干	剂量至 0.05 ml 中心最大剂量 表面最大剂量	<60 Gy(RBE)[a] 53 Gy(RBE) 64 Gy(RBE)[b]
耳蜗[c]	最大剂量	<50 Gy(RBE)
腮腺	平均剂量	25 Gy(RBE) ALARA
喉	平均剂量	<35 Gy(RBE)

注:[a]计划处方剂量≤60 Gy(RBE)。
[b]等剂量线可达神经结构的表面。
[c]若同侧听力丧失,对侧耳蜗剂量限制<35 Gy(RBE)。

6.6 剂量学和毒副反应的特点

- MDACC 完成的旨在比较采用 IMRT *vs.* IMPT 根治性放射治疗(或联合放化疗)口咽癌患者的病例对照研究结果显示,在靶区剂量相同的情况下,IMPT 较 IMRT 减少了危及器官的剂量,尤其是对那些可能引起急性口腔黏膜毒副反应和恶心的组织(表 6.2)。通过跟其他接受 IMRT 治疗的患者进一步的比较证实了 IMPT 的剂量学优势[7]。其他类似的针对口咽癌的研究[8]结果也显示,IMPT 可显著降低腮腺、舌下腺和口腔的剂量。

- 在 MDACC 完成 IMPT 治疗的口咽癌患者的急性毒副反应相对较低,3 度皮炎的发生概率为 46%,黏膜炎为 58%,吞咽困难为 24%;晚期 3 度吞咽困难占 12%;中位体重下降 7.4%。50 例患者中仅 1 例在治疗完成后 16 个月出现了口咽黏膜溃疡,但在接受高压氧治疗后溃疡稳定且症状得以改善[10]。此外,关于毒副反应的回顾性研究和病例对照研究结果显示,接受质子治疗的口咽癌患者发生口干、体重减轻、味觉食欲改变、需要置入胃肠营养管的概率下降,尽管患者自己报告的结果差异并不明显[13,14]。

- 虽然没有随机对照数据证明 PBS 能降低治疗的毒副反应,但单中心研究的数据仍令人鼓舞,患者在接受粒子射线治疗后效果良好(图 6.5)。

表 6.2 25 例患者重要危及器官平均剂量的比较[7]

正常组织	IMPT 计划（Gy±SD）	IMRT 计划*（Gy±SD）	P 值	配对 IMRT 治疗患者的 IMRT 计划（Gy±SD）	P 值
口腔前部	8.3±5.9	31.0±7.2	<0.001	30.5±7.9	<0.001
口腔后部	40.5±15.3	54.3±8.1	<0.001	50.6±8.0	0.011
食管	20.9±12.2	33.6±14.4	0.002	18.6±9.7	0.543
下咽缩肌	32.8±10.7	45.6±10.4	<0.001	28.8±15.8	0.068
中咽缩肌	48.2±17.8	57.0±14.4	0.046	54.6±9.4	0.543
上咽缩肌	55.3±13.0	58.1±11.0	0.305	58.0±11.3	0.511
脑干	7.7±3.7	14.4±6.4	<0.001	18.6±8.8	<0.001
小脑	12.6±4.3	18.8±4.8	<0.001	18.9±7.6	<0.001
最后区	14.6±9.0	24.5±7.2	<0.001	30.7±6.5	<0.001

注：前两列显示同一组患者 IMRT 和 IMPT 计划的剂量（*患者接受了 IMPT 治疗），右边一列显示配对组的平均剂量。

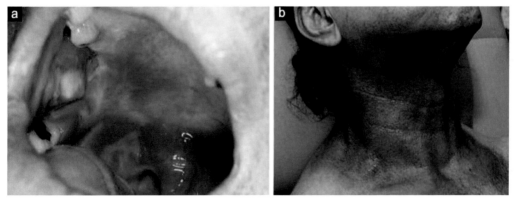

图 6.5　图 6.3 中接受了双侧颈部 IMPT 治疗的放化疗患者，完成治疗 1 周后轻微的口腔黏膜炎（a）和
　　　　皮炎（b）

- 正在进行的临床研究将进一步确定粒子射线放疗在口咽癌治疗中的作用。例如，梅奥中心正在进行的一项观察性研究，将评估高危口咽癌患者在术后接受保护黏膜的质子治疗的 2 年局控率和生活质量（NCT02736786）。另一项正在 MDACC 开展的观察性研究，将评估经口完全切除或 IMPT 的低危口咽癌患者治疗后的功能改变（NCT02663583）。最后，一项正在进行中的多中心随机 II/III 期临床研究，将比较局部进展期口咽癌患者在接受 IMRT 和 IMPT 治疗后的严重毒副反应（NCT01893307）。

6.7　结论

- 数据显示，口咽癌患者接受质子放射治疗安全且有效，可通过减少正常组织的照射从而显著提高患者的生活质量（比如黏膜炎、恶心、晚期反应减少）。随着 IMPT 技术的持续进步和发展（如常规使用小光斑束），粒子射线放射治疗将可提供更多的治疗获益。目前正在开展的粒子射线相关的随机对照研究，预期将进一步证明其在口咽癌治疗中的地位。

（张茂琛　倪伟琼　译，高云生　审校）

● 参考文献 ●

1. Cohan DM, Popat S, Kaplan SE, Rigual N, Loree T, Hicks WL Jr. Oropharyngeal cancer: current understanding and management. Curr Opin Otolaryngol Head Neck Surg. 2009;17(2):88-94.

2. Siegel RL, Miller KD, Jemal A. Cancer statistics, 2015. CA Cancer J Clin. 2015;65(1):5-29.

3. Gunn GB, Debnam JM, Fuller CD, et al. The impact of radiographic retropharyngeal adenopathy in oropharyngeal cancer. Cancer. 2013;119(17):3162-9.

4. Viens LJ, Henley SJ, Watson M, et al. Human papillomavirus-associated cancers—United States, 2008-2012. MMWR Morb Mortal Wkly Rep. 2016;65(26):661-6.

5. Chaturvedi AK, Engels EA, Pfeiffer RM, et al. Human papillomavirus and rising oropharyngeal cancer incidence in the United States. J Clin Oncol. 2011;29(32):4294-301.

6. Cozzi L, Fogliata A, Lomax A, Bolsi A. A treatment planning comparison of 3D conformal therapy, intensity modulated photon therapy and proton therapy for treatment of advanced head and neck tumours. Radiother Oncol. 2001;61(3):287-97.

7. Holliday EB, Kocak-Uzel E, Feng L, et al. Dosimetric advantages of intensity-modulated proton therapy for oropharyngeal cancer compared with intensity-modulated radiation: a case-matched control analysis. Med Dosim. 2016;41:189-94.

8. van de Water TA, Lomax AJ, Bijl HP, et al. Potential benefits of scanned intensity-modulated proton therapy versus advanced photon therapy with regard to sparing of the salivary glands in oropharyngeal cancer. Int J Radiat Oncol Biol Phys. 2011;79(4):1216-24.

9. Slater JD, Yonemoto LT, Mantik DW, et al. Proton radiation for treatment of cancer of the oropharynx: early experience at Loma Linda University Medical Center using a concomitant boost technique. Int J Radiat Oncol Biol Phys. 2005;62(2):494-500.

10. Gunn GB, Blanchard P, Garden AS, et al. Clinical outcomes and patterns of disease recurrence after intensity modulated proton therapy for oropharyngeal squamous carcinoma. Int J Radiat Oncol Biol Phys. 2016;95(1):360-7.

11. Steneker M, Lomax A, Schneider U. Intensity modulated photon and proton therapy for the treatment of head and neck tumors. Radiother Oncol. 2006;80(2):263-7.

12. van de Water TA, Lomax AJ, Bijl HP, Schilstra C, Hug EB, Langendijk JA. Using a reduced spot size for intensity-modulated proton therapy potentially improves salivary gland-sparing in oropharyngeal cancer. Int J Radiat Oncol Biol Phys. 2012;82(2): e313-9.

13. Blanchard P, Garden AS, Gunn GB, et al. Intensity-modulated proton beam therapy (IMPT) versus intensity-modulated photon therapy (IMRT) for patients with oropharynx cancer—a case matched analysis. Radiother Oncol. 2016;120(1):48-55.

14. Sio TT, Lin HK, Shi Q, et al. Intensity modulated proton therapy versus intensity modulated photon radiation therapy for oropharyngeal cancer: first comparative results of patient-reported outcomes. Int J Radiat Oncol Biol Phys. 2016;95(4):1107-14.

鼻腔鼻窦恶性肿瘤
Sinonasal Cancers

Roi Dagan, Curtis Bryant

7.1 引言

- 鼻窦恶性肿瘤是较为罕见且多样化的恶性肿瘤之一,占上消化呼吸道恶性肿瘤的 3% 以下,占全身恶性肿瘤的 0.5% 以下。在美国,该疾病发病率约为每年 1/200 000[1]。鼻窦恶性肿瘤包括多种组织学亚型,如鳞状细胞癌、小涎腺恶性肿瘤(腺样囊性癌、腺癌、腺鳞癌、多形性低度恶性腺癌及黏液表皮样癌)、神经内分泌肿瘤(嗅神经母细胞瘤、神经内分泌癌、鼻窦未分化癌及小细胞癌)、黏膜恶性黑色素瘤、淋巴瘤,以及其他间叶来源恶性肿瘤,如软骨肉瘤、骨肉瘤。支持目前治疗策略的证据均来自回顾性研究。除淋巴瘤外,手术及放射治疗为局部治疗的主要手段,遵循以下治疗原则:
  - 鼻腔鼻窦恶性肿瘤确诊时疾病通常已病至局部晚期,且因其高侵袭性常累及邻近结构(如鼻腔、鼻旁窦、眼眶、颅底骨/颅底孔裂或颅内腔室)。逾50%的患者伴 1 个以上解剖区域受累,据报道,眼眶累及率为 10%～37%[2,3];多达 1/3 的患者存在颅神经受累[4],颅内侵犯率高达 45%[3]。由于该类肿瘤具较高的局部侵袭性,为达到最佳治疗效果,广泛充足的局部治疗范围尤为重要。
  - 最佳治疗策略包括:内镜下或开放性肿瘤全部切除术,以及术后辅助放疗在内的多学科治疗。然而,邻近正常组织器官(眼、视觉传导通路、脑神经、脑干及脑组织)的耐受性为根治性手术及放射治疗的限制性因素。据研究统计,在常规放疗中,超过 1/3 患者出现严重视觉传导通路损伤[5]。伴颅内侵犯的患者可能具有影像学可见,甚至出现有症状的中枢神经系统损伤。提高放射治疗剂量和/或应用放射增敏化疗均可

R. Dagan (✉) · C. Bryant
University of Florida Health Proton Therapy Institute, Jacksonville, FL, USA
e-mail: rdagan@floridaproton.org

© Springer International Publishing Switzerland 2018
N. Lee et al. (eds.), *Target Volume Delineation and Treatment Planning for Particle Therapy*, Practical Guides in Radiation Oncology, https://doi.org/10.1007/978-3-319-42478-1_7

能改善疗效,其使用亦日益广泛。

– 疾病的局部控制情况是发病率及死亡率的主要决定因素。常规放疗时代患者的 5 年局控率为 50%～60%,调强放射治疗(IMRT)小幅提升了局控率至 68%～75%。上述局控率十分接近无病生存率及总生存率。在局部-区域病灶持续控制的情况下,发生远处转移概率较低,为 15%～20%。疾病的持续性局部控制可使死亡风险降低近 80%[3]。

- 因高剂量照射在常规放疗中难以实施,故粒子射线放疗被全球各中心广泛应用于鼻腔鼻窦恶性肿瘤的治疗。粒子射线治疗的物理学优势有利于对疾病进行高强度治疗[6]。包含系统评价及荟萃分析的多项报道证实,相比于常规放疗及调强放疗,粒子(质子)射线放疗可提高疾病控制。本章将指导读者了解粒子射线治疗计划及注意事项。

7.2 固定/模拟定位

- 患者应以仰卧位固定于底板(如颅骨支架基板)上,并配有用以支撑颈部并保障体位重复性的可塑性体模及热塑性面罩。以上固定装置使头颈部得以从治疗台向外延伸,可降低倾斜角度治疗时发生碰撞的风险,并可最大程度降低治疗端(snout)与患者的间隙,从而降低侧方束流半影。

- 口咬器/口腔支架可用于将舌部下压,大幅降低口腔黏膜受照射范围。用于治疗计划的 CT 影像范围应自颅顶部至肩部,计划 CT 时需注意可能发生的碰撞。治疗计划的影像采集,不应使用任何可能改变天然组织阻止本领从而导致剂量模型受到影响的材料。例如,使用静脉增强造影剂利于靶区及危及器官勾画,但不应使用于治疗计划影像。在治疗过程中,也应保持鼻腔鼻窦区域清洁,清除所有术后碎组织及分泌物。

7.3 靶区体积

- 治疗计划应基于术前与术后影像(CT 及 MRI),以及手术/内镜所见。MRI 应采用高分辨率影像,包括 T1 增强脂肪抑制加权成像,T2 加权成像序列有助于区分良性改变(黏膜分泌物及黏膜骨膜增厚)与肿瘤受累。冠状位影像同样十分必要。增强及非增强 CT 分别用于诊断及治疗计划,高分辨率骨骼成像有助于准确界定靶区范围。

- 无论是否进行手术及不论手术切除范围,原发病灶部位均具有较高复发风险,因此建议根据残留病灶风险程度勾画 2 个临床靶区(CTV),可采用分段照射或同期加量的方式进行照射。基于笔形束扫描的粒子射线调强放疗有利于进行同期加量照射。若进行超分割放疗,则建议使用两阶段的分段照射。无论采取何种治疗方式,靶区体积定义如下:

– 大体肿瘤体积(GTV)应根据模拟定位 CT/MR 影像与诊断影像叠加形成的融合影像进行勾画。如已行肿瘤切除,应在术前 CT 和/或 MR 融合影像上勾画术前 GTV。

内镜评估结果、诊断 CT 和 MR 影像,以及手术所见均对准确勾画 GTV 或术前 GTV 至关重要。图 7.1 及 7.2 为术前 GTV 勾画范例。

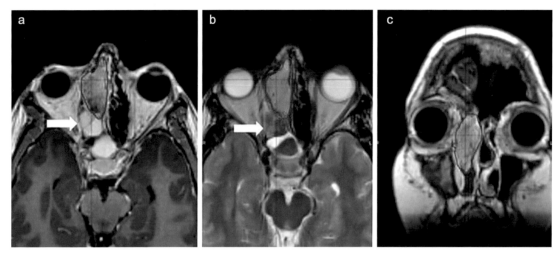

图 7.1 右侧鼻腔-筛窦肠型腺癌 T3N0M0 病例术前诊断 MRI。a. 轴位 T1 增强加权像;b. 轴位 T2 加权像;c. 冠状位 T1 增强加权像,T1 及 T2 加权像可用于区分肿瘤与良性黏膜分泌物(箭头所指处),后者通常以高强度 T2 信号为特征。然而,本例因分泌物中含有蛋白质,故 T2 加权像显示为低信号。品红线勾画区域为术前 GTV 范围

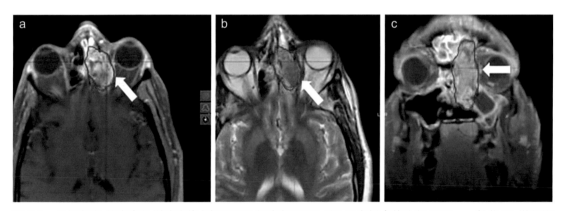

图 7.2 左侧鼻腔-筛窦高级别腺癌伴左侧眼眶及额窦侵犯 T4aN0M0 病例术前诊断 MRI。a. 轴位 T1 增强脂肪抑制加权像;b. 轴位 T2 加权像;c. 冠状位 T1 增强脂肪抑制加权像。箭头所指处为微小眼眶侵犯导致轻微突眼。脂肪抑制显像很好地显示了眶周侵犯。品红线勾画区域为术前 GTV 范围

○ 标准风险临床靶区(CTV SR)为初始靶区,包括 GTV 或术前 GTV 及其外扩区域。对于常见原发性鼻腔/筛窦肿瘤,当存在眶内或颅内侵犯时,CTV SR 应包括双侧鼻腔、相邻鼻旁窦组织、邻近颅底、邻近眶周骨膜及硬脑膜(图 7.3)。CTV SR 范围根据 GTV 或术前 GTV 部位及侵犯范围而不同。原发于单侧鼻腔-筛窦或单侧上颌窦的肿瘤,且原发灶侵犯范围未超越中线结构或额窦,其范围通常不超过 1/2 额窦或对侧上颌窦。原发于鼻腔-筛窦肿瘤在轴位图像中显示 GTV/术前 GTV 范围接近而未发生颅内或眶内侵犯,或邻近而未累及上颌窦,抑或未侵犯整

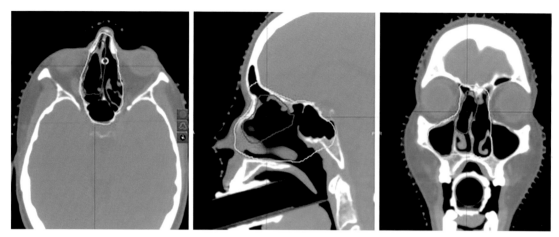

图 7.3　右侧鼻腔-筛窦肠型腺癌 T3N0M0 病例的计划 CT。红线勾画区域为术前 GTV 范围。CTV SR（黄线勾画）包括双侧鼻腔、相邻鼻旁窦组织、邻近颅底。因该病例无眼眶或颅内侵犯，眼眶及颅底部位 CTV 范围较小。因右侧中鼻道累及，CTV 需包括右侧上颌窦

　　个上颌窦（2～4 cm）时，CTV SR 范围亦有较大差异。

○ 当存在神经周围播散的临床或病理学证据时，建议治疗范围应包括潜在受侵的颅底孔、海绵窦及脑干发出的神经根（图 7.4）。需行淋巴结照射时（稍后讨论），上颈部淋巴结引流区域（最上组咽后淋巴结及茎突后淋巴结）应纳入 CTV SR。开放性术后，包括行颅面联合切除术使用全冠切口的手术瘢痕同样应纳入 CTV SR。

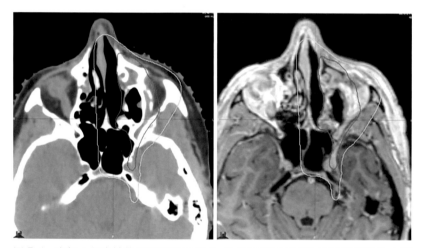

图 7.4　左侧上颌窦鳞状细胞癌伴影像学，以及临床可见 V2 神经侵犯累及右侧海绵窦病例计划 CT 与 MRI。红线勾画区域为术前 GTV 范围。黄线勾画区域为 CTV SR，其范围包括全部左侧海绵窦、三叉神经根入脑干处及窦后区域

— 加量靶区或高剂量临床靶区（CTV HR）为 GTV/术前 GTV 外扩 0～10 mm，且外扩后范围不超过 CTV SR。此外扩范围是沿着存在侵袭风险的组织延伸，还是外扩至尚未受侵犯的腔室取决于该区域存在亚临床病灶的风险（图 7.5）。

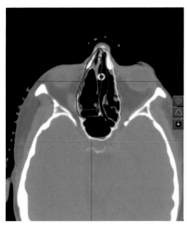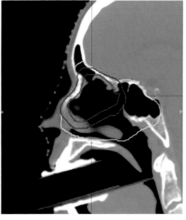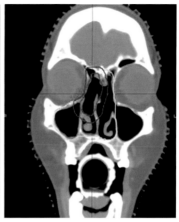

图 7.5 一例右侧鼻腔-筛窦肠型腺癌 T3N0M0 病例的计划 CT。品红色线勾画区域为术前 GTV 范围。CTV HR 为术前 GTV 外扩 5~10 mm，外扩范围不超过 CTV SR（黄线）

- — 根据各治疗机构设备规格、固定方式及图像引导模式差异，PTV 范围有所不同。通常使用 3 mm 作为外扩范围。
- — 基于射线束特性参数在射线束近端及远端外扩边界。

7.4 剂量/分次

- 目前，鼻腔及鼻窦恶性肿瘤尚无标准治疗剂量/分次方案。以质子射线治疗为例，通常 PTV HR 的处方总剂量为 66~70 Gy（RBE），PTV SR 处方剂量为 45~50 Gy（RBE），均以 2 Gy/分次照射。许多病例因一侧或双侧视觉通路紧邻 PTV HR，故存在较高因视网膜病或视神经病导致失明的风险。该类情况则倾向使用超分割放疗，PTV HR 及 PTV SR 处方剂量分别为 69.6~74.4 Gy（RBE）及 45.6~50.4 Gy（RBE）。超分割放疗从以下两方面提高疗效：首先，超分割放疗可加速放疗以对抗术后及放疗期间的肿瘤细胞加速再增殖[7]。其次，单次低剂量照射使总剂量提高的同时降低了视觉通路毒性反应[8, 9]。
- 治疗计划归一化优化后应保证 100%处方剂量覆盖 95% PTV SR 范围，同时 99% PTV 范围接受 93%处方剂量，且应尽可能避免冷点出现。PTV HR 作为加量区域归一化优化后应保证 100%接受 95%处方剂量照射。但必要时，无论分次及靶区覆盖率，均可因保护正常组织而进行一定程度降低。

7.5 正常组织定义

- 危及器官应根据治疗计划 CT 及术后 MRI 的融合影像定义。建议勾画以下结构：视网膜/眼球、视神经、视交叉、晶体、泪腺、脑干、脊髓、脑、颞叶、海马、下丘脑、垂体、腮腺、下颌骨、口腔、喉、咽缩肌与上段食管（表 7.1）。

表 7.1　鼻腔鼻窦质子放射治疗计划的剂量-体积直方图（DVH）计划的目标

结构/器官	限制条件	限制剂量	轻度不达标	严重不达标
PTV	95%体积相对剂量	100%	$D95\% \leqslant 100\%$	—
PTV	99%体积相对剂量	93%	$D99\% \leqslant 93\%$	—
PTV	110%体积相对剂量	20%	$V110 \geqslant 20\%$	—
脑干	0.1 ml 体积绝对剂量	55 Gy	$55 \leqslant D0.1\ ml < 64\ Gy$	$D0.1\ ml \geqslant 64\ Gy$
脑干	最大绝对剂量	60 Gy	$60 \leqslant Dmax < 67\ Gy$	$Dmax \geqslant 67\ Gy$
脑干表面	0.1 ml 体积绝对剂量	55 Gy	$55 \leqslant D0.1\ ml < 64\ Gy$	$D0.1\ ml \geqslant 64\ Gy$
脑干中心	0.1 ml 体积绝对剂量	50 Gy	$50 \leqslant D0.1\ ml < 60\ Gy$	$D0.1\ ml \geqslant 60\ Gy$
脊髓	0.1 ml 体积绝对剂量	50 Gy	$50 \leqslant D0.1\ ml < 55\ Gy$	$D0.1\ ml \geqslant 55\ Gy$
视交叉	0.1 ml 体积绝对剂量	55 Gy	$55 \leqslant D0.1\ ml < 60\ Gy$	$D0.1\ ml \geqslant 60\ Gy$
视交叉	最大绝对剂量	57 Gy	$57 \leqslant Dmax < 62\ Gy$	$Dmax \geqslant 62\ Gy$
视神经（左侧）	0.1 ml 体积绝对剂量	55 Gy	$55 \leqslant D0.1\ ml < 60\ Gy$	$D0.1\ ml \geqslant 60\ Gy$
视神经（右侧）	0.1 ml 体积绝对剂量	55 Gy	$55 \leqslant D0.1\ ml < 60\ Gy$	$D0.1\ ml \geqslant 60\ Gy$
视网膜（左侧）	0.1 ml 体积绝对剂量	50 Gy	$50 \leqslant D0.1\ ml < 60\ Gy$	$D0.1\ ml \geqslant 60\ Gy$
视网膜（右侧）	0.1 ml 体积绝对剂量	50 Gy	$50 \leqslant D0.1\ ml < 60\ Gy$	$D0.1\ ml \geqslant 60\ Gy$
喉	平均绝对剂量	36 Gy	—	$Dmean \geqslant 36\ Gy$
内耳（左侧）	平均绝对剂量	36 Gy	$36 \leqslant Dmean < 45\ Gy$	$Dmean \geqslant 45\ Gy$
内耳（右侧）	平均绝对剂量	36 Gy	$36 \leqslant Dmean < 45\ Gy$	$Dmean \geqslant 45\ Gy$
腮腺（左侧）	平均绝对剂量	26 Gy	$Dmean \geqslant 26\ Gy$	—
腮腺（右侧）	平均绝对剂量	26 Gy	$Dmean \geqslant 26\ Gy$	—
颌下腺（左侧）	平均绝对剂量	40 Gy	$Dmean \geqslant 40\ Gy$	—
颌下腺（右侧）	平均绝对剂量	40 Gy	$Dmean \geqslant 40\ Gy$	—
颈段食管	平均绝对剂量	50 Gy	$Dmean \geqslant 50\ Gy$	—
口腔	平均绝对剂量	36 Gy	$Dmean \geqslant 36\ Gy$	—
颞叶（左侧）	20 Gy 剂量相对体积	10%	$V20 \geqslant 10\%$	—
颞叶（左侧）	74 Gy 剂量绝对体积	2 ml	$V74 \geqslant 2\ ml$	—
颞叶（右侧）	20 Gy 剂量相对体积	10%	$V20 \geqslant 10\%$	—
颞叶（右侧）	74 Gy 剂量绝对体积	2 ml	$V74 \geqslant 2\ ml$	—
海马尾（左侧）	平均绝对剂量	20 Gy	$Dmean \geqslant 20\ Gy$	—

续　表

结构/器官	限制条件	限制剂量	轻度不达标	严重不达标
海马尾(右侧)	平均绝对剂量	20 Gy	$D\text{mean} \geq 20$ Gy	—
海马头(左侧)	平均绝对剂量	5 Gy	$D\text{mean} \geq 5$ Gy	—
海马头(右侧)	平均绝对剂量	5 Gy	$D\text{mean} \geq 5$ Gy	—
咽缩肌	平均绝对剂量	50 Gy	$50 \leq D\text{mean} < 60$ Gy	$D\text{mean} \geq 60$ Gy
泪腺(左侧)	平均绝对剂量	34 Gy	$34 \leq D\text{mean} < 41$ Gy	$D\text{mean} \geq 41$ Gy
泪腺(右侧)	平均绝对剂量	34 Gy	$34 \leq D\text{mean} < 41$ Gy	$D\text{mean} \geq 41$ Gy
下丘脑	平均绝对剂量	5 Gy	$D\text{mean} \geq 5$ Gy	—
垂体	平均绝对剂量	30 Gy	$D\text{mean} \geq 30$ Gy	—
下颌骨	平均绝对剂量	40 Gy	—	$D\text{mean} \geq 40$ Gy
下颌骨	70 Gy 剂量相对体积	10%	—	$V70 \geq 10\%$
脑	74 Gy 剂量绝对体积	2 ml	$V74 \geq 2$ ml	—
晶体(右侧)	最大绝对剂量	15 Gy	$D\text{max} \geq 15$ Gy	—
晶体(左侧)	最大绝对剂量	15 Gy	$D\text{max} \geq 15$ Gy	—

7.6　粒子射线放射治疗的模式

- 粒子射线放射治疗可采用被动散射或(及)点扫描束技术,各治疗中心根据自身治疗经验、供应商、设备规格决定治疗模式,最重要的是确保治疗计划的质量及鲁棒性(robustness)。扫描技术的潜在优势包含治疗的高效性、剂量的均匀性、形状不规则的高剂量靶区的适形性。然而目前报道的大部分质子或其他粒子射线治疗结果均采用了被动散射技术。与采用较大束斑的笔形束扫描相比,配有限光设备的被动散射束其侧方剂量跌落迅速。此外,尽管窦腔中骨-空气界面的阻止本领存在明显差异,但补偿器的使用可获非常鲁棒的散射技术的质子射线治疗计划。

- 采用被动散射技术时,个体化制订每位患者限束孔的边界可确保在靶区覆盖率最大化的同时尽可能减少正常组织受到照射。每个计划通常需要 3～5 治疗野(图 7.6)。射程调制器(range modulation)用以确保展宽的 Bragg 峰(定义为 90%的扩展 Bragg 峰剂量)可覆盖全部靶区范围。在 CTV 的远端和近端会放置比 PTV 更大的边界以补偿射程的不确定性[10]。射野衔接(field matching)技术可用于降低靶区外区域及危及器官的剂量。然而,鼻腔鼻窦天然结构决定了靶区与邻近组织包含空腔,因此,在对穿野的基础上加用拼接野(through/patch)以优化靶区的手段通常不适用于该区域治疗计划,且可能引发问题。接野位置不可设置于空腔内,接野交接面必须放置在空腔以外的

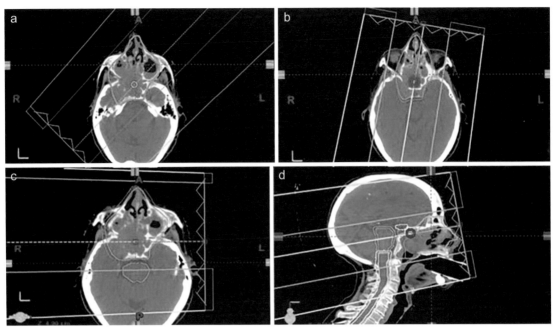

图 7.6   一例鼻腔鳞状细胞癌伴颅内侵犯 T4bN0M0 病例采用被动散射质子射线放疗的计划。采用右后斜野(a)、左前斜野(b)、左侧野(c)、左上前斜野(d)。a 与 b 野覆盖全部靶区体积,b 与 c 为相匹配射野,以降低眼球剂量

位置。通常建议减少照射野射野衔接,关注衔接处剂量不确定性,且避免(减少)可能使 Bragg 峰远端临界于正常组织(如脊髓、脑干、视觉通路)的射野数量。射野补偿器(beam compensators)用于控制远端剂量跌落,以此调节靶区覆盖或危及器官保护。该补偿器亦可减少组织异质性对剂量分布的影响,且其平滑/模糊(smoothing/smearing)作用可减小几何不确定性对影像学检查所见的深度/质子射程(radiographic depth/proton range)的影响。

- IMPT 计划通常使用 3~4 照射野。逆向计划软件可优化束斑位置及权重的设置。单野均匀剂量优化或多野优化治疗的模式均可使用,前者计划更为鲁棒,后者适形性更佳,利于形状不规则的 PTV 及危及器官的保护。类似于 IMRT,粒子射线放疗计划的优化目标为靶区覆盖、危及器官保护、剂量均匀性及它们在价值函数内的相对权重。目前新型治疗计划软件通常均允许鲁棒性计划优化(robust plan optimization)及计划的鲁棒性分析,可降低优化过程中几何/物理不确定性的影响。

7.7   淋巴结的治疗

- 鼻腔鼻窦肿瘤是否需选择性进行颈部淋巴结的照射至今尚仍存在争议。该部位恶性肿瘤不同于其他头颈部黏膜相关恶性肿瘤,鼻腔鼻窦区域黏膜下淋巴管相对缺乏,淋巴结转移较为少见。肿瘤分期的检查应包括颈部影像学检查及临床体检,存在影像学及临床可疑阳性淋巴结患者应行活检确诊(该类病例约占 10%)[3]。阳性淋巴结应行完全

切除术及选择性颈部淋巴结清扫术继以术后放疗。辅助放疗的方式类似于原发头颈部黏膜相关恶性肿瘤。未受累颈部淋巴结引流区照射目前更具争议,不属于本章讨论范畴。若需行选择性淋巴结照射,则建议包含咽后淋巴结区、茎突后淋巴结区与颈部Ⅰb、Ⅱa/b、Ⅲ、Ⅳ、Ⅴa/b,以及锁骨上淋巴结区。对于局限于单侧、未侵犯鼻中隔或跨越中线结构的肿瘤,同侧淋巴结区域照射可能为恰当的且能减少照射体积的手段,以此降低潜在毒性反应。

- 粒子射线治疗适用于多种选择性淋巴结照射的方案。由于被动散射质子射线治疗颈部较为复杂,需要较多治疗野及较长治疗时间,因此 IMPT 尤其适用于颈部放疗。因传统光子放疗治疗颈部更为简便,临床上可考虑淋巴结区域予光子照射,结合原发灶粒子射线治疗,剂量学上可与原发灶及上颈部的粒子射线治疗剂量学相匹配,或形成剂量学间隙以避免潜在热点(图 7.7)。

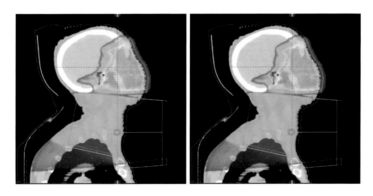

图 7.7　光子颈部淋巴结放疗联合原发灶被动散射质子放疗。原发灶质子治疗计划的 50% 等剂量线水平迁移至光子治疗计划系统,以便匹配剂量及避免重叠区域产生热点

（胡微煦　译,陆嘉德　审校）

参考文献

1. Turner JH, Reh DD. Incidence and survival in patients with sinonasal cancer: a historical analysis of population-based data. Head Neck. 2012;34(6):877-85.

2. Chu Y, Liu HG, Yu ZK. Patterns and incidence of sinonasal malignancy with orbital invasion. Chin Med J. 2012;125(9):1638-42.

3. Dagan R, Bryant CM, Li Z, et al. Outcomes of sinonasal cancer treated with proton therapy. Int J Rad Biol Phys. 2016;95(1):377-85.

4. Gil Z, Carlson DL, Gupta A, et al. Patterns and incidence of neural invasion in patients with cancers of the paranasal sinuses. Arch Otolaryngol Head Neck Surg. 2009;135(2):173-9.

5. Mendenhall WM, Amdur RJ, Morris CG, Kirwan J, Malyapa RS, Vaysberg M, et al. Carcinoma of the nasal cavity and paranasal sinuses. Laryngoscope. 2009;119(5):899-906.

6. Patel SH, Wang Z, Wong WW, et al. Charged particle therapy versus photon therapy for paranasal sinus and nasal cavity malignant diseases: A systematic review and meta-analysis. Lancet Oncol, 2014:15, pp. 1027-1038.

7. Cannon DM, Geye HM, Hartig GK, Traynor AM, et al. Increased local failure risk with prolonged radiation treatment

time in head and neck cancer treated with concurrent chemotherapy. Head Neck. 2014;36(8):1120-5.

8. Mayo C, Martel MK, Marks LB, Flickinger J, Nam J, Kirkpatrick J. Radiation dose-volume effects of optic nerves and chiasm. Int J Radiat Oncol Biol Phys. 2010;76(3 Suppl): S28-35.

9. Monroe AT, Bhandare N, Morris CG, Mendenhall WM. Preventing radiation retinopathy with hyperfractionation. Int J Radiat Oncol Biol Phys. 2005;61(3):856-64.

10. Moyers MF, Miller DW, Bush DA, et al. Methodologies and tools for proton beam design for lung tumors. Int J Radiat Oncol Biol Phys. 2001;49:1429-38.

8

涎腺肿瘤
Salivary Gland Tumors

Jonathan E. Leeman, Paul Romesser, James Melotek, Oren Cahlon, Kevin Sine, Stefan Both, Nancy Y. Lee

8.1 引言

- 涎腺恶性肿瘤较为少见,占头颈部恶性肿瘤的 1%～6%,占所有癌症的 0.3%。55% 的涎腺肿瘤病发于腮腺,30% 发生于下颌下腺,10%～15% 发生于舌下腺和小唾液腺。大多数涎腺肿瘤主要接受外科切除继以辅助放射治疗或联合放化疗的积极治疗策略。术后放射治疗的适应证包括中-高级别肿瘤、近切缘/阳性切缘、伴淋巴结转移、伴淋巴血管侵犯及 T3/T4 肿瘤、某些情况下的复发肿瘤。术后放化疗在高危涎腺肿瘤中的作用目前仍有待研究结果的支持,是尚未完成的 RTOG 10-08 临床试验(NCT01220583)的研究内容。无法切除的病例通常采用放射治疗,配合同期全身治疗可能疗效更佳。

- 基于质子、中子或碳离子的粒子射线治疗已被应用于涎腺肿瘤,最常用于腺样囊性癌,局部控制率介于 57%～93%[1-9]。质子射线放射治疗的疗效优于光子放疗。即便是应用现代技术的光子放疗,对无法切除的涎腺肿瘤的 5 年局部控制率仍不及 50%[10]。评

J. E. Leeman·P. Romesser·O. Cahlon·N. Lee (✉)
Memorial Sloan Kettering Cancer Center, New York, NY, USA
e-mail: leen2@mskcc.org

J. Melotek
Department of Radiation and Cellular Oncology, University of Chicago Medicine,
Chicago, IL, USA

K. Sine
Procure Proton Therapy Center, Somerset, NJ, USA

S. Both
Department of Radiation Oncology, University Medical Center Groningen,
Groningen, The Netherlands
e-mail: s. both@umcg. nl

© Springer International Publishing Switzerland 2018
N. Lee et al. (eds.), *Target Volume Delineation and Treatment Planning for Particle Therapy*, Practical Guides in Radiation Oncology, https://doi.org/10.1007/978-3-319-42478-1_8

估涎腺肿瘤粒子射线放射治疗的临床研究表明，颅底受累[1]、肿瘤体积较大、无法切除[2]以及蝶窦和斜坡受累[8]与低疾病控制率相关。粒子射线治疗耐受性好，严重毒副作用发生率低[4, 9]。

- 多个因素可影响颈部淋巴结转移的概率，包括 T 分类、肿瘤位置及组织学类型。腺泡细胞癌、腺样囊性癌、多形性腺瘤癌变的颈部淋巴结转移风险最低，黏液表皮样癌风险中等，而鳞状细胞癌、未分化癌和涎腺导管癌的颈部淋巴结转移风险最高。风险评估表[11]的使用有助于预测淋巴结受累的风险。风险大于 15%～20% 通常是给予颈部选择性治疗的指征。对于神经周围扩散风险较高的组织学类型（腺样囊性癌），建议对邻近的颅神经和颅底一并进行照射。大涎腺肿瘤对侧颈部淋巴转移发生率低。

- 粒子射线放射治疗可通过更优的靶区覆盖，从而提高肿瘤的局部控制率，同时降低正常组织照射剂量以提高涎腺肿瘤患者的治疗增益比[9, 12]。临床证据表明粒子射线放射治疗可减少急性毒性反应，亦预期可减少晚期毒性反应。在条件许可的情况下，强烈推荐使用粒子射线放疗技术治疗局限性的涎腺肿瘤。对已发生神经播散或颅底受累的病例，粒子射线治疗还可在保护脑干方面发挥至关重要的优势，使肿瘤接受更高剂量的照射成为可能[8, 13]。

8.2 模拟、靶区勾画和剂量处方

- CT 模拟应使用静脉碘化造影剂进行（若无禁忌），以便于解剖学描绘。出于剂量计算的目的，需要在计划质子治疗时使用非造影 CT。PET 有助于鉴别代谢活跃的大体肿瘤，且能显示受侵的或可疑的淋巴结。MRI 被推荐用于精确勾画肿瘤在软组织中的侵犯范围以及神经周围扩散的影像学评估。

- PET 和 MR 图像应与计划 CT 结合以便进行准确的靶区勾画。在治疗计划计算过程中应考虑与图像融合造成的不确定性。

- 推荐的剂量和分割次数应根据临床情况来决定（表 8.1）。

表 8.1 推荐的靶区勾画和照射剂量

靶区	勾画	剂量[Gy(RBE)]
大体肿瘤靶区（GTV）	包括原发肿瘤、受累神经、区域淋巴结在内的未切除的病灶	70
高危临床靶区（CTV$_{66}$）	包括结外侵犯或手术切缘阳性的区域	66
高危临床靶区（CTV$_{60}$）	包括原发灶和同侧颈部（Ⅰb～Ⅳ区）的手术床 咽旁和Ⅴ区受侵风险小，具体可由临床医生评估确定是否需包括在内	60
低危临床靶区（CTV$_{50\sim54}$）	包括未行清扫的同侧颈部，并根据风险评估的结果予以治疗（概述中已描述）	50～54

续 表

靶区	勾画	剂量[Gy(RBE)]
对侧颈部	当肿瘤累及中线时(常见为原发于舌下腺和小涎腺的情况),以及对侧颈部有阳性/可疑淋巴结时需考虑照射对侧颈部。当同侧淋巴结体积较大且可能累及对侧淋巴引流时,亦需考虑照射对侧颈部。是否对未经手术的颈部淋巴区域的亚临床病灶行选择性照射,应根据颈淋巴结转移的风险评估结果决定	

- 靶区体积应根据机构标准外放 3～5 mm(常规情况下)形成计划靶区(PTV),用于报告目的[14]。
- 在切缘为阳性、伴结外侵犯或针对大体肿瘤治疗的情况下,建议咨询肿瘤内科医生考虑是否加入同期化疗增敏。

8.3 体位固定和治疗计划验证

- 定位、模拟 CT 和治疗时均应使用三点固定面罩在仰卧位进行。在涉及颈部淋巴结治疗的病例中可考虑使用五点固定面罩。
- 理想情况下应每日拍正交 X 线片或使用容积成像(若配备)来确定治疗精度。
- 室内 CT(如锥形束 CT)是治疗验证的理想手段。当未配备室内 3D 时,推荐在治疗过程中对患者进行治疗体位的验证 CT 扫描,以评估解剖结构的潜在变化(如体重减轻、肿瘤缩小等)和剂量分布准确性的潜在变化(图 8.1)。目前笔者所在中心的做法是,对于根治性患者进行隔周的 CT 扫描,对于术后辅助放疗患者在放疗期间进行一次 CT 扫描(特殊临床情况除外)。

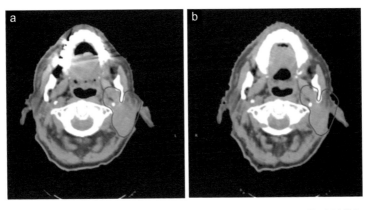

图 8.1　质子放射治疗期间的解剖学结构改变。a. 左耳靶区的计划模拟扫描图像;b. 治疗 2 周后的验证扫描图像显示治疗后有明显的软组织退缩。因此需重新计划,以确保正确实施所计划的治疗

- 应注意,在使用斜上方的射野治疗前方的靶区时,每日摆位误差和下巴移动度可能使粒子线略过(经过)皮肤,造成胸壁皮肤不必要的照射(图 8.2)。这种情况下需要在胸壁加补偿膜以吸收散射剂量。

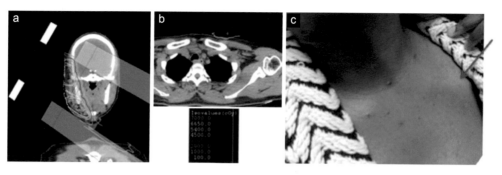

图 8.2　a. 用斜上方射野的质子被动散射均匀扫描治疗的一位右侧腮腺多形性腺瘤的患者;b. 粒子线略过皮肤导致对侧胸壁照射;c. 在照射 42 Gy(RBE)后,对侧胸壁出现了楔形形状的放射性皮炎。出现放射性皮炎后将 4 cm 的补偿膜放置于胸壁以吸收散射剂量并完成剩余的治疗,皮炎迅速消退

8.4　三维质子治疗的计划制订

8.4.1　被动散射技术

- 最常使用三个射野的布野方式(通常采用 2~4 个,图 8.3),应优先选择射线路径最短且最均匀的照射深度。

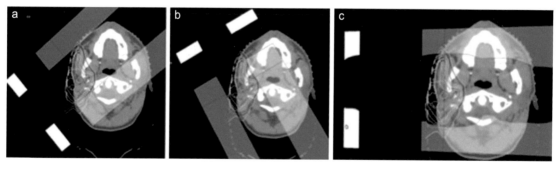

图 8.3　治疗腮腺的典型三野被动散射均匀扫描计划,包括: a. 后斜方向射野; b. 前斜方向射野;c. 上斜方向射野

- 在计划过程中,应注意避免 2 个以上射野的远端剂量重叠。危及器官,特别是串联器官的平面,不应有 1 个以上的粒子线射野穿过。如果出现远端重叠,应考虑交替运用不同射野角度或使用周期性射程边界变距(feathering)技术(图 8.4)。
- 当除了腮腺/腮腺床之外还需照射颈部淋巴结时,囿于射野大小的限制,通常需采用多野的接野技术以满足靶区的纵向覆盖。当照射颅底时,接野技术通常用于调节配对,以

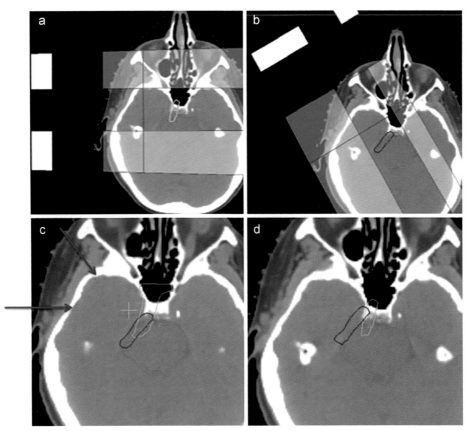

图 8.4 颅底靶区的被动散射均匀扫描计划,使用了横向射野(a)和前斜方向射野(b)。蓝色和青色表示在脑干处重叠的远端结构(c)。使用周期性射程边界变距(feathering)技术(d)可减少剂量重叠。射野角度以红色箭头标示

减少皮肤和周围正常组织的近端,特别是颞叶的剂量。应注意避免在危及器官结构上放置匹配线。接野射野的边界使用周期性射程边界变距技术减少过量照射。

- 应根据每个治疗中心确定的相关范围不确定性来评估超出预计射程位置和未达预计射程位置的计划。
- 在选择射野方向时应特别注意,需避免粒子束流穿过牙科填充物或治疗过程中可能出现变化的空腔。若需要改变常用的射野方向或当患者使用任何牙科填充物时,应咨询物理师团队。牙科填充物及其在脂肪和肌肉组织中产生的伪影通常应在治疗计划系统中予以勾画并给出相对应的组织密度或豪氏值。补偿器的制作应注意:牙齿填充物需使用较低电子密度(质量密度),以便使补偿器形状光滑,避免少量显著的脊形突出。计划评估时,则应使用适当的校正电子密度(质量密度)。若射野穿过牙科填充物,则射程的远端会出现低剂量的冷点。使用多个射野角度可减少这种影响。
- 对于肿瘤位于一侧的病例,使用均匀扫描或被动散射技术即可获得很好的结果。大多数涎腺肿瘤病例的目标靶区在体表面延伸,肿瘤通常位于皮肤下方,故射线难以避开皮肤。均匀扫描(US/PS)技术照射的皮肤剂量与处方剂量相似,可能略高于 IMRT,与加

用组织等效补偿膜的 IMRT 情况相似。

- 对于腮腺肿瘤病例,目标是避免对侧涎腺、口腔、喉、脑干和脊髓的照射。这些结构都位于靶区的远端,因此采用被动或扫描技术的粒子射线治疗对正常组织均能实现相对较好的保护(图 8.5)。

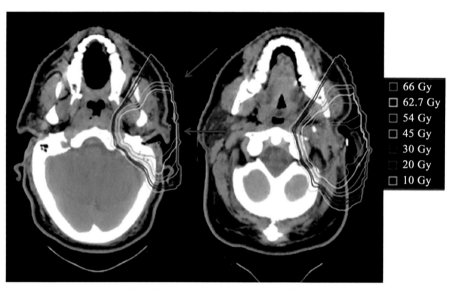

图 8.5 避开远端 OAR 的左侧腮腺多形性腺瘤的均匀扫描计划。
射野角度以红色箭头标示

8.4.2 笔形束扫描技术

- 对于腮腺病例,特别是当靶区不完全邻近体表时,笔形束扫描(PBS)将提供相对于被动散射技术在保护皮肤方面更具优势的适形计划。使用 PBS 可更好地控制粒子束的近端部分,减少皮肤剂量。然而,在许多情况下,靶区邻近患者体表,这时 PBS 技术的优势可能会减少。
- PBS 技术使用与 US/PS(图 8.3)相同的 2～4 个射野布局。由于 PBS 能够利用单射野形成 3D 剂量分布,若两个射野的远端边缘不重叠,通常可仅使用 2 个野。应注意确保所有伪影和牙科填充物均被精确勾画,并在计算前给出适当的质量密度(电子密度)。若可能,尽量避免粒子线穿过填充物。在勾画靶区和确定射野方向时,应咨询物理师团队。
- PBS 计划优化是基于单射野均匀剂量(SFUD)治疗计划技术的优化靶区来实现的。
- 对于腮腺肿瘤病例,理想情况下应使用 SFUD,因它可以提供最具鲁棒性的计划。应对每个射野进行单独评估以确保足够的覆盖率,然后综合评估危及限量和热点。随着鲁棒性优化在临床环境中的成熟,调强粒子射线放射治疗可能会得到更广泛的使用。
- 对于下颌下腺肿瘤病例,同侧腮腺是需要避开的关键结构,应注意尽量减少其照射,并将平均剂量降至 26 Gy(RBE)以下,但剂量应尽量降低(表 8.2)。若采用 US/PS 技术时,因危及器官位于靶区近端,靶区基本包围了腮腺,故保护同侧腮腺可能会有困难。在这些情况下,使用 SFUD 或 IMPT,PBS 可很好地在腮腺周围形成精准的剂量曲线。然而,即便 IMPT 可以产生更适形的剂量分布,也需仔细评估计划的鲁棒性,尤其是在没有鲁棒性优化时。这可通过在外部结构上创建最大剂量为 110% 的优化限制予以实现,并在临床测试和可用时运用鲁棒性优化。这一方法将超出和未达到预计射程位置及等中心位移均考虑在内,同时不允许出现射野重叠可能导致的热点。若无鲁棒性优化,另一选择是创建梯度结构以控制剂量衰减。若可行,应使用 SFUD 进行,因为它是目前最具鲁棒性的可用选项。应使用与 US/PS(同侧前斜野,侧后斜野)相同的布野,虽然射野数可能减少。由于鲁棒性优化在临床中应用尚未成熟,故计划时临床与物理师团队应紧密联系以共同评估和讨论。

表 8.2 单侧涎腺肿瘤质子放射治疗的危及器官剂量限制

危及器官	推荐的限制剂量[Gy(RBE)]
除 PTV 以外的口腔	平均剂量<3(靶区包括Ⅰb区时<10)
喉	平均剂量<15
同侧腮腺(非腮腺病例)	平均剂量<26(越低越好)
同侧颌下腺(非颌下腺病例)	平均剂量<39
对侧颌下腺和腮腺	平均剂量 0
食管	平均剂量<10
臂丛神经	无热点
脑干	当靶区不包括脑神经/颅底时<5,当靶区包括颅底时使用标准限制剂量
视神经和视交叉	<5
脊髓	<5

注:上述剂量限制源自本中心光子 IMRT 放射治疗计划中所采用的限制。将来在分析了更多更完整的质子治疗数据后,危及器官的限制剂量将进一步优化。临床实践中,应在确保肿瘤剂量覆盖的前提下尽量减低正常组织的照射剂量。

8.5 被动散射法和笔形束扫描法的比较

- 对于需要双侧颈部照射的病例,PBS 是保护正常组织最佳的方法以及保证治疗效率的最佳选择。对于大多数双侧颈部照射情况,SFUD 是可行的,但一些病例可能需要 IMPT 或两种技术的组合才能满足目前推荐的剂量限制(表 8.2)。PS 和 PBS 技术之间的计划比较如图 8.6 和图 8.7 所示。

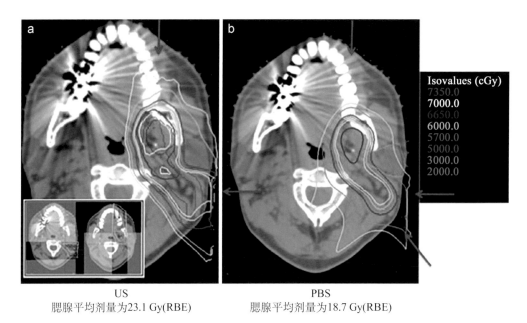

US
腮腺平均剂量为23.1 Gy(RBE)

PBS
腮腺平均剂量为18.7 Gy(RBE)

图 8.6 在照射颌下腺和颈部淋巴引流区中,运用两种不同方法保护同侧腮腺的比较:a. 被动散射接野技术;b. IMPT 笔形束扫描技术。射野方向以红色箭头标示

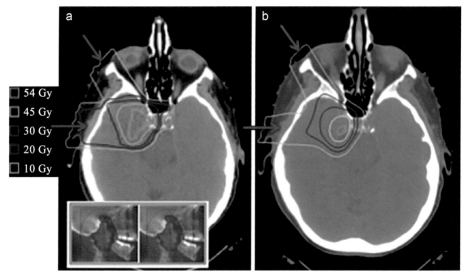

图 8.7 在照射颅底靶区中两种方法的比较:a. 使用调整匹配技术的被动散射法;b. 使用 SFUD 技术的 PBS。在此种情况下,PBS 通常在保护近端颞叶方面具优势。射野方向以红色箭头标示

8.6 剂量学和毒性的比较

- 与光子技术相比,粒子射线放射治疗(主要是 PS)单侧头颈靶区已被证明可明显降低多个危及器官的剂量,进而减少治疗相关急性毒性反应[9, 15]。

- 一项剂量学研究对比大涎腺肿瘤使用 IMRT 或质子射线治疗单侧靶区时,显示质子放射治疗能显著降低脑干最大剂量、脊髓最大剂量、口腔平均剂量,以及对侧腮腺和颌下腺剂量[9],这一剂量学特点使质子治疗的急性毒性发生率低(包括黏膜炎、恶心、味觉障碍和疲劳)。值得注意的是,质子治疗的患者中 2 度急性皮炎的发生率较高,但 3 度并无差异。本研究中的患者接受的是 US/PS 法的质子射线放射治疗。没有患者出现 4 度皮炎。随着 IMPT 的临床应用开展,预期皮炎发生率将下降。

- 口腔内的小涎腺维持着唾液基础水平,对口腔健康和卫生至关重要。减少口腔剂量是粒子射线放射治疗的主要优势,可使黏膜炎发生率降低,预期的慢性口干症发生率降低,牙齿健康状况改善,但目前尚缺乏长期数据。使用较小的点体积和(或)较小孔径可进一步保护喉部(表 8.3)。

表 8.3　IMRT 与均匀扫描 PBRT 治疗同侧大涎腺肿瘤的剂量学比较,以平均剂量或最大剂量表示(引自参考文献[9])

危及器官	IMRT($n=23$)(Gy)	PBRT($n=18$)[Gy(RBE)]	P 值
脑干(最大剂量)	29.7	0.62	<0.001
脊髓(最大剂量)	36.3	1.9	<0.001
口腔(平均剂量)	20.6	0.94	<0.001
对侧腮腺(平均剂量)	1.4	0.00	<0.001
对侧颌下腺(平均剂量)	4.1	0.00	<0.001
喉(平均剂量)	21.4	10.3	0.182

8.7　展望

- 随着 PBS 技术的成熟和 IMPT 的常规应用与普及,在需行放疗的涎腺肿瘤中,预期的剂量学增益可进一步提高 PBS 的优势。

(杨婧　译,陆嘉德　审校)

参考文献

1. Douglas JG, et al. Treatment of locally advanced adenoid cystic carcinoma of the head and neck with neutron radiotherapy. Int J Radiat Oncol Biol Phys. 2000;46(3):551-7.
2. Douglas JG, et al. Neutron radiotherapy for the treatment of locally advanced major salivary gland tumors. Head Neck. 1999;21(3):255-63.
3. Jensen AD, et al. Combined treatment of adenoid cystic carcinoma with cetuximab and IMRT plus C12 heavy ion boost: ACCEPT [ACC, Erbitux(R) and particle therapy]. BMC Cancer. 2011;11:70.
4. Schulz-Ertner D, et al. Therapy strategies for locally advanced adenoid cystic carcinomas using modern radiation therapy

techniques. Cancer. 2005;104(2):338-44.

5. Schulz-Ertner D, et al. Feasibility and toxicity of combined photon and carbon ion radiotherapy for locally advanced adenoid cystic carcinomas. Int J Radiat Oncol Biol Phys. 2003;56(2):391-8.

6. Griffin TW, et al. Neutron vs photon irradiation of inoperable salivary gland tumors: results of an RTOG-MRC cooperative randomized study. Int J Radiat Oncol Biol Phys. 1988;15(5):1085-90.

7. Laramore GE, et al. Neutron versus photon irradiation for unresectable salivary gland tumors: final report of an RTOG-MRC randomized clinical trial. Radiation therapy oncology group. Medical Research Council. Int J Radiat Oncol Biol Phys. 1993;27(2):235-40.

8. Pommier P, et al. Proton beam radiation therapy for skull base adenoid cystic carcinoma. Arch Otolaryngol Head Neck Surg. 2006;132(11):1242-9.

9. Romesser PB, et al. Proton beam radiation therapy results in significantly reduced toxicity compared with intensity-modulated radiation therapy for head and neck tumors that require ipsilateral radiation. Radiother Oncol. 2016;118(2):286-92.

10. Spratt DE, et al. Results of photon radiotherapy for unresectable salivary gland tumors: is neutron radiotherapy's local control superior? Radiol Oncol. 2014;48(1):56-61.

11. Terhaard CH, et al. The role of radiotherapy in the treatment of malignant salivary gland tumors. Int J Radiat Oncol Biol Phys. 2005;61(1):103-11.

12. Grant SR, et al. Proton versus conventional radiotherapy for pediatric salivary gland tumors: acute toxicity and dosimetric characteristics. Radiother Oncol. 2015;116(2):309-15.

13. Chan AW, Liebsch NJ. Proton radiation therapy for head and neck cancer. J Surg Oncol. 2008;97(8):697-700.

14. NCT01220583. Radiation therapy with or without chemotherapy in treating patients with high-risk malignant salivary gland tumors that have been removed by surgery. https://clinicaltrials.gov/ct2/show/NCT01220583. Accessed September 28, 2017.

15. Stromberger C, et al. Unilateral and bilateral neck SIB for head and neck cancer patients: intensity-modulated proton therapy, tomotherapy, and RapidArc. Strahlenther Onkol. 2016;192(4):232-9.

9

甲状腺癌
Thyroid Cancer

Mauricio Gamez, Aman Anand, Samir H. Patel

9.1 引言

- 甲状腺癌较为少见,在美国仅占所有恶性肿瘤的 1%,死亡仅占 0.2%。近年来,随着影像诊断水平的不断进步,对甲状腺亚临床病灶检查的增加,甲状腺癌发病率也相应提高。乳头状癌是最常见的甲状腺恶性肿瘤类型,约占所有甲状腺癌的 80%;滤泡状癌约占 10%;髓样癌、未分化癌等其他病理类型约占 10%。甲状腺癌女性发病率明显高于男性,比例约为 3∶1。大多数分化型甲状腺癌(differentiated thyroid cancer, DTC)的治疗首选外科手术,术后可能还需辅助放射性碘治疗(radioactive iodine, RAI)。因甲状腺未分化癌预后较差,患者确诊后应立即推荐专科医院进行多学科讨论综合处理策略[1-3]。

- 由于缺少前瞻性临床试验且既往的回顾性分析结果不一致,外照射放射治疗(external beam radiation therapy,EBRT)在分化型甲状腺癌的地位目前尚存争议[4-6]。美国头颈协会-内分泌手术委员会(The Endocrine Surgery Committee of the American Head and Neck Society)推荐,对分化型甲状腺癌,若伴大体肿瘤残留或无法切除的局部区域病灶,可采用外照射放疗以提高局部区域控制,但小于 45 岁且病灶较小者应接受放射碘治疗。全切术后可选择性地对年龄大于 45 岁、可疑残留且对放射碘治疗敏感性低的患者进行外照射放疗。对于肿瘤完整切除或颈部淋巴结转移的患者,外照射放疗不应作为术后常规辅助治疗手段[1-3]。

- 既往报道显示了放射治疗过程中避开中线器官(如声门上、咽部结构、食管)与其他危及

M. Gamez · A. Anand · S. H. Patel (✉)
Department of Radiation Oncology, Mayo Clinic Arizona, Phoenix, AZ, USA
e-mail: Patel. Samir@mayo. edu

© Springer International Publishing Switzerland 2018
N. Lee et al. (eds.), *Target Volume Delineation and Treatment Planning for Particle Therapy*, Practical Guides in Radiation Oncology, https://doi.org/10.1007/978-3-319-42478-1_9

器官(如腮腺、下颌骨及小唾液腺)的重要性,以及这些器官毒性反应与剂量的相关性[7-10]。

- 对于甲状腺癌的根治性或辅助性放疗,粒子射线放射治疗是一种颇具前景的治疗方式。最新的笔形束扫描调强粒子放疗可以实现剂量适形照射[11, 12]。
- 粒子射线放射治疗的目的是优化靶区覆盖以改善局部区域控制,同时降低危及器官(如口腔、声门上、咽部器官以及未受累及的食管、气管和肺尖)的照射剂量以减轻治疗毒性。

9.2 模拟定位、靶区勾画、放疗剂量/分割次数

- 体格检查、影像学诊断(CT、MRI、PET)及手术记录都应用于帮助制订治疗计划。
- FDG-PET 有助于确定具有代谢活性的肿瘤病灶,帮助勾画未分化癌和不摄碘的分化型甲状腺癌的靶区。
- 患者应进行模拟 CT 扫描勾画原发肿瘤/手术区域(surgical bed)及淋巴结以便进行剂量计算。建议常规扫描层厚为 3 mm 或更薄。
- 应避免使用增强扫描以免患者后续需要的放射性碘注射,仅应在特殊情况如未分化或不摄碘的甲状腺癌进行增强扫描。
- 将不同的影像学检查融合到计划 CT 上有助于更精确的靶区勾画。制订计划时应该考虑到不同影像学检查融合时的不确定性。
- 应该根据每例患者的局部或区域复发的危险性进行靶区勾画和相应的处方剂量[13, 14]。靶区和剂量建议见表 9.1。

表 9.1　建议靶区及照射剂量(质子射线)

靶区	范围	剂量[Gy(RBE)]
肿瘤靶区 (GTV)	大体肿瘤,包括肿瘤所侵犯邻近结构及转移区域淋巴结	70
高危临床靶区 (CTV$_{66}$)	阳性手术切缘或淋巴结包膜外侵犯区域	66
低危临床靶区 (CTV$_{54\sim60}$)[a]	可能发生微转移的区域,主要包括气管、食管沟及肿瘤靶区和 GTV$_{66}$ 外扩 5 mm 包括的区域。术后患者还应包括瘤床。接受了气管开口术者的靶区应包括开口处 　　颈部:颈部淋巴结阳性患者应包括Ⅱ～Ⅶ区及上纵隔至隆突的淋巴引流区,包括Ⅴ区。若颈部肿块较大,应该考虑照射Ⅰ区及咽后淋巴引流区	54～60

注:[a] 未受累淋巴结区域可由主诊医师判断,给予 54 Gy(RBE)照射。在某些病例中,即使术后病理确定伴有淋巴结累及,但仍可避免颈部淋巴结照射。治疗范围建议由放疗与头颈外科专家商榷后共同决定。

- 靶体积还需根据物理师给出的射程不确定性和各中心的影像引导技术外扩 3～7 mm。本中心质子计划靶体积通常预先在各个方向外扩 5 mm 摆位误差,再外扩 2 mm 以覆

盖物理师团队确定的射野方向上的射程边界和半影大小。
- 建议 CTV 分割剂量为 $1.8\sim2.0\,\mathrm{Gy(RBE)}$。

9.3　患者体位、固定及治疗验证

- 模拟定位和治疗均采用仰卧位。使用热塑膜面罩以紧密固定头、颈、肩部。本中心使用凯夫拉(kevlar,聚对苯二甲酰对苯二胺)制作的颅底框架为基础的五点面罩(Qfix® Systems,BoS™)(图9.1)。

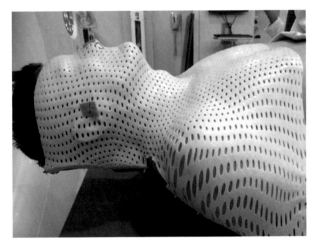

图9.1　患者面罩固定示意图

- 每天应进行正交位 X 射线扫描以矫正摆位误差,有条件的可使用容积成像。在治疗过程中,建议进行验证 CT 扫描以评价患者肿瘤退缩及体重下降等引起的解剖学变化。变化明显者应重新制订放疗计划。扫描通常在治疗第 4 周进行,在第 5 周时再进行一次扫描。

9.4　三维质子治疗计划

9.4.1　被动散射

- 若没有扫描束放疗技术来治疗甲状腺癌,可采用带有限光筒和补偿器的被动散射放射技术,联合使用在头脚方向倾斜的前斜和后斜的照射方向。这样可以避免在空腔组织或其他如喉和食管等重要器官处有射野重合或补偿。在匹配射野时应考虑到射野大小的限制。由于受设备在射野大小的限制,可能需要多中心治疗或移动较大的治疗床角度。对任一病例均应采用周期性射程边界变距(feathering)技术以减少射野结合处剂量快速跌落。另外,若通过后倾角照射,设置等中心点时要当心与机头冲突。射线应避免穿过不均质组织或诸如口腔植入物等高密度材料。这些特定材料的阻止本领值应标注 CT 值[15]。本中心的临床具体实践是,从外科医生处获取材料样本并从供应商处获得材料的类型和成分,实际测量该材料的质子束相对阻止本领值并标注合适的豪氏值,如图9.2所示。CT的豪氏值数据需要覆写(overridden)的情况包括:组织中的肿瘤侵犯至肺组织或者其他深部含空腔组织;外科手术夹(或外来物质);与高密度材料导致的条状伪影。

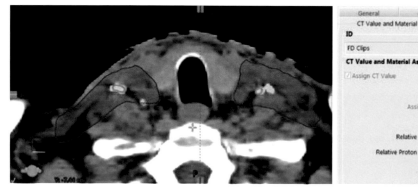
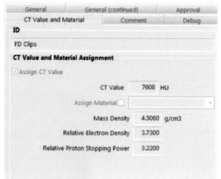

图 9.2　在质子计划中勾画出高密度结构

- 计划中设计制作补偿器和限光筒非常重要,因为需要避开很多重要的中线器官,且空腔组织和骨组织等组织不均一性导致射野远端的剂量覆盖困难,故常常需要进行边缘磨合(border smoothing),这种磨合通常会影响剂量适形性,需谨慎使用,可以根据个体计划需要增加射野的方法来解决。在限光筒的设计中应该将空腔和口鼻处可能的位置移动考虑进去。补偿器应使用适当的模糊半径(smearing radius)使SOBP更为平滑,以及减少锥形边缘造成的干扰。模糊半影可以保证远端剂量覆盖,但也可能影响适形性,如前述,增加射野角度可降低这方面的影响。
- 计划一般少于5个野,被动散射计划的工作流程通常更加复杂,在计划准备过程中就应非常仔细。

9.4.2　笔形束扫描

- 现代加速器可以提供很小的射线束斑,应用射程调节器(range shifter),无需多野、补偿器和限光筒就能实现三维适形质子计划。由于束斑更小,机头和患者之间的间距应尽量减小,也可以通过应用射程转换器和(或)补偿物来实现。
- 对绝大多数头颈部肿瘤而言,需尽可能减少空气间距。对于这一要求,不同的粒子射线治疗系统有不同的解决方案,有些系统可通过调节出束端解决,其他系统采用的是固定出束端的解决方案或使用射程调节器。但无论采用何种技术,我们的目的是使出束端口到患者表面的空气间隙尽量减小,以确保更小的束斑。
- 射线扫描技术可更好地控制侧向和垂直方向剂量分布。这种以扫描技术为基础的治疗计划系统可以在明显降低正常组织剂量的同时给予肿瘤均匀的适形的剂量。在甲状腺肿瘤中,颌下腺、口腔、腮腺、咽缩肌及喉上区能得到更大程度上的保护。如果感兴趣区在肿瘤的侧向和垂直方向上,谨慎选择射野角度和侧向边界就非常必要。在绝大多数肿瘤中,利用前后对穿野结合可以实现较好的剂量分布。物理计划团队应根据每个病例进行特定射野方向上的肿瘤剂量优化。除了侧向和垂直方向的射程不确定性边界外,本中心在射野特性中还增加一个点 sigma 侧向边界以优化肿瘤剂量。我们的计划研究发现,利用一对前后对穿野的调强治疗计划能实现高度适形的剂量分布。在对不同靶区、不同剂量进行优化时,应当心注意不同靶区外扩后边界可能重合。例如,一个计划如包括 CTV$_1$ 和 CTV$_2$ 两个靶区,CTV$_1$ 剂量大于 CTV$_2$,则须使用布尔运算（Boolean operation）：

$$CTV_1（高危）=无需布尔运算$$
$$CTV_{1sub}=CTV_1-CTV_2$$

CTV$_{1sub}$ 是一个新的结构,如图 9.3 所示蓝色部分。在勾画这些 CTV 时应当心不要改变医生勾画的 CTV,因为最终计划评价需要看最初的 CTV。

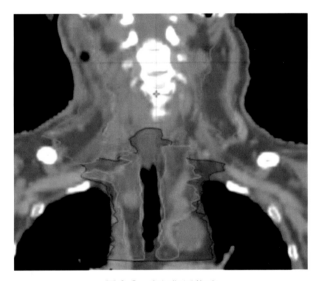

图 9.3　次级靶区修改

- 制订一个没有计算机辅助的鲁棒性优化的鲁棒性计划,需在每一步准备流程中都非常准确,靶区内外的束斑也可以很好地控制。本中心通过设定一个优化靶区（optimization target volume,OTV）予以实现,OTV 的勾画避开腮腺、颌下腺（submandibular gland,SMG）和口腔。如图 9.4 所示,OTV 在颌下腺区域避开 2 mm。这种设定的计划可以在保证避开重要危及器官的同时获得足够的靶区覆盖。为获得足够的鲁棒性,我们的 OTV 包括 3% 的射程以及 2~3 mm 的摆位误差,后者是根据我们的临床经验和影像引导能力确定的。鲁棒性评价取决于每个中心的标准。本中心评价所有头颈部肿瘤计划均包括了 3 mm 的摆位不确定性,以及 CT 上 3% 的相对阻止本领不确定性误差[16]。例如,本中心使用第 13.6 版 Eclipse™（Varian Medical Systems,Palo Alto,CA）治疗计划系统,能实现靶区适形性和靶区覆盖鲁棒性。在最差的（摆位误差和射程不确定性）情况下,我们用 D95 和 V95 靶区剂量评估计划鲁棒性。如图

9.5 所示,举例一个甲状腺计划鲁棒性,DVH 图显示 95% 的靶区被 98% 的处方剂量覆盖,包含 3 mm 的摆位误差和 3% 的射程不确定性。另外,如果有对穿野,射野间的鲁棒性也很重要。就本质而言,需仔细评估射野在重合线处产生的梯度剂量变化以防可能存在的热点或冷点,如图 9.6 所示。我们评估了所有重合线以确定剂量的平滑跌落。需要指出的是,因计划采用了单一等中心,无需在两个治疗野之间移动患者,我们可确保采用上述固定系统照射的各次之间的鲁棒性。总体而言,我们可以在明显避开正常组织的同时实现靶区覆盖高适形性。扫描束可以在 SFUD 和 IMPT 计划中灵活地给予同步加量照射计划。如图 9.5 所示的剂量颜色分布图,我们可在计划中给予单一靶区 60 Gy(RBE)/30 次质子射线照射(图 9.7a),也可以以剂量扫面(dose painting)实现不同靶区(CTV$_{70}$ 和 CTV$_{56}$)照射不同剂量(图 9.7b)。

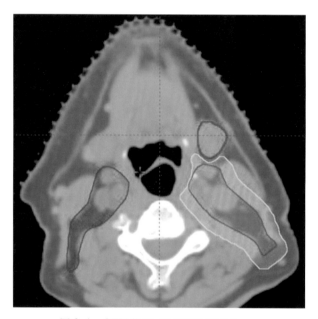

图 9.4 OTV 修改,颌下腺外避开 2 mm

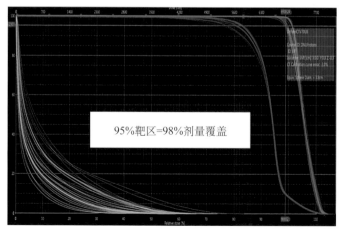

95%靶区=98%剂量覆盖

图 9.5 甲状腺计划鲁棒性。DVH 图显示 98% 的处方剂量覆盖 95% 的靶区

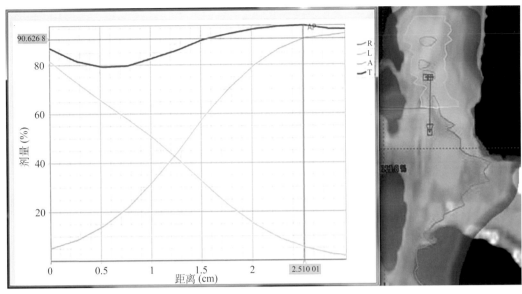

图 9.6　平滑剂量跌落的射野重合处

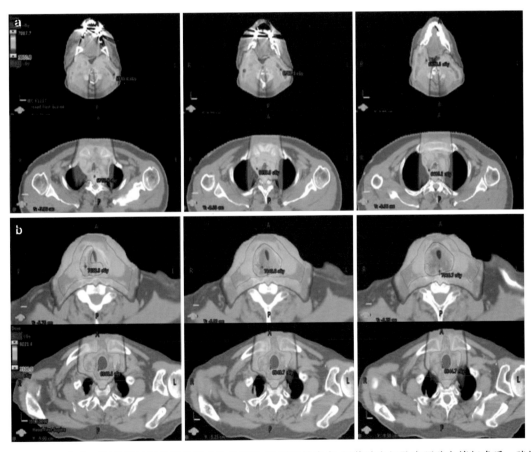

图 9.7　a. 一位右颈部淋巴结阳性甲状腺未分化癌的 70 岁男性患者,甲状腺全切及右颈改良清扫术后。建议
进行术后放化疗,范围包括甲状腺瘤床、中央区淋巴引流区、颈部淋巴引流 Ⅱ～Ⅶ区、上纵隔至隆突
(CTV₆₀);b. 一位罹患 Hurthle 细胞癌的 79 岁男性患者,甲状腺全切术继以活性碘治疗后局部复发。
建议对复发肿块、中央区及颈部淋巴引流 Ⅱ～Ⅶ区进行根治性放疗(CTV₇₀ 及 CTV₆₀)

9.5 剂量学和毒性比较

- 相对于光子技术，使用粒子射线放疗（proton beam radiation therapy，PBRT），尤其是笔形束扫描进行根治性或者术后治疗甲状腺癌可以明显降低重要危及器官的剂量，从而转化为临床上治疗毒性的降低（表9.2）。

表9.2　笔形束扫描粒子射线（以质子为例）治疗甲状腺癌时正常组织限量的建议

危及器官	建议剂量限制
口腔	平均剂量<39 Gy（RBE）
腮腺	平均剂量<26 Gy（RBE）
颌下腺	平均剂量<39 Gy（RBE）
喉	平均剂量<44 Gy（RBE）
咽缩肌	平均剂量<55 Gy（RBE）
食管	平均剂量<34 Gy（RBE）
脊髓	最大点剂量<45 Gy（RBE）
臂丛神经	最大点剂量<65 Gy（RBE）
肺	平均剂量<20 Gy（RBE），$V20<37\%$

注：上述限量根据光子/调强放疗数据修订。

- 计划物理师应努力使靶区覆盖最大化，并使所有正常组织剂量降到最低。
- 本中心进行的 IMRT 和调强粒子射线治疗计划的体积剂量学对比结果显示，口腔、腮腺、颌下腺、喉上区、咽部结构、脊髓和肺的剂量都明显降低。希望新技术可以带来更低的急性反应如口腔黏膜炎、口干、吞咽困难，并且降低诸如放射性肺炎、臂丛神经损伤及第二肿瘤等晚期毒性反应的发生。

9.6 展望

- 随着粒子射线治疗更广泛地应用和影像验证技术更好地发展，临床上已显示更好的剂量学优势和更低的放疗毒性，这将使笔形束扫描技术实现的调强粒子射线治疗甲状腺癌可以得到更广泛的应用。

（管西寅　译，孔琳　审校）

参考文献

1. Kiess AP, Agrawal N, Brierley JD, et al. External-beam radiotherapy for differentiated thyroid cancer locoregional control: a statement of the American Head and Neck Society. Head Neck. 2016;38:493-8.

2. Harrison LB, Sessions SB, Kies MS, editors. Head and neck cancer: a multidisciplinary approach. 4th ed. New York: Lippincott Williams & Wilkins; 2014.

3. Shindo ML, Caruana SM, Kandil E, et al. Management of invasive well-differentiated thyroid cancer: an American Head and Neck Society consensus statement. AHNS consensus statement. Head Neck. 2014;36:1379-90.

4. Schwartz DL, Lobo MJ, Ang KK, et al. Postoperative external beam radiotherapy for differentiated thyroid cancer: outcomes and morbidity with conformal treatment. Int J Radiat Oncol Biol Phys. 2009;74:1083-91.

5. Terezakis SA, Lee KS, Ghossein RA, et al. Role of external beam radiotherapy in patients with advanced or recurrent nonanaplastic thyroid cancer: Memorial Sloan-Kettering Cancer Center experience. Int J Radiat Oncol Biol Phys. 2009;73:795-801.

6. Rosenbluth BD, Serrano V, Happersett L, et al. Intensity-modulated radiation therapy for the treatment of nonanaplastic thyroid cancer. Int J Radiat Oncol Biol Phys. 2005;63:1419-26.

7. Levendag PC, Teguh DN, Voet P, et al. Dysphagia disorders in patients with cancer of the oropharynx are significantly affected by the radiation therapy dose to the superior and middle constrictor muscle: a dose-effect relationship. Radiother Oncol. 2007;85:64-73.

8. Eisbruch A, Kim HM, Feng FY, et al. Chemo-IMRT of oropharyngeal cancer aiming to reduce dysphagia: swallowing organs late complication probabilities and dosimetric correlates. Int J Radiat Oncol Biol Phys. 2011;81: e93-9.

9. Eisbruch A, Ten Haken RK, Kim HM, et al. Dose, volume, and function relationships in parotid salivary glands following conformal and intensity-modulated irradiation of head and neck cancer. Int J Radiat Oncol Biol Phys. 1999;45:577-87.

10. Eisbruch A, Kim HM, Terrell JE, et al. Xerostomia and its predictors following parotid-sparing irradiation of head-and-neck cancer. Int J Radiat Oncol Biol Phys. 2001;50:695-704.

11. Holliday EB, Frank SJ. Proton radiation therapy for head and neck cancer: a review of the clinical experience to date. Int J Radiat Oncol Biol Phys. 2014;89:292-302.

12. Metz JM, editor. Proton therapy. Radiation medicine rounds. New York: Demos Medical; 2010.

13. Lee NY, Lu JJ, editors. Target volume delineation and field setup: a practical guide for conformal and intensity-modulated radiation therapy. New York: Springer; 2012.

14. Lee NY, Riaz N, Lu JJ, editors. Target volume delineation for conformal and intensity-modulated radiation therapy. New York: Springer; 2015.

15. Ma C, Lomax T, editors. Proton and carbon ion therapy. Florida: CRC Press; 2012.

16. DeLaney TF, Kooy HM, editors. Proton and charged particle radiotherapy. New York: Lippincott Williams & Wilkins; 2007.

伴嗜神经侵袭的非黑色素性皮肤癌
Non-melanoma Skin Cancer with Clinical Perineural Invasion

Curtis Bryant, Roi Dagan

10.1 引言

- 皮肤基底细胞癌及鳞状细胞癌均属非黑色素性皮肤癌(NMSC),是美国最常见的癌症[1]。虽然该类皮肤癌病灶通常较为局限且可切除[2],但少部分病灶或复发病灶可出现嗜神经侵袭(嗜神经侵袭指肿瘤细胞包绕邻近神经鞘并沿运动或感觉神经纤维播散至颅底的现象)[3,4]。由此,肿瘤可播散至颅内神经节。影像学诊断为神经侵犯,或存在受累神经支配区感觉异常、蚁行感、麻木等临床症状均为发生嗜神经侵袭的标志[3,4]。

- 伴嗜神经侵袭的非黑色素性皮肤癌常因肿瘤病灶发生部位给治疗带来难度,如面部中线结构、头皮、侧面部等部位的病灶可累及第5或第7支颅神经分支,进而向上侵犯颅底,甚至到达脑部、脑干、内耳和/或视觉结构[3,4]。图10.1及10.2为嗜神经侵犯的影像学表现。

- 由于颅神经及血管在手术过程中极易受到损伤,因此发生于上述部位的非黑色素性皮肤癌难以在不引起严重不良反应的情况下达到完全切除。当手术并发症不可接受时,需采用放射治疗。而高剂量放射治疗同样可能导致并发症的发生。这种情况下,相比于光子放疗,粒子射线放疗可以其优越的适形性改善伴嗜神经侵袭的非黑色素性皮肤癌的治疗比[5]。在其他头颈部及颅底肿瘤的治疗中,粒子射线放疗相比于光子放疗,可

C. Bryant (✉) · R. Dagan
University of Florida Health Proton Therapy Institute,
2015 North Jefferson St., Jacksonville, FL 32206, USA
e-mail: cbryant@floridaproton.org

© Springer International Publishing Switzerland 2018
N. Lee et al. (eds.), *Target Volume Delineation and Treatment Planning for Particle Therapy*, Practical Guides in Radiation Oncology, https://doi.org/10.1007/978-3-319-42478-1_10

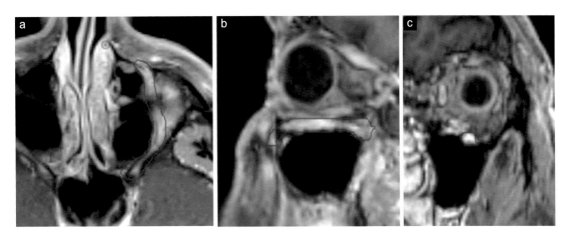

图 10.1　伴左侧三叉神经 V2 支侵犯的复发基底细胞癌（T4N0M0）术前诊断 MRI。患者已接受皮肤基底细胞癌切除术，且不伴皮肤局部复发。MRI 清晰显示嗜神经侵袭。T1 加权像可见受侵神经增粗并伴有异常强化。受侵神经所支配的肌肉亦可出现强化或萎缩。a. T1 增强轴位影像；b. T1 增强矢状位影像；c. T1 增强冠状位影像。需注意，存在嗜神经侵袭的神经主干常出现异常强化。红线勾画区域为大体肿瘤病灶

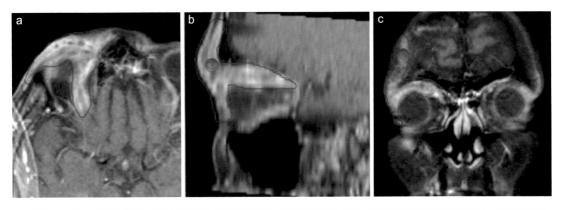

图 10.2　复发额部及右侧上眼睑鳞癌患者诊断 MRI。该患者初次切除术后局部复发累及右眼上方皮下组织，并伴右侧三叉神经 V1 支侵犯。a. T1 增强抑脂轴位影像；b. T1 增强抑脂矢状位影像；c. T1 增强抑脂冠状位影像。红线勾画区域为大体肿瘤病灶

显著降低危及器官的照射剂量[6-8]，且在非黑色素性皮肤癌单侧头颈部放疗计划中，相比于光子调强放疗，粒子射线放疗同样降低急性期及晚期毒副反应的风险[9]。本章将重点介绍伴嗜神经侵袭的非黑色素性皮肤癌的质子射线治疗。

10.2　固定/模拟定位

- 患者定位应采取仰卧位，头部及颈部均固定于底板（颅骨支架基板）上。热塑性面罩应自头部覆盖至颈部。颈垫的使用可尽可能缩小项部空气间隙。以上固定装置使患者头

颈部得以向治疗台外延伸,并可最大程度降低治疗端与患者的间隙,从而降低侧方束流半影。若照射范围涉及上颌部位时,可采用口咬器/口腔支架,将舌部阻隔于照射范围之外。当治疗位于皮肤的肿瘤病灶时,则模拟定位时需用金属线标定其位置与范围。增强与非增强 CT 扫描图像均应采集。为避免增强 CT 的高阻止本领对质子治疗计划的剂量测定产生影响,治疗计划影像应使用非增强 CT 图像。放疗的计划 CT 图像扫描范围应自颅骨顶点至上胸部。1～2 mm 层厚的 T1 及 T2 加权多平面 MRI 有助于确定原发病灶范围及神经周围播散途径,对于制订治疗计划至关重要。

10.3 靶区勾画及剂量

- 基于计划 CT 勾画靶区体积及危及器官时应遵循国际辐射单位与测量委员会(ICRU)指导原则[10]。在计划 CT 中勾画大体肿瘤体积(GTV)。MRI 图像有助于显示神经周围受累区域。若放射治疗前已行系统治疗(如化疗)或手术,需在计划 CT 中勾画治疗前 GTV。标准风险临床靶区(CTV SR)包括 GTV 及神经受累区域。由于神经侵犯可表现为跳跃性播散,因此神经受累区域应自受累神经远端上溯至相应神经节。根据肿瘤发生部位不同,CTV SR 还可能包括其他受累风险较高的神经支走行区域。CTV 勾画指南图谱已于近期出版[11]。图 10.3 及 10.4 为靶区勾画示例。

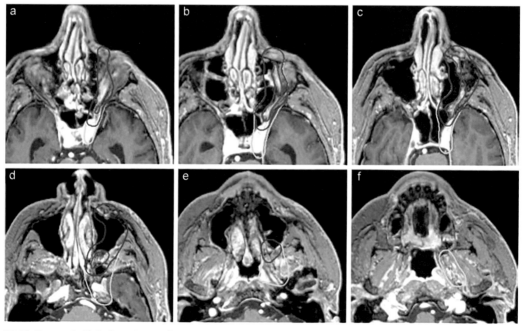

图 10.3 a～f. 伴临床可见三叉神经 V2 支侵犯的复发基底细胞癌患者计划 MRI 与计划 CT 融合影像。红线勾画区域为大体肿瘤病灶。CTV HR(紫线)的解剖学边界为大体肿瘤病灶外扩 5 mm 范围。CTV SR(黄线)需包括 CTV HR 及存在肿瘤微浸润风险区域(该区域包括完整海绵窦、三叉神经节及三叉神经 V3 支近端)

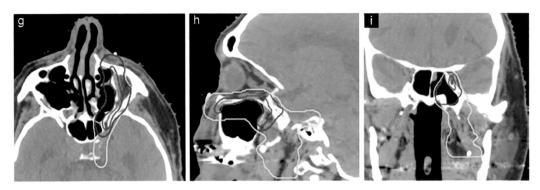

图 10.3(续) g~i. 轴位、矢状位及冠状位计划 CT 图像

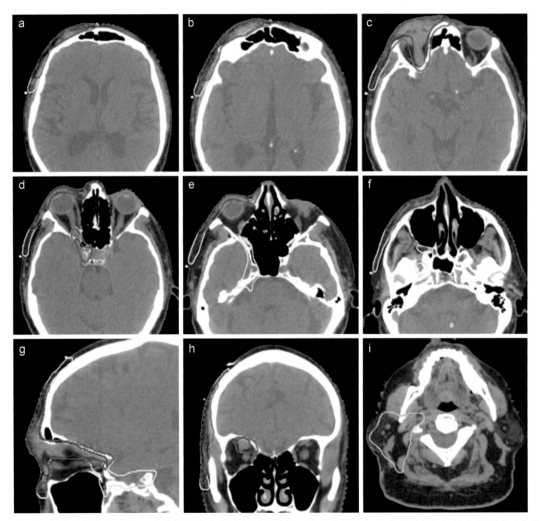

图 10.4 复发右侧额部及上眼睑皮肤鳞癌患者计划 CT 图像。该患者初次切除术后局部复发伴右侧额部皮肤及上眼睑受累,并伴右侧三叉神经 V1 支侵犯。红线勾画区域为治疗前大体肿瘤病灶。CTV SR(黄线)包括右侧额部、患侧海绵窦及三叉神经节。CTV HR(粉红线)包括伴 V1 神经支受累的大体肿瘤病灶、额部皮下组织、上眼睑及受累部分海绵窦。标准风险临床靶区单独勾画(standard-risk CTV)(蓝线),包括右侧腮腺及患者颈部区域淋巴结引流区,该靶区也需接受治疗

10.4　选择性区域淋巴结照射

- 存在临床可见嗜神经侵犯的患者，发生区域性淋巴结转移的风险高于15%，因此这类患者需进行选择性淋巴结区照射[5]。位于头部中线结构的病灶，可能出现同侧咽后淋巴结及 I B、II、III、IV区淋巴结镜下转移。对于累及耳部、头皮、颞部、耳前区域、额部或颊部的病灶，腮腺部位因存在区域淋巴结播散的风险，也应对其进行照射。

10.5　放疗剂量及分割

- 以序贯加量技术（sequential boost technique）进行质子射线放疗时，标准风险计划靶区（PTV SR）建议以 2 Gy（RBE）/分次，照射至 50 Gy（RBE）。高危 PTV（PTV HR）以 2 Gy/分次，加量照射 16～20 Gy（RBE）［总剂量达 66～70 Gy（RBE）］。若视交叉、视神经或视网膜紧邻 PTV HR，则患者因视网膜病变或视神经病变导致失明的风险较高。已有研究证实超分割放疗可降低由于高剂量照射所致视力损伤的风险[12]。同时，超分割放疗可缩短治疗周期，从而可能提高头颈部肿瘤局控率[12]。因此，对于失明风险较高患者，推荐 PTV SR 使用 1.2 Gy（RBE）/分次，每日 2 次（两次照射间隔时间至少 6 小时）的照射方式，累计照射至 50.4 Gy（RBE），并予 PTV HR 以 1.2 Gy（RBE）/分次，加量照射 19.2～24 Gy（RBE），使总剂量达到 69.4～74.4 Gy（RBE）。表 10.1 总结了推荐剂量及靶区范围。

10.6　靶区覆盖

- 分次放疗中的靶区覆盖目标需明确，并在治疗过程中密切注意。建议处方剂量覆盖95% PTV 范围。同时，99%PTV 范围接受至少 93%的处方剂量，且尽可能避免冷点出现。接受110%及以上的处方剂量照射的体积不应超过 PTV 的 20%。热点仅可出现于 CTV 内。若预估危及器官将受到较高剂量照射（包括脑干或视交叉等），则基于临床医师判断（还将考虑患者对于治疗风险接受程度及相关意愿），对治疗分次或靶区覆盖范围作出一定妥协。

表 10.1　推荐的剂量及靶区范围

靶区体积	靶区范围	剂量
GTV	CT 和（或）MRI，以及体格检查所见皮肤原发灶范围	—
HR CTV	GTV 等中心外扩 0.5 cm 作为解剖学边界。如该扩范围包含皮肤原发灶，则应沿皮肤表面外扩 1～2 cm 边界	66～70 Gy（RBE），2 Gy（RBE）/分次 或 69.4～74.4 Gy（RBE），1.2 Gy（RBE）/分次，每日 2 次照射

续 表

靶区体积	靶区范围	剂量
SR CTV	GTV 等中心外扩 0.5～1 cm 作为解剖学边界。如伴有神经节受累,则应包含相应神经的近端分支。存在转移风险的淋巴结引流区也应包含于此靶区内	50 Gy(RBE),2 Gy(RBE)/分次 或 50.4 Gy(RBE),1.2 Gy(RBE)/分次,每日 2 次照射

注:CT:计算机断层扫描;MRI:磁共振成像;GTV:大体肿瘤体积;HR CTV:高危临床靶区;SR CTV:标准风险临床靶区。

10.7 正常组织定义

- 危及器官应根据治疗计划 CT 及计划 MRI 的融合影像进行勾画。建议勾画以下结构:视网膜、视神经、视交叉、晶体、泪腺、脑干、脊髓、颞叶、海马、下丘脑、垂体、腮腺、喉、颌下腺及咽缩肌。制订放疗计划时应尽可能降低上述结构受照射剂量。表 10.2 为各器官推荐限制剂量。

表 10.2 推荐限制剂量

结构/器官	限制条件	限制剂量	轻度偏差	重大偏差
PTV	95%体积相对剂量	100%	$D95\% \leqslant 100\%$	—
PTV	95%体积相对剂量	93%	$D99\% \leqslant 93\%$	—
PTV	110%体积相对剂量	20%	$V110 \geqslant 20\%$	—
脑干	0.1 ml 体积绝对剂量	55 Gy	$55 \leqslant D0.1\ ml < 64\ Gy$	$D0.1\ ml \geqslant 64\ Gy$
脑干	最大绝对剂量	60 Gy	$60 \leqslant Dmax < 67\ Gy$	$Dmax \geqslant 67\ Gy$
脑干表面	0.1 ml 体积绝对剂量	55 Gy	$55 \leqslant D0.1\ ml < 64\ Gy$	$D0.1\ ml \geqslant 64\ Gy$
脑干中心	0.1 ml 体积绝对剂量	50 Gy	$50 \leqslant D0.1\ ml < 60\ Gy$	$D0.1\ ml \geqslant 60\ Gy$
脊髓	0.1 ml 体积绝对剂量	50 Gy	$50 \leqslant D0.1\ ml < 55\ Gy$	$D0.1\ ml \geqslant 55\ Gy$
视交叉	0.1 ml 体积绝对剂量	55 Gy	$55 \leqslant D0.1\ ml < 60\ Gy$	$D0.1\ ml \geqslant 60\ Gy$
视交叉	最大绝对剂量	57 Gy	$57 \leqslant Dmax < 62\ Gy$	$Dmax \geqslant 62\ Gy$
视神经(左侧)	0.1 ml 体积绝对剂量	55 Gy	$55 \leqslant D0.1\ ml < 60\ Gy$	$D0.1\ ml \geqslant 60\ Gy$
视神经(右侧)	0.1 ml 体积绝对剂量	55 Gy	$55 \leqslant D0.1\ ml < 60\ Gy$	$D0.1\ ml \geqslant 60\ Gy$
视网膜(左侧)	0.1 ml 体积绝对剂量	50 Gy	$50 \leqslant D0.1\ ml < 60\ Gy$	$D0.1\ ml \geqslant 60\ Gy$
视网膜(右侧)	0.1 ml 体积绝对剂量	50 Gy	$50 \leqslant D0.1\ ml < 60\ Gy$	$D0.1\ ml \geqslant 60\ Gy$
喉	平均绝对剂量	36 Gy	—	$Dmean \geqslant 36\ Gy$

续 表

结构/器官	限制条件	限制剂量	轻度偏差	重大偏差
内耳(左侧)	平均绝对剂量	36 Gy	$36 \leqslant Dmean < 45$ Gy	$Dmean \geqslant 45$ Gy
内耳(右侧)	平均绝对剂量	36 Gy	$36 \leqslant Dmean < 45$ Gy	$Dmean \geqslant 45$ Gy
腮腺(左侧)	平均绝对剂量	26 Gy	$Dmean \geqslant 26$ Gy	—
腮腺(右侧)	平均绝对剂量	26 Gy	$Dmean \geqslant 26$ Gy	—
颌下腺(左侧)	平均绝对剂量	40 Gy	$Dmean \geqslant 40$ Gy	—
颌下腺(右侧)	平均绝对剂量	40 Gy	$Dmean \geqslant 40$ Gy	—
颈段食管	平均绝对剂量	50 Gy	$Dmean \geqslant 50$ Gy	—
口腔	平均绝对剂量	36 Gy	$Dmean \geqslant 36$ Gy	—
咽缩肌	平均绝对剂量	50 Gy	$50 \leqslant Dmean < 60$ Gy	$Dmean \geqslant 60$ Gy
泪腺(左侧)	平均绝对剂量	34 Gy	$34 \leqslant Dmean < 41$ Gy	$Dmean \geqslant 41$ Gy
泪腺(右侧)	平均绝对剂量	34 Gy	$34 \leqslant Dmean < 41$ Gy	$Dmean \geqslant 41$ Gy
下丘脑	平均绝对剂量	5 Gy	$Dmean \geqslant 5$ Gy	—
垂体	平均绝对剂量	30 Gy	$Dmean \geqslant 30$ Gy	—
下颌骨	平均绝对剂量	40 Gy	—	$Dmean \geqslant 40$ Gy
下颌骨	70 Gy 剂量相对体积	10%	—	$V70 \geqslant 10\%$
脑	74 Gy 剂量绝对体积	2 ml	$V74 \geqslant 2$ cm^3	—
晶体(右侧)	最大绝对剂量	15 Gy	$Dmax \geqslant 15$ Gy	—
晶体(左侧)	最大绝对剂量	15 Gy	$Dmax \geqslant 15$ Gy	—

10.8 三维(3D)质子射线治疗计划

被动散射 vs. 点扫描技术

- 粒子射线放射治疗可采用被动散射或点扫描束技术,两项技术各有其独特的优缺点。被动散射质子放疗应用铜制补偿器(brass apertures)锐化射线束边界,使侧方剂量跌落迅速,甚至较大束斑笔形束扫描的剂量跌落更为迅速。被动散射计划还利用射野补偿器进行平滑及模糊,以改善治疗计划鲁棒性。在调强点扫描粒子射线治疗计划中,射线束以磁扫描技术扫描全部靶区范围。逆向计划软件可优化束斑位置及权重,较被动散射质子治疗计划更为高效。此外,调强点扫描计划对于不规则形 PTV 的适形性更佳。

被动散射治疗计划

- 伴临床可见嗜神经侵袭的非黑色素性皮肤癌应用被动散射治疗时,常用3～5野照射。对于每个治疗野,射程调制器用以保证展宽的Bragg峰覆盖全部CTV靶区深度范围。因射程的不确定性,需在远端边界增加2.5%～3%的预期范围再外扩1.5～2 mm。射线侧方的适形性可通过基于射野的个体化的补偿器(field-specific apertures)实现;射程远端剂量迅速跌落部分的适形性可依靠订制的射野补偿器。补偿器可以以其模糊作用减小因患者移动或摆位误差导致的几何不确定性对质子射程的影响。

- 图10.5及10.6为典型计划的挡块设计及射野角度。考虑到展宽的Bragg峰远端剂量的放射生物等效性可能超过1.1,因此应尽可能减少危及器官(如脑干或视交叉等)附近照射野数量,以避免射线束远端重叠。原则上存在远端剂量覆盖重要器官/结构时,单个照射野剂量不应超过单次剂量的1/3。此外,由于粒子射线治疗较难避开皮肤,因此应尽可能减少皮肤的射线束重叠。非共面射线束可较好地避免危及器官(如视觉相关结构)受到照射,但由于治疗床角度转动(couch kick)可导致的不确定性,为缩短治疗时间及提高摆位精度,此类射野数量也应尽可能减少。大多数情况下,应尽可能减少补丁-穿透野的合用,以消除衔接处匹配线附近剂量不足或超量情况发生。射野匹配技术不仅可用于降低PTV附近危及器官的剂量,还可提高形变及深度改变急剧的靶区适形性,如图10.5a1～b1。

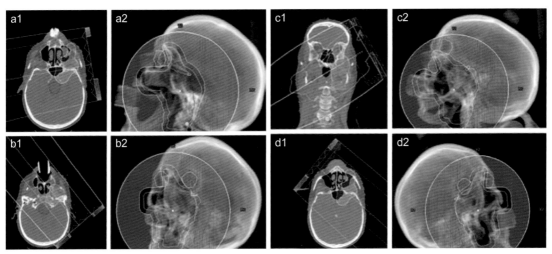

图10.5 伴左侧三叉神经V2支受累的复发鳞癌患者(rT4N0M0)被动散射质子治疗计划示例。绿线勾画区域为PTV SR。a1、a2.4野质子治疗计划中的左前斜野;b1、b2.左后斜野;c1、c2.左上后斜野;d1、d2.右上前斜野。每个治疗野均用挡块及角度以保证靶区覆盖及避开危及器官

- 在被动散射治疗计划中,当使用为原发灶设计的射野进行选择性淋巴结区照射可能存在一定困难。如采用传统光子治疗颈部,可将光子射野与原发灶临床靶区射野进行剂量学匹配,并使用5 mm剂量学间隙以避免两个治疗计划间的潜在热点。

点扫描治疗计划

- 应用点扫描技术时,粒子射线束以三维磁扫描技术扫描靶区。此类射线束有单野均匀

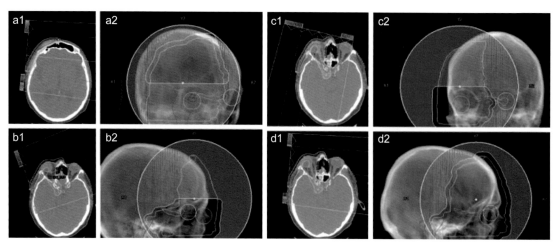

图 10.6　复发右侧额部及上眼睑皮肤鳞癌患者被动散射质子射线治疗计划示例。该患者初次切除术后局部复发伴右眼上方皮下组织受累,并伴三叉神经 V1 支侵犯。绿线勾画区域为计划靶区(PTV)。a1、a2.4 野质子治疗计划中的右前上斜野作为治疗 PTV 上部的匹配野(match field);b1、b2. 右后斜野治疗 PTV 下部;c1、c2. 左前斜野治疗 PTV 下部;d1、d2. 右前斜野治疗整体 PTV

剂量(SFUD)及多野均匀剂量(MFUD)两种治疗模式。SFUD 治疗模式中,针对各野进行扫描模式及束流强度优化,而靶区剂量分布均匀。MFUD 治疗模式中,各野合并优化,使靶区剂量均匀,但各野向靶区提供的照射强度不均一。MFUD 的适形性更佳,常被称为 IMPT。与被动散射类似,点扫描计划通常需要 3～5 个质子射线束。计划优化与调强放疗类似,为基于靶区覆盖目标、危及器官保护及它们在规划算法中的相对权重。MFUD 治疗计划无需 apertures 及补偿器,且不产生展宽 Bragg 峰,因此点扫描质子治疗计划的不确定性是不同的。虽然 IMPT 计划的鲁棒性尚有争议,但近来对于该类治疗计划鲁棒性分析的结果减少了部分担忧,使 MFUD 模式成为治疗伴临床可见嗜神经侵袭的非黑色素性皮肤癌的最佳策略。

（胡微煦　译,陆嘉德　审校）

参考文献

1. American Cancer Society. Key statistics for basal and squamous cell skin cancers. 2016. http://www. cancer. org/cancer/skincancer-basalandsquamouscell/detailedguide/skin-cancer-basal-and-squamous-cell-key-statistics.

2. Mendenhall WM, Million RR, Mancuso AA, Cassisi NJ, Flowers FP. Carcinoma of the skin. In: Million RR, Cassisi NJ, editors. Management of head and neck cancer: a multidisciplinary approach. 2nd ed. Philadelphia, PA: J. B. Lippincott Company; 1994. p. 643-91.

3. Feasel AM, Brown TJ, Bogle MA, Tschen JA, Nelson BR. Perineural invasion of cutaneous malignancies. Dermatol Surg. 2001;27(6):531-42.

4. Geist DE, Garcia-Moliner M, Fitzek MM, Cho H, Rogers GS. Perineural invasion of cutaneous squamous cell carcinoma and basal cell carcinoma: raising awareness and optimizing management. Dermatol Surg. 2008;34(12):1642-51.

5. Mendenhall WM, Amdur RJ, Hinerman RW, et al. Skin cancer of the head and neck with perineural invasion. Am J Clin Oncol. 2007;30(1):93-6.

6. Mendenhall NP, Malyapa RS, Su Z, et al. Proton therapy for head and neck cancer: rationale, potential indications, prac-

tical considerations, and current clinical evidence. Acta Oncol. 2011;50(6):763-71.

7. Mock U, Georg D, Bogner J, Auberger T, Potter R. Treatment planning comparison of conventional, 3D conformal, and intensity-modulated photon (IMRT) and proton therapy for paranasal sinus carcinoma. Int J Radiat Oncol Biol Phys. 2004; 58(1):147-54.

8. Lomax AJ, Goitein M, Adams J. Intensity modulation in radiotherapy: photons versus protons in the paranasal sinus. Radiother Oncol. 2003;66(1):11-8.

9. Romesser PB, Cahlon O, Scher E, et al. Proton beam radiation therapy results in significantly reduced toxicity compared with intensity-modulated radiation therapy for head and neck tumors that require ipsilateral radiation. Radiother Oncol. 2016;118(2):286-92.

10. Definition of volumes. J ICRU. 2010;10(1):41-53.

11. Ko HC, Gupta V, Mourad WF, et al. A contouring guide for head and neck cancers with perineural invasion. Pract Radiat Oncol. 2014;4(6): e247-58.

12. Bhandare N, Monroe AT, Morris CG, Bhatti MT, Mendenhall WM. Does altered fractionation influence the risk of radiation-induced optic neuropathy? Int J Radiat Oncol Biol Phys. 2005;62(4):1070-7.

11

头颈部肿瘤再程放疗
Head and Neck Reirradiation

Carl DeSelm, Upendra Parvathaneni, Kevin Sine

11.1 引言

- 对头颈部肿瘤在高剂量($>50\,\mathrm{Gy}$)放疗后出现的局部区域性失败、复发或第二原发肿瘤的治疗颇为困难。若不采取任何治疗则患者预后极差,中位生存仅为 5 个月[1]。手术切除与再程放疗是唯一可能治愈该病的手段,但仅约 20% 的患者具手术治疗的机会[2-4]。接受手术治疗的患者,其 5 年生存率仅为 16%～36%[5, 6],手术后通常建议行辅助放疗。

- 对于术后再程放疗时机仍有争议,但研究结果显示,术后即刻行再程放疗较推迟放疗可提高疾病无进展生存[7]。

- 即使在伴有转移的患者中,许多头颈部肿瘤相关的死亡仍源于持续性或复发的局部区域性疾病,表明了维持局部控制的重要性[8, 9]。

- 此外,头颈部肿瘤局部区域未控可引起疼痛、出血与恶臭,出现呈真菌样生长的可影响美观的肿块,进而严重危害患者生存质量(QOL)。

- Romesser 等[10]研究者报道了质子再程放射治疗头颈部复发肿瘤的 1 年局部区域控制

C. DeSelm
Memorial Sloan Kettering Cancer Center, New York, NY, USA

University of Washington Medical Center, Seattle, WA, USA

U. Parvathaneni (✉)
University of Washington Medical Center, Seattle, WA, USA
e-mail: Upendra@Uw. edu

K. Sine
ProCure Proton Therapy Center, Somerset, NJ, USA

© Springer International Publishing Switzerland 2018
N. Lee et al. (eds.), *Target Volume Delineation and Treatment Planning for Particle Therapy*, Practical Guides in Radiation Oncology, https://doi.org/10.1007/978-3-319-42478-1_11

率(LRC)与总生存率(OS),分别为 70%与 67%,该研究为相关领域迄今纳入患者数最多的研究。回顾性数据显示该中心的光子再程放疗的 1 年 LRC 与 OS 分别为 55%与59%[11]。比较显示相比光子,质子再程放疗可有获益。

- 总剂量≤60 Gy 的再程放疗导致局部失败的风险比更高[12]。
- 对于难以接受足量再程放疗的患者,可考虑强度较低的放疗方案,即"Quad Shot"方案(3.7 Gy/次,每日 2 次,连续照射 2 天后休息 4 周,共 3～4 个疗程)[13]。该方案允许在疗程间进行治疗反应及症状的评估,故风险相对较小、副反应较轻,同时相比未接受再程放疗的患者,可提供姑息性的疗效及潜在的在局部控制上的获益[13]。

11.2　模拟定位、靶区勾画和放疗剂量/分割

- 应行 CT 模拟定位,理想情况下,可在经静脉(IV)增强 CT 上勾画靶区,而非增强 CT 则用于制订粒子射线计划。
- 当 CT 上肿瘤边界不明确,或怀疑有软组织或周围神经浸润时,建议行 MR 检查。复发肿瘤患者应接受 PET/CT 检查以协助分期,可帮助勾画头颈部肿瘤靶体积。
- 当怀疑多发病灶时,建议对每处病灶均行活检以证实(对阴性结果做出解释时应考虑所采用活检技术的敏感性)。
- 应根据中心各自的标准对靶体积进行外扩(通常为 3～5 cm)以得到计划靶体积;不建议行预防性颈部淋巴结照射。
- 为使挽救性治疗达到根治的目的,建议咨询肿瘤内科医生是否考虑行同步化疗。

11.3　患者体位、固定和治疗验证

- 模拟定位及治疗时采用仰卧位,若疾病仅为头部复发可采用 3 点式面罩固定,对于颈部有病变的患者则应采用 5 点式面罩。
- 建议每次治疗前行正交 X 射线成像或体积成像(通常采用锥状射束 CT)以确保摆位准确性。
- 对于颅底以及毗邻危及器官的肿瘤,或当肿瘤周围组织异质性波动较大时(例如位于鼻窦的肿瘤,周围分泌物及炎症情况处于不断变化中),若可能,建议每次治疗前行治疗室内 CT 成像(如锥状束 CT)用于治疗验证。若无法行室内 3D 成像,建议于疗程中在治疗体位下行 CT 扫描验证(根据肿瘤部位以及治疗过程中因体重下降、肿瘤退缩与水肿等因素引起的解剖位置变化,可每隔 1 周行 CT 扫描,或在治疗中期行 1 次扫描)。

11.4　靶区勾画

- 大体肿瘤体积(GTV):指可见的、可触及的或可在影像学上(计划 CT、PET、MRI 和/或其他影像学检查)显示的所有大体病灶。

- 临床靶体积（CTV）：指高危亚临床病灶，包括术后患者的肿瘤床。在某些情况下，专门的 MRI 序列或 PET 上可出现可疑的信号变化，但无法明确是否为肿瘤侵犯，这些区域是否应纳入治疗取决于临床判断。CTV 不应包括颈部预防性照射区域。

- 计划靶体积（PTV）：由 CTV 外扩一定边界所获，用于确保 CTV 为处方剂量所覆盖。外扩边界考虑了治疗投递中的变化，包括摆位误差。PTV 的外扩边界具有射线特异性（需考虑射程不确定性），应在制订治疗计划时确定（一般为 3～5 mm）。

- 危及器官：应在 CT 图像上勾画的正常解剖结构包括束流路径上 3 个层面以内的所有潜在危及器官。通常应包含以下器官：腮腺、颌下腺、眼球、视神经、视交叉、泪腺、晶体、脑干、脊髓、大脑颞叶、耳蜗、臂丛神经、甲状腺、喉与食管，而颈动脉也常包含其中；其他结构可在制订治疗计划时予以考虑。若脊髓、视神经或视交叉毗邻肿瘤，应在每一层 CT 图像上均进行勾画。对于接受再程放疗的患者，可考虑避开颈动脉以有效降低其所接受照射的剂量（图 11.1）。这有助于减少颈动脉破裂（在 76% 的患者中为致死性）这一极其严重的潜在并发症的出现[14]。

- 常见的靶体积与剂量指南详见表 11.1。

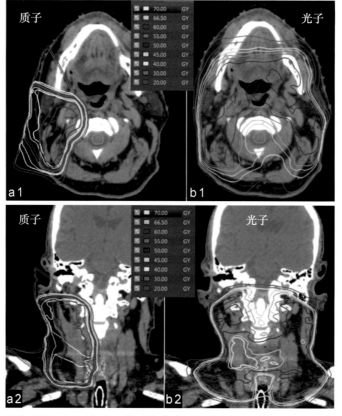

图 11.1　再程质子放疗计划、首程光子放疗计划及两者叠加计划。首程 IMRT 治疗过程中，GTV 接受的照射剂量为 70 Gy（如图 b1、b2 所示）。再程质子治疗过程中，GTV 再次接受了 70 Gy 的照射剂量（如图 a1、a2 所示）

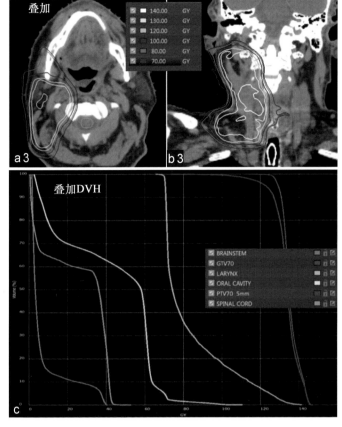

图 11.1（续） 两者叠加计划（如图 a3、b3 所示）在限制了正常结构受量的同时成功给予 GTV 共 140 Gy 的总剂量（如图 c 所示）

表 11.1 推荐的鼻咽癌靶体积

体积	靶区	剂量[Gy(RBE)]
大体肿瘤体积	影像学及体格检查发现的大体肿瘤（包括术后的肉眼可见残留病灶）	66～72
镜下残留病灶	切缘阳性或病理提示高危特征，但影像学或体检未发现明显的大体残留病灶	66～70

11.5 粒子射线治疗计划

- 因复发肿瘤多为孤立而非双侧或多发的病灶，故通常情况下被动散射（PS）/均匀扫描（US）或笔形束扫描（PBS）均可提供满意的剂量覆盖与适形性。在权衡治疗选择时，需考虑：
  - PBS 技术对射线近端部分的控制更佳，可对皮肤及近端的危及器官提供更好的保护，尤其当靶区较小或处于深部时。例如，对于深部的复发舌根肿瘤，PBS 技术对于皮肤的保护作用优于 PS/US。但对于表浅的腮腺复发肿瘤,两者对皮肤的保护作用近似。

- 双侧病灶通常更为复杂,PBS 更易对危及器官进行剂量限制,建议采用该技术治疗。

需要特别注意:

- 颈部淋巴结清扫后,颈动脉表面皮肤下须用游离皮瓣铺垫,以降低颈动脉破裂的风险。
- 若采用斜上射野治疗靠前的病灶,可因下巴的活动导致胸壁皮肤受到不必要的剂量照射(详见涎腺章节)。
- 如可能,应尽量使束流避开存在组织异质性的部位,如气腔、骨密质、不同密度组织的分界面(支气管/软组织)或表面欠规则的皮肤,尤其是当它们有可能发生运动时(如靠近喉的气道)。
- 牙科填充物或其他硬件(如脊柱固定装置)可导致关键 CT 信息丢失,从而影响质子射程的准确计算。应勾画这些结构,并在治疗计划中赋予固定的豪氏值,但混合合金或密度不均的植入物仍可在组织与硬件的分界面造成意料以外的剂量波动(如植入物远端剂量可出现降低,硬件远端边缘剂量升高,以及射程变短)[15],这对于再程放疗的影响更大。建议考虑:采用相对硬件不同方向的多线束治疗,采用 PS/US 而非 PBS,结合部分光子治疗,或至少应用金属伪影减少算法。采用放射线可穿透复合材质来取代原填充物可尽量降低牙齿伪影的影响[16]。
- 质子射线的不确定性较光子射线高,因而当采用质子射线治疗时,由于远端 RBE 效应,紧贴靶区远端的正常组织可能受到更高剂量的照射;应避免两股及以上束流的远端邻近危及器官,以减少不确定性(第 3 章)。
- 应根据每个中心确定的相关射程不确定性来评估射程过长或过短的计划(第 1、3 章)。
- 为避免在质子束流路径上剂量过量,在制订再程放疗计划时应避免使用既往采用的束流角度;并应尽量控制射野数以减少照射体积与受照组织。
- 制订治疗计划时应分别评估既往放疗计划、再程放疗计划与叠加计划(图 11.2)。

11.6 危及器官限量

- 首程放疗所采用的剂量限制可按如下原则调整后应用于再程放疗。对于晚反应危及器官,如脑干与椎管,应尽可能将各程治疗的总剂量控制在单程最大限量以内。但这并未考虑两程放疗间正常组织不同程度上的修复,尤其当间隔时间超过 6 个月时;两程放疗间隔时间及首程放疗的剂量应在评估危及器官限量时予以考虑。临床研究显示急性反应组织可在再程放疗数月后几乎完全恢复[17]。而晚反应组织对再程放疗的耐受程度视具体的危及器官而定(表 11.2)。
- 应尽可能获取既往放疗资料并计算叠加的剂量分布。
- 脊髓、脑干与视觉相关结构的剂量限制最为重要。对于其他正常组织,当无法严格满足限制剂量时,应尽可能降低其受照剂量(as low as reasonably achievable,ALARA)(图 11.3)。

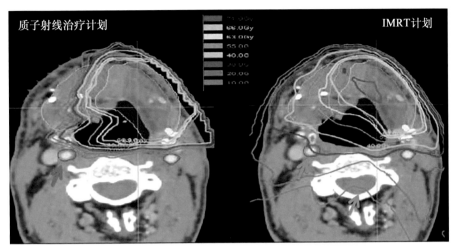

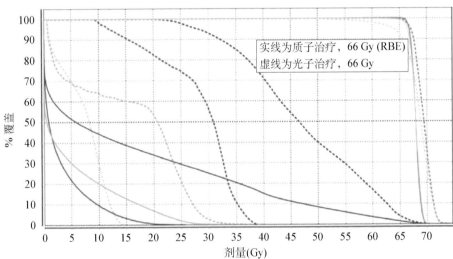

图 11.2　避开颈动脉的质子治疗。相比 IMRT（右图所示计划，DVH 图中红色虚线及浅绿色虚线），质子治疗（左图所示计划，DVH 图中红色实线及浅绿色实线）可显著限制颈动脉接受照射剂量。再程放疗时可考虑将颈动脉作为额外的保护结构

表 11.2　关键正常结构的剂量体积限制。这些剂量可在制订治疗计划时作为限制优化过程的指导剂量。脊髓、脑干与视觉相关结构为最重要的结构

根治剂量（70 Gy）

组织结构	总剂量	限定范围	备注
脊髓	53 Gy	中心最大剂量	本次治疗最大限量
	64 Gy	表面最大剂量	
	70 Gy	0.1 cm³ 体积的剂量	各程治疗总和的最大限量（既往与当前治疗）

续 表

组织结构	总剂量	限定范围	备注
视交叉	60 Gy	0.05 cm³ 体积的剂量	本次治疗最大限量
	58 Gy	平均剂量	
	70 Gy	0.05 cm³ 体积的剂量	各程治疗总和的最大限量（既往与当前治疗）
视神经	60 Gy	0.05 cm³ 体积的剂量	本次治疗最大限量 *
	70 Gy	0.05 cm³ 体积的剂量	各程治疗总和的最大限量（既往与当前治疗）*
脑干	64 Gy	表面最大剂量	本次治疗最大限量；中心定义为直径 3 mm 的中央结构
	53 Gy	中心最大剂量	
	70 Gy	0.05 cm³ 体积的剂量	各程治疗总和的最大限量（既往与当前治疗）
耳蜗	55 Gy	最大剂量	ALARA；以此为目标，作为各程治疗总和的最大限量（既往与当前治疗）*
视网膜	70 Gy	0.05 cm³ 体积的剂量	ALARA；以此为目标，作为各程治疗总和的最大限量（既往与当前治疗）
泪腺	50 Gy	平均剂量	
晶体	25 Gy	最大剂量	
腮腺	26 Gy	平均剂量	
口腔	40 Gy	平均剂量	
下颌骨	无热点	0.05 cm³	
非 PTV 内下颌骨	70 Gy		
臂丛神经	65 Gy	D95	
	70 Gy	最大剂量	
食管	低于 1.5 cm³ 体积的食管部分环周受到 75 Gy 的照射		
下颌下腺	39 Gy		
喉	70 Gy	0.05 cm³	

* 若对侧有功能则一侧可超量

2 天内给予 4 次大分割照射

组织结构	总剂量	限定范围	备注
椎管、脑干、视交叉、视神经	10 Gy，周期	最大点剂量	每周期最大剂量
	70 Gy（最大剂量）		各程治疗总和的最大限量，既往与当前治疗
臂丛神经	无热点		
其他正常组织	ALARA		

11.7　毒性反应

- 毒性反应完全取决于肿瘤的位置与周围正常结构的受照射剂量,见表11.3。

表 11.3　毒性反应

＞20%的患者可能出现:
伴有疼痛的黏膜炎、吞咽困难和吞咽疼痛
乏力
口干(口腔干燥症)
味觉变化(味觉减退)
唾液黏稠
食欲减退
恶心呕吐
皮肤红斑与炎症
体重减轻
5%～20%患者可能经历:
皮肤破溃
脱水,需静脉输液治疗
食欲减退,需要营养支持治疗
口腔炎症和水疱(咽部黏膜放射性上皮炎)
＜5%患者可经历:
颈动脉破裂、吞咽困难、声音嘶哑、永久性口干、张口困难、鼻腔干燥、浆液性中耳炎、龋齿、食管狭窄、包括
毛细血管扩张症或皮肤破溃(部分患者需皮瓣重建)在内的永久性皮肤变化、甲状腺功能减退、耳毒性(尤其
是接受同步顺铂化疗患者)以及罹患继发性恶性肿瘤的风险增加
　在≤5%的患者中可发生放射性骨坏死,根据诊疗标准进行放疗前的牙科评估可降低其发生率
　根据肿瘤所在部位,若肿瘤邻近或包绕视觉相关结构可能导致失明,若肿瘤邻近或侵及鼓室管(tympanic
canal)或第Ⅷ脑神经,则可能导致耳聋。这些情况通常发生于单侧

11.8　展望

- 目前,关于粒子射线再程放射治疗仍有诸多尚未解决的问题。例如,进一步了解不同粒子射线的 RBE,精确了解剂量、深度以及边缘效应的影响,可提高制订再程放射治疗计划的能力。复发肿瘤或既往曾接受过照射的肿瘤组织的 α/β 比值可能与原发肿瘤以及邻近正常组织有显著的差异。RBE 随着 α/β 比值降低而升高,这可能会影响将来放疗计划的制订。此外,对于正常组织对再程放疗耐受性以及影响耐受性的因素(如低剂量浴、位于束流远端、首程治疗剂量及距首程放疗时间间隔等)的认知也正在不断提升中。

（胡集祎　包慈航　译,陆嘉德　审校）

● 参考文献 ●

1. Stell P. Survival times in end-stage head and neck cancer. Eur J Surg Oncol. 1989;15:407-10.
2. Mabanta SR, Mendenhall WM, Stringer SP, Cassisi NJ. Salvage treatment for neck recurrence after irradiation alone for head and neck squamous cell carcinoma with clinically positive neck nodes. Head Neck. 1999;21:591-4.
3. Ridge JA. Squamous cancer of the head and neck: surgical treatment of local and regional recurrence. Semin Oncol. 1993;20:419-29.
4. Taussky D, Rufibach K, Huguenin P, Allal AS. Risk factors for developing a second upper aerodigestive cancer after radiotherapy with or without chemotherapy in patients with head-and-neck cancers: an exploratory outcomes analysis. Int J Radiat Oncol Biol Phys. 2005;62:684-9.
5. Williams R. Recurrent head and neck cancer: the results of treatment. Br J Surg. 1974;61:691-7.
6. Ridge J. Squamous cancer of the head and neck: surgical treatment of local and regional recurrence. Semin Oncol. 1993;5:419-29.
7. Janot F, de Raucourt D, Benhamou E, et al. Randomized trial of postoperative reirradiation combined with chemotherapy after salvage surgery compared with salvage surgery alone in head and neck carcinoma. J Clin Oncol. 2008;26:5518-23.
8. Kotwall C, Sako K, Razack MS, Rao U, Bakamjian V, Shedd DP. Metastatic patterns in squamous cell cancer of the head and neck. Am J Surg. 1987;154:439-42.
9. Nishijima W, Takooda S, Tokita N, Takayama S, Sakura M. Analyses of distant metastases in squamous cell carcinoma of the head and neck and lesions above the clavicle at autopsy. Arch Otolaryngol Head Neck Surg. 1993;119:65-8.
10. Romesser PB, Cahlon O, Scher ED, et al. Proton beam reirradiation for recurrent head and neck cancer: multi-institutional report on feasibility and early outcomes. Int J Radiat Oncol Biol Phys. 2016;95:386-95.
11. Riaz N, Hong JC, Sherman EJ, et al. A nomogram to predict loco-regional control after re-irradiation for head and neck cancer. Radiother Oncol. 2014;111:382-7.
12. McDonald MW. Reirradiation of recurrent and second primary head and neck cancer with proton therapy. Int J Radiat Oncol Biol Phys. 2016;94:930-1.
13. Lok BH, Jiang G, Gutiontov S, et al. Palliative head and neck radiotherapy with the RTOG 8502 regimen for incurable primary or metastatic cancers. Oral Oncol. 2015;51:957-62.
14. McDonald MW, Moore MG, Johnstone PA. Risk of carotid blowout after reirradiation of the head and neck: a systematic review. Int J Radiat Oncol Biol Phys. 2012;82:1083-9.
15. Verburg JM, Seco J. Dosimetric accuracy of proton therapy for chordoma patients with titanium implants. Med Phys. 2013;40:071727.
16. Richard P, Sandison G, Dang Q, Johnson B, Wong T, Parvathaneni U. Dental amalgam artifact: adverse impact on tumor visualization and proton beam treatment planning in oral and oropharyngeal cancers. Pract Radiat Oncol. 2015;5: e583-8.
17. De Crevoisier R, Bourhis J, Domenge C, et al. Full-dose reirradiation for unresectable head and neck carcinoma: experience at the Gustave-Roussy Institute in a series of 169 patients. J Clin Oncol. 1998;16:3556-62.

12

肺癌
Lung Cancer

Daniel Gomez，Heng Li，Xiaodong Zhang，Steven Lin

12.1 引言

- 肺癌是最常见的恶性肿瘤之一，每年约有 22.5 万新发病例，并导致 16 万例患者死亡[1]。肺癌的治疗方式取决于肿瘤分期，早期肺癌只需接受单纯手术或放射治疗；而局部中晚期肺癌需接受多学科综合治疗。
- 数项研究结果表明，在某些肺癌病例中，粒子射线放射治疗（PBT）较光子调强放疗（IMRT）更具剂量学优势[2-4]。无论是与光子三维适形放疗（3D-CRT）相比，还是与 IMRT 比较，PBT 的剂量学优势在早期和局部晚期肺癌的病例中均已获证明。值得注意的是，正常组织受量的改善主要表现在低剂量区域，比如其接受 5 Gy（RBE）和 10 Gy（RBE）的体积（$V5$ 和 $V10$）的大小。这种选择性获益源于 PBT 陡峭的剂量曲线构成，即使采用最先进的光子放疗技术，也无法避免造成"低剂量浴"的后果。
- 在临床疗效方面，数项研究报道了粒子放疗用于早期和局部晚期非小细胞肺癌（NSCLC）的疗效[5-9]。在这些研究中，与 IMRT 和 VMAT 等先进的光子治疗方式相比，粒子射线放疗的临床疗效似乎有所改善。最近报道的一项随机对照研究，比较了质子射线放疗与光子放疗在局部晚期 NSCLC 患者中的治疗结果。这项由 MD Anderson 癌症中心和马萨诸塞州总医院开展的 II 期研究，比较了局部晚期 NSCLC 患者采用

D. Gomez (✉)·S. Lin
Department of Radiation Oncology, MD Anderson Cancer Center, Houston, TX, USA
e-mail: dgomez@mdanderson. org

H. Li·X. Zhang
Department of Radiation Physics, MD Anderson Cancer Center, Houston, TX, USA

© Springer International Publishing Switzerland 2018
N. Lee et al. （eds.）, *Target Volume Delineation and Treatment Planning for Particle Therapy*, Practical Guides in Radiation Oncology, https://doi.org/10.1007/978-3-319-42478-1_12

IMRT 与质子射线（采用被动散射技术）治疗后的差异。研究结果显示，就局部复发或 ≥3 级的放射性肺炎而言，两种治疗方式间未发现统计学差异。未来这项研究的分析将侧重于比较影像数据、血样、更远期的毒性终点和生活质量，以确定这些因素会以何种方式影响研究结果。

- 肺癌粒子射线放疗的剂量学和临床研究报道可总结如下：在某些临床情况下，质子治疗似乎有剂量学优势，但尚无强有力的证据表明，与先进的光子技术相比，"所有肺癌患者"均能在临床上从粒子射线治疗中获益。因此，选择合适的患者至关重要，尤其是在使用被动散射粒子放疗技术时。这些选择标准将在后文进一步讨论。

- 小细胞肺癌（small cell lung cancer，SCLC）被发现时多为局部晚期疾病或已发生转移，因此在接受 PBT 治疗时多使用类似的模拟定位、靶区勾画和放疗计划的原则。然而，相关临床经验极为有限。一项仅包括 6 例患者、中位随访时间为 12 个月的研究显示，1 年的患者总生存率和无进展生存率分别为 83% 和 66%[10]。因此，虽然很多关于 NSCLC 粒子射线放疗技术的讨论可延伸用于 SCLC，但 PBT 治疗 SCLC 仍需进行更多的包括针对肿瘤局部控制率和 IMPT 治疗方式的优势等方面的研究。

12.2 模拟定位、靶区勾画和放疗处方

- 模拟定位时，应将双臂举过头顶，便于后续治疗计划时射野角度的选择，这在各种粒子射线治疗技术中并无差异。上半身固定装置应与 4D 图像采集结合使用，以确定呼吸运动的情况。若患者无法将手臂举过头顶，可将双臂置于体侧进行模拟定位，但该体位设置可能会明显限制粒子射线放疗发挥其剂量学优势，尤其在使用被动散射技术的情况下。

- 无论淋巴结是否受侵，无论使用光子还是质子技术，都应使用 4D 计划的累及野照射技术。

- 大体肿瘤体积（GTV）根据胸部增强 CT 和 PET 扫描的信息勾画，并参考纵隔镜或支气管超声内镜获得的组织学结果。

- GTV 的外扩可采用包括病灶在体内的运动和亚临床病灶的两种方法。第一种是将 GTV 外放为临床靶区体积（CTV），再将 CTV 外放至内靶区体积（ITV）以包括病灶的内部运动（internal movement）范围，最后扩展至计划靶区体积（PTV）以包括患者每日治疗时位置的差异和运动。第二种方法在 MD Anderson 癌症中心比较常用，先勾画 GTV，再对其内部运动进行评估，并外放为一个名为 iGTV 的结构，最后外放为 iCTV（与 ITV 相似）。后一种方法的优点是，内部运动是通过对可见病灶的活动来评估的，因而使其勾画更为方便。

- 对于早期肺癌的 SBRT 治疗，按照 RTOG 标准无需外扩 CTV 边界，仅需勾画 PTV。局部晚期肺癌的 CTV 需要根据 GTV（或 iGTV）外扩 0.6~0.8 cm，以包括既往病理学研究确定的亚临床病灶范围[11]。

- 需注意，粒子射线放疗的 PTV，并非像光子放疗计划那样由 GTV 或者 CTV 均匀外扩

一个相对固定的值(例如 0.5～1.0 cm)以包括摆位误差。粒子射线放疗计划的 PTV 包括两个部分:①摆位边界,包含每天的摆位误差,与使用的图像引导放射治疗技术有关;②剂量学边界,每个射野各不相同,包括近端、远端和侧缘边界(由该射束路径上的剂量不确定性造成)。

- 对于早期肺癌,光子放疗技术中,是由 GTV 直接外扩 0.5 cm 的摆位边界获得 PTV。但是,0.5 cm 的外扩边界仅适用于每天治疗前均用 CBCT 校位的情况。若无法每次治疗前使用 CT 校位,则强烈建议植入金标,采用 0.5～1.0 cm 的摆位边界,并在每天治疗前行千伏(kV)成像验证体位。

- 对于局部晚期肺癌(NSCLC 或 SCLC),可采用以下 PTV 边界:无法每天进行图像引导放疗,如 kV 成像或 CBCT 扫描的患者,PTV 边界采用 1.0～1.5 cm;采用 4D-CT 放疗计划或 CBCT 之一者,采用 0.5～1.0 cm;同时使用 4D-CT 放疗计划和每天 kV 成像者,采用 0.5 cm;同时使用 4D-CT 放疗计划和 CBCT 者,采用 0.3 cm 即可。

- 射野特异性剂量学边界取决于特定射野角度上,CTV 最近端和最远端两点间的等效水射程通常介于 0.5～1.0 cm。

- 目前已发表的报道结果显示,粒子射线放疗可采用 1～10 次的大分割照射。在 MD Anderson 癌症中心,质子生物剂量按 RBE=1.1 计算;周围型早期肺癌的放疗处方常规使用 50 Gy(RBE)/4 次,中央型肺癌则是 70 Gy(RBE)/10 次[12-14]。近期发表的 RTOG 0617 研究表明,放疗剂量递增至 74 Gy(RBE)并未带来获益,因此局部晚期 NSCLC 放化疗方案中的标准放疗剂量采用 60 Gy(RBE)/30 次[15]。对于 SCLC,根据一项比较每天 1 次和 2 次放疗的随机研究的结果,仍采用"45 Gy(RBE)/30 次、每天 2 次放疗"为标准剂量方案[16]。然而,RTOG 0538/CALGB 30610 研究正在比较该标准方案和"70 Gy(RBE)/35 次、每天 1 次、为期 7 周"方案的优劣性。

- 同期野内加量(SIB)的模式也已应用于肺癌的粒子射线治疗[17-20]。目前开展中的多项研究正在评估该方法的安全性和有效性。

12.3 患者的摆位、固定和治疗验证

- 如上所述,如患者身体情况允许,应将双臂举过头顶,并将上半身固定后,再进行模拟定位。

- 对于日常的治疗验证,大多数患者每天均需行 kV 成像,并在放射治疗期间至少重新做一次定位 CT 验证,以确保肿瘤体积或患者解剖结构未出现显著变化,否则需重新制订放疗计划。因为在粒子射线放疗中,上述参数即便只是出现微小变化都可能会对剂量分布产生明显影响,故放疗期间的计划验证对粒子射线放射治疗尤为重要。

- 若配备了室内(in-room)CT,建议除了放疗期间的 CT 验证扫描外,每周还需进行 CBCT 扫描(表 12.1)。

表 12.1　粒子射线治疗的相关重要定义及局部晚期 NSCLC 和 SCLC 的建议剂量

	SABR	局部晚期 NSCLC	SCLC
处方剂量/分割次数	在用方案多为 1～10 次分割。MADCC 方案：周围型，12.5 Gy（RBE）×4 次；中央型，7 Gy（RBE）×10 次	标准方案：60 Gy（RBE）/30 次；同步化疗	标准剂量方案 45 Gy（RBE）/30 次，每天 2 次；同步化疗
iGTV 至 CTV 的边界	0 cm	0.6～0.8 cm	0.6～0.8 cm
CTV 至 PTV 的摆位边界	如每次治疗前 CT 校位，0.5 cm（从 GTV 到 PTV）；如无 CT 校位，0.5～1.0 cm，有金标植入则更为理想	不能每天行 IGRT 者，1.0～1.5 cm；每天行 kV 成像校位者，0.5 cm；每天行 CBCT 校位者，0.3 cm	不能每天行 IGRT 者，1.0～1.5 cm；每天行 kV 成像校位者，0.5 cm；每天行 CBCT 校位者，0.3 cm
每日治疗验证	强烈推荐 CT 扫描（例如，CBCT、滑轨 CT）；如无 CT，强烈推荐金标植入，采用 0.5～1.0 cm 的边界，且每天 kV 成像验证	每天行 kV 成像校位；如有 CBCT，建议每周 1 次 CBCT 验证	每天行 2 次 kV 成像（每次分割治疗前各 1 次），如果有 CBCT，建议每周 1 次 CBCT 验证
定位 CT 验证	无	在治疗期间至少 1 次（第 3～4 周时），如观察到肿瘤发生明显变化，则需增加验证次数	肿瘤较大的患者，建议在第 1 周治疗后进行

12.4　剂量限制

- 粒子射线治疗的剂量限制因分割次数而异，其标准多源自光子放疗。剂量限制标准可参见美国国家综合癌症网络指南网站（www.nccn.org）。对于每日 1 次的常规分割质子射线照射，表 12.2 描述了 MD Anderson 癌症中心使用的剂量限制。对于每天 2 次的方案，如 SCLC 的放疗方案，除脊髓最大剂量应<40 Gy（RBE）外，其余正常组织剂量限制可参考每日 1 次的治疗方案。

表 12.2　质子射线放疗常规分割（每日 1 次）的剂量限制

正常组织	剂量限制
脊髓	最大剂量≤45 Gy（RBE）
心脏	$V30 \leqslant 45$ Gy（RBE），平均剂量<26 Gy（RBE）
食管	平均剂量<34 Gy（RBE），$V50 < 50\%$
全肺	平均剂量<20 Gy（RBE），$V20 < 35\%$

续　表

正常组织	剂量限制
肾脏	20 Gy(RBE)<双肾的 33%
肝脏	V30≤40%

12.5　粒子射线放射治疗的计划

12.5.1　被动散射粒子射线放疗

患者选择

- 相当一部分患者使用了较先进的光子放疗技术(如 IMRT)也可获得良好的剂量分布，故严格选择接受被动散射粒子射线放射治疗的患者至关重要。部分光子治疗计划反而优于粒子射线治疗的原因如下。首先，为尽可能减少射线路径中的剂量不确定性，被动散射粒子射线的角度的选择存在一定限制；其次，被动散射粒子射线需要在靶区后方(远端)的一个"后援"，以使剂量可以迅速跌落，这对位于肺间质中的早期肺癌存在一定困难。若靶区远端没有高密度的组织，剂量曲线就会向远端突出形成"尖刺"，从而极大影响剂量分布。高剂量曲线的"尖刺"可能导致正常组织受到不必要的照射，增加治疗毒性。

- 考虑到这些局限性，就剂量学角度与 IMRT 相比，以下患者是被动散射粒子射线放射治疗较好的候选对象：①肿瘤处于可提供合适"后援"的位置，以充分利用质子射线剂量快速衰减的特性。②由于无法满足 $V5$、$V10$、$V20$ 等低剂量区限制条件而不适合 IMRT 治疗者。③肿瘤靠近心脏、肺、脊髓和食管的前纵隔肿瘤患者。

治疗计划

- 对 MD Anderson 癌症中心被动散射放疗计划方法的回顾，可总结该技术的几个关键原则及其相对优点和局限性。流程举例如下：

  - 首先，由医生勾画制订相应的 GTV 和 CTV，并确定生成 PTV 时所需要的摆位边界。

  - 其次，为提供足够的靶区覆盖，所有与肺实质有重叠的 iGTV 区域需人为修正密度为实性组织，否则可能会造成对靶区"照射不足"的后果。但同时也应注意，此密度修正也有造成在呼吸周期的某些时相、质子射线"过度照射"的可能，使正常组织受到超过放疗计划预期的过量照射[21]。

  - 第三，膈肌中的组织也做了上述密度修正，这样不会因膈肌在呼吸过程中进入治疗区域而导致靶区远端剂量覆盖的不足(在特定的呼吸周期内，同样存在"过度照射"的风险)。

  - 第四步是遵循特定准则设计射野。一般避免射线穿过乳房组织，以最大限度地提高可重复性和稳定性。同理，也需避免射线穿过治疗床的边缘。其次，对所有射线远端指向脊髓的射线，利用 ETV 以确保有足够的安全距离，以避免脊髓受到过量照射。

缘于同样的原因,MD Anderson 癌症中心的实践中通常设计至少一个不经过脊髓的射野。最后,选择限光筒径最小的射野,以减少正常组织的受量。这些射野选择要点如下所示(图 12.1)。

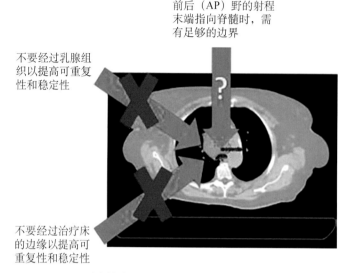

前后（AP）野的射程末端指向脊髓时,需有足够的边界

不要经过乳腺组织以提高可重复性和稳定性

不要经过治疗床的边缘以提高可重复性和稳定性

图 12.1　被动散射 PBT 射野选择

- 选择射野后,对补偿器和限光筒进行调整以优化治疗方案,然后根据需要调整射野的权重,进一步改善靶区和正常组织剂量分布。最后,在 T0 和 T50 呼吸时相验证该计划的鲁棒性。因粒子射线对组织异质性变化极其敏感,这种一致性验证在粒子射线放射治疗中显得尤为重要[21]。
- 若光子技术或被动散射 PBT 均无法满足剂量限制,则需考虑使用笔形束扫描技术或调强粒子射线放射治疗。

12.5.2　调强粒子射线放射治疗的计划

患者选择

- 相较被动散射技术,基于 IMPT 技术的粒子射线治疗具以下优点：①更高的适形性;②可减少束流布置方面的限制,因为剂量可以通过“补丁”拼接技术在必要的地方灵活补充,同时也可减少剂量热点。
- IMPT 适用于放射野内同步加量(SIB)技术,其可通过将布拉格峰放置在靶区内,提高靶区剂量,但对正常组织剂量影响甚微。MD Anderson 癌症中心正在开展 IMPT 和 IMRT SIB 技术比较的临床研究。
- IMPT 的局限性包括：①因射野数量少和高度适形的特性,对解剖结构和肿瘤大小的变化愈加敏感;②呼吸运动和束流动态扫描间的交互作用,可能导致某些呼吸时相内靶区“漏射”,从而导致局控率的下降。在肺癌中较为常见的两种可能导致靶区照射不足的情况是：肺不张的进展(或退缩)和肿瘤大小的变化,前者如图 12.2 所示。

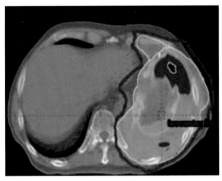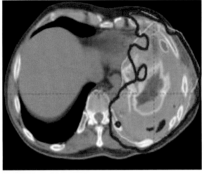

图 12.2　一例肺癌患者在 5 周的质子射线放射治疗疗程近半时，因肺体积的变化导致
　　　　　靶区剂量降低

- IMPT 在以下情况较为常用：①位于纵隔但横向生长的肿瘤，使用 IMPT 技术可改善食管及肺的剂量分布；②使用其他照射技术无法满足剂量限制的高难度病例（如累及双侧纵隔的大肿块）；③再程放疗中，需要几乎完全避免某一个或几个正常组织受到照射。然而，随着 IMPT 的逐渐普及和使用经验的增加，更多的患者选择了这种方法，特别是局部晚期肺癌患者。目前正在开展的几项研究将检验这种方法的安全性和有效性，并特别关注了呼吸运动的交互作用（respiratory motion interplay）对局控率影响的问题。

治疗计划

- IMPT 放疗计划与基于被动散射技术的粒子射线放疗计划有很大差异，主要表现在以下方面：①束流的选择在很大程度上是基于整个呼吸周期中，射束其路径长度的偏移最小；②可采用 4D 治疗计划，即采用多时相 CT 替代平均 CT，以通过减少呼吸运动对治疗计划的影响而进一步降低呼吸运动的影响；③由于该技术对解剖结构和肿瘤大小的变化较为敏感，常采用鲁棒性优化来降低这种敏感性；④对治疗计划的鲁棒性评估，可确保即便在有摆位误差和粒子束射程不确定性的情况下，靶区剂量分布以及正常组织受量仍可接受。

- 图 12.3 显示了一个采用水当量厚度（WET）分析选择束流角度的实例，其考察了 T0 和 T50 时相间 WET 的变化。最终选择的束流角度包括了一个 160° 的照射野，原因是其 WET 变化较小，提示该角度受呼吸运动影响较小；同时还考虑了解剖结构和肿瘤位置等因素。

- 4D 治疗方案，配合分次照射和不同的照射技术（如重复扫描、治疗次序优化等技术），可降低一次照射内呼吸运动对 IMPT 的影响[22, 23]。鲁棒性优化可降低放疗剂量分布对不同次照射间的摆位和粒子射程不确定性或解剖结构改变的敏感性，并可与 4D 治疗计划结合使用[22, 24]。鲁棒性评价对 IMPT 计划至关重要。就肺癌的质子射线放疗而言，若最差的剂量分布与归一剂量（nominal dose）分布间的差异≤5%，则该计划可被接受[25]。若发现计划鲁棒性不足（定义为差异>5%），则通常需要重新优化该计划。图 12.4 和 12.5 展示了 IMPT 治疗计划的一个工作流程范例[25]。

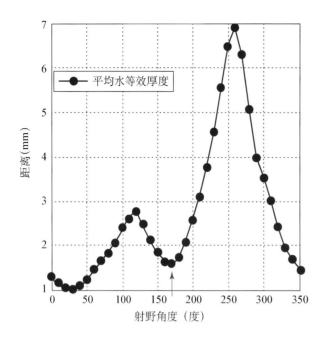

图 12.3 可覆盖 T0 和 T50 时相靶区体积所需的 WET 变化与射野角度的关系（经授权引自 Chang 等[25] 2014）

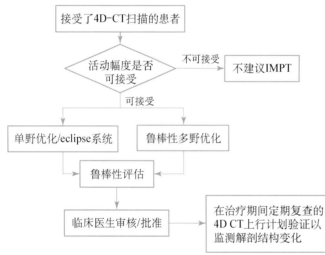

图 12.4 质子调强放疗质量保证程序流程图。4D-CT 代表 4 维 CT；MFO 代表多野优化；SFO 代表单野优化（经授权引自 Chang 等[25] 2014）

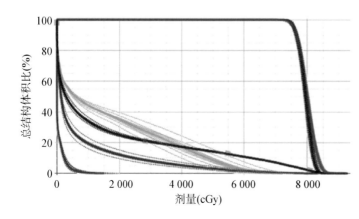

图 12.5 IMPT 计划的鲁棒性评估。实线表示归一 DVH 曲线，从基于时间的平均 CT 上计算所得；虚线表示在等中心或者相对阻止本领比例变化的情况下计算所得的 DVH 曲线（经授权引自 Chang 等[25] 2014）

12.6 质子射线治疗肺癌的临床结果

- 少量回顾性和前瞻性的单臂研究已报道了质子射线治疗肺癌的结果。在早期肺癌中的研究显示,质子射线放疗与 SBRT 相似,具有较高的局部控制率和较低的毒性[9, 26-28]。例如,Loma Linda 的研究人员报道了经穿刺活检证实为 NSCLC 的 T1/T2N0M0 期患者,在 2 周内接受了 51~70 Gy(RBE)/10 次的大分割质子射线放疗的结果。4 年的疾病特异性生存率为 88%,总体生存率(OS)为 60%。111 例患者中无一例出现需类固醇治疗的放射性肺炎,且肿瘤位于中央或周围与生存结果无关。基于此,作者认为该治疗方案取得了良好的结果,并可在此基础上进一步行剂量递增研究[28]。然而,基于光子的 SBRT 已取得了低毒性发生率和高局部控制率的临床结果,致使医生和患者都不愿意介入光子和质子放疗有效性对比研究,形成了质子射线放疗在早期肺癌中应用和研究的最大障碍。事实上,MD Anderson 癌症中心最近的一项研究试图在中央型肺癌中比较这两种技术,但因入组过慢而被迫关闭。

- 因局部晚期肺癌的放射治疗局部失败率较高,且普遍存在剂量限制难以实现的问题,质子放疗在局部晚期患者中的研究具上升趋势。已有数项研究报道了质子放疗在局晚期肺癌中的结果[29-34]。同样的,在单臂、回顾性的研究中,质子射线放疗似乎有望提高局部晚期肺癌积极治疗的疗效。例如,源自日本的一项研究[35]回顾性分析了 57 例接受 PBT 治疗的 III 期 NSCLC 患者,所有患者均未接受同步化疗,照射的中位总剂量为 74 Gy(RBE)[50~85 Gy(RBE)],中位分割剂量为 2 Gy(RBE)[2~6.6 Gy(RBE)]。结果显示,患者的 1 年和 2 年 OS 分别为 65.5% 和 39.4%。中位随访时间为 22 个月(生存患者),2 年无进展生存率(PFS)和局部控制率分别为 24.9% 和 64.1%。远处转移是最常见的失败原因。MD Anderson 癌症中心完成的一项 II 期研究中[36],44 例无法切除 III 期 NSCLC 患者接受了被动散射 PBT 治疗联合同期化疗(每周使用卡铂和紫杉醇)。结果显示,1 年 OS 和 PFS 分别为 86% 和 63%,中位生存时间为 29.4 个月。该研究中最常见的失败原因为远处转移(19 例,43%)和孤立的局部复发(4 例,9.1%)。随后 Xiang 等[37]将该研究的病例数扩大至 84 例,结果显示患者的中位生存时间为 29.9 个月,3 年总生存率为 37.2%,3 年无局部复发生存率、无远处转移生存率和无进展生存率分别为 34.8%、35.4% 和 31.2%。

- 这些质子射线放疗的疗效与原有的局部晚期 NSCLC 光子放疗同期化疗的结果相比具一定优势,尤其是接近 30 个月的 OS。出现较好的疗效可能因以下原因:患者选择的改善,肿瘤剂量的增加导致了局部肿瘤控制率的提高,以及与正常组织剂量降低相关的放疗毒性的降低。然而,要确定质子射线放疗相对于光子放疗更具优势的结论,仍需要通过随机研究的严格检验。美国 MD Anderson 癌症中心和马萨诸塞州总医院进行了一项 II 期贝叶斯随机对照研究,在局部晚期肺癌中比较了调强放疗和被动散射质子射线放疗。在该研究中,149 名局部晚期肺癌患者被随机分配到两种放疗技术组,接受 60~74 Gy(RBE)照射,每位入组患者都必须达到在最高放疗剂量梯度下可满足正常组织剂量限制的要求。两组的主要研究终点是肿瘤局部复发率和 3 级或以上放射性肺炎发生率。研究发现，无论是针对单个主要研究终点，还是两者放在一起进行比较，两种治疗模式间均无显著差异[38]。目前，正在开展的一项规模更大的Ⅲ期研究（RTOG 1308，NCT01993810）将继续对这两种治疗方式进行比较，主要研究终点是患者的总生存率。

12.7 展望

- 由于质子射线对呼吸运动引起的射野路径长度变化和解剖结构变化的敏感性，肺癌 IMPT 的运动管理至关重要。目前大多接受 IMPT 的患者在自由呼吸状态下接受治疗。然而，因运动引起的不确定性，治疗中可接受的呼吸运动幅度通常有限。部分报道建议将呼吸运动范围限制在 5 mm 以下[21, 25]。一些新型的呼吸运动管理技术，可让更多患者接受 IMPT 治疗。例如，实时门控质子射线治疗（real-time gated proton beam therapy，RGPT）系统是最近研发的一种高效的门控治疗系统[39]。肺癌 IMPT 的另一个主要问题是治疗过程中解剖结构的变化导致剂量分布偏差。已有研究表明，即使经过鲁棒性优化，大部分 IMPT 肺癌患者仍需采用自适应放疗技术，因此治疗过程中须采用定期影像复查和自适应放疗[24, 25, 40]。研发降低 IMPT 自适应放疗需求或提高其效率的技术非常有必要。

- 从临床结果的角度而言，先前的研究已经证明了质子射线放疗可能产生较光子放疗相似或者略优的结果。就早期肺癌和局部晚期肺癌相比较而言，后者质子射线放疗产生了更多令人希冀的结果，因为这些患者接受光子放疗时更难获得满足剂量限制的计划，且局部-区域复发率高达 50%。然而令人失望的是，虽然质子放疗在回顾性和前瞻性的剂量学研究中均显著优于 3D-CRT，然而唯一报道的一项前瞻性随机对比两者有效性的研究却提示在毒性或局部控制方面均无显著差异。研究人员列出了质子放疗未能取得临床获益的几个原因，比如所有患者都使用了三维质子治疗计划技术而非 IMPT 技术；该研究的结果也支持专业人员需要反复学习进步方可最终有效运用粒子射线放射治疗技术这一假设。目前正在开展的一个以 OS 为主要终点的多中心联合研究将进一步验证上述论点。然而，考虑到这个研究的阴性结果，肺癌患者接受粒子射线放射治疗门槛被提高，即并非所有患者都应接受粒子射线放疗。将来的研究可能会侧重于如何正确选择适合质子放疗的患者，以及针对类似点扫描质子弧形（SPArc）治疗[41]和动态准直[42]等新的治疗技术，这些技术可给照射提供更好的鲁棒性，并进一步减少正常组织的受量。

（陈剑　译，茅静芳　陆嘉德　审校）

◆ 参考文献 ◆

1. Larsen H, Sorensen JB, Nielsen AL, Dombernowsky P, Hansen HH. Evaluation of the optimal duration of chemotherapy

in phase II trials for inoperable non-small-cell lung cancer (NSCLC). Ann Oncol. 1995;6(10):993-7.

2. Zhang X, Li Y, Pan X, et al. Intensity-modulated proton therapy reduces the dose to normal tissue compared with intensity-modulated radiation therapy or passive scattering proton therapy and enables individualized radical radiotherapy for extensive stage IIIB non-small-cell lung cancer: a virtual clinical study. Int J Radiat Oncol biol Phys. 2010;77(2):357-66.

3. Wang C, Nakayama H, Sugahara S, Sakae T, Tokuuye K. Comparisons of dose-volume histograms for proton-beam versus 3-D conformal x-ray therapy in patients with stage I non-small cell lung cancer. Strahlenther Onkol. 2009;185(4):231-4.

4. Chang JY, Zhang X, Wang X, et al. Significant reduction of normal tissue dose by proton radiotherapy compared with three-dimensional conformal or intensity-modulated radiation therapy in stage I or stage III non-small-cell lung cancer. Int J Radiat Oncol biol Phys. 2006;65(4):1087-96.

5. Nguyen QN, Ly NB, Komaki R, et al. Long-term outcomes after proton therapy, with concurrent chemotherapy, for stage II-III inoperable non-small cell lung cancer. Radiother Oncol. 2015;115(3):367-72.

6. McAvoy SA, Ciura KT, Rineer JM, et al. Feasibility of proton beam therapy for reirradiation of locoregionally recurrent non-small cell lung cancer. Radiother Oncol. 2013;109(1):38-44.

7. Ishikawa Y, Nakamura T, Kato T, et al. Dosemetric parameters predictive of rib fractures after proton beam therapy for early-stage lung cancer. Tohoku J Exp Med. 2016;238(4):339-45.

8. Hoppe BS, Henderson R, Pham D, et al. A phase 2 trial of concurrent chemotherapy and proton therapy for stage III non-small cell lung cancer: results and reflections following early closure of a single-institution study. Int J Radiat Oncol biol Phys. 2016;95(1):517-22.

9. Bush DA, Cheek G, Zaheer S, et al. High-dose hypofractionated proton beam radiation therapy is safe and effective for central and peripheral early-stage non-small cell lung cancer: results of a 12-year experience at Loma Linda University medical Center. Int J Radiat Oncol Biol Phys. 2013;86(5):964-8.

10. Colaco RJ, Huh S, Nichols RC, et al. Dosimetric rationale and early experience at UFPTI of thoracic proton therapy and chemotherapy in limited-stage small cell lung cancer. Acta Oncol. 2013;52(3):506-13.

11. Giraud P, Antoine M, Larrouy A, et al. Evaluation of microscopic tumor extension in non-small-cell lung cancer for three-dimensional conformal radiotherapy planning. Int J Radiat Oncol Biol Phys. 2000;48(4):1015-24.

12. Kelly P, Balter PA, Rebueno N, et al. Stereotactic body radiation therapy for patients with lung cancer previously treated with thoracic radiation. Int J Radiat Oncol Biol Phys. 2010;78(5):1387-93.

13. Chang JY, Roth JA. Stereotactic body radiation therapy for stage I non-small cell lung cancer. Thorac Surg Clin. 2007;17(2):251-9.

14. Chang JY, Balter PA, Dong L, et al. Stereotactic body radiation therapy in centrally and superiorly located stage I or isolated recurrent non-small-cell lung cancer. Int J Radiat Oncol Biol Phys. 2008;72(4):967-71.

15. Bradley JD, Paulus R, Komaki R, et al. Standard-dose versus high-dose conformal radiotherapy with concurrent and consolidation carboplatin plus paclitaxel with or without cetuximab for patients with stage IIIA or IIIB non-small-cell lung cancer (RTOG 0617): a randomised, two-by-two factorial phase 3 study. Lancet Oncol. 2015;16(2):187-99.

16. Turrisi AT 3rd, Kim K, Blum R, et al. Twice-daily compared with once-daily thoracic radiotherapy in limited small-cell lung cancer treated concurrently with cisplatin and etoposide. N Engl J Med. 1999;340(4):265-71.

17. Zhang W, Liu C, Lin H, et al. Prospective study of special stage II (T2b-3N0M0) non-small-cell lung cancer treated with hypofractionated-simultaneous integrated boost-intensity modulated radiation therapy. J Cancer Res Ther. 2015;11(2):381-7.

18. Weiss E, Fatyga M, Wu Y, et al. Dose escalation for locally advanced lung cancer using adaptive radiation therapy with simultaneous integrated volume-adapted boost. Int J Radiat Oncol Biol Phys. 2013;86(3):414-9.

19. Ji K, Zhao LJ, Liu WS, et al. Simultaneous integrated boost intensity-modulated radiotherapy for treatment of locally advanced non-small-cell lung cancer: a retrospective clinical study. Br J Radiol. 2014;87(1035):20130562.

20. Dirkx ML, van Sornsen De Koste JR, Senan S. A treatment planning study evaluating a 'simultaneous integrated boost' technique for accelerated radiotherapy of stage III non-small cell lung cancer. Lung Cancer. 2004;45(1):57-65.

21. Kang Y, Zhang X, Chang JY, et al. 4D proton treatment planning strategy for mobile lung tumors. Int J Radiat Oncol Biol Phys. 2007;67(3):906-14.

22. Liu W, Schild SE, Chang JY, et al. Exploratory study of 4D versus 3D robust optimization in intensity modulated proton therapy for lung cancer. Int J Radiat Oncol Biol Phys. 2016;95(1):523-33.

23. Li H, Zhu XR, Zhang X. Reducing dose uncertainty for spot-scanning proton beam therapy of moving Tumors by optimizing the spot delivery sequence. Int J Radiat Oncol Biol Phys. 2015;93(3):547-56.

24. Li H, Zhang X, Park P, et al. Robust optimization in intensity-modulated proton therapy to account for anatomy changes in lung cancer patients. Radiother Oncol. 2015;114(3):367-72.

25. Chang JY, Li H, Zhu XR, et al. Clinical implementation of intensity modulated proton therapy for thoracic malignancies. Int J Radiat Oncol Biol Phys. 2014;90(4):809-18.

26. Bush DA, Slater JD, Bonnet R, et al. Proton-beam radiotherapy for early-stage lung cancer. Chest. 1999;116(5):1313-9.

27. Chang JY, Komaki R, Wen HY, et al. Toxicity and patterns of failure of adaptive/ablative proton therapy for early-stage, medically inoperable non-small cell lung cancer. Int J Radiat Oncol Biol Phys. 2011;80(5):1350-7.

28. Do SY, Bush DA, Slater JD. Comorbidity-adjusted survival in early stage lung cancer patients treated with hypofractionated proton therapy. J Oncol. 2010;2010:251208.

29. Niho S, Motegi A, Kirita K, et al. Proton beam therapy (PBT) and concurrent chemotherapy using cisplatin (CDDP) and vinorelbine (VNR) for locally advanced non-small cell lung cancer (NSCLC). J Clin Oncol. 2015;33(15): e18525.

30. Nguyen Q, Komaki R, Liao Z, et al. The 5-year outcome for patients diagnosed with locally advanced non-small lung cancer treated with definitive concurrent chemotherapy and proton beam therapy. Int J Radiat Oncol. 2014;90: S19-20.

31. Lievens Y, Verhaeghe N, de Neve W, et al. Proton radiotherapy for locally-advanced non-small cell lung cancer, a cost-effective alternative to photon radiotherapy in Belgium? J Thorac Oncol. 2013;8: S839-S40.

32. Koay EJ, Lege D, Mohan R, Komaki R, Cox JD, Chang JY. Adaptive/nonadaptive proton radiation planning and outcomes in a phase II trial for locally advanced non-small cell lung cancer. Int J Radiat Oncol Biol Phys. 2012;84(5):1093-100.

33. Kesarwala AH, Ko CJ, Ning H, et al. Intensity-modulated proton therapy for elective nodal irradiation and involved-field radiation in the definitive treatment of locally advanced non-small-cell lung cancer: a Dosimetric study. Clin Lung Cancer. 2015;16(3):237-44.

34. Kesarwala AH, Ko C, O'Meara WP, et al. Feasibility of proton therapy for elective nodal irradiation in patients with locally advanced non-small cell lung cancer. Int J Radiat Oncol. 2012;84(3): S577-S8.

35. Oshiro Y, Mizumoto M, Okumura T, et al. Results of proton beam therapy without concurrent chemotherapy for patients with unresectable stage III non-small cell lung cancer. J Thorac Oncol. 2012;7(2):370-5.

36. Chang JY, Komaki R, Lu C, et al. Phase 2 study of high-dose proton therapy with concurrent chemotherapy for unresectable stage III nonsmall cell lung cancer. Cancer. 2011;117(20):4707-13.

37. Xiang ZL, Erasmus J, Komaki R, Cox JD, Chang JY. FDG uptake correlates with recurrence and survival after treatment of unresectable stage III non-small cell lung cancer with high-dose proton therapy and chemotherapy. Radiat Oncol. 2012; 7:144.

38. Liao ZX, Lee JJ, Komaki R, Gomez DR, O'Reilly M, Allen P, Fossella FV, Heymach JV, Blumenschein GR, Choi NC, Delaney T, Hahn SM, Lu C, Cox JD, Mohan R. Bayesian randomized trial comparing intensity modulated radiation therapy versus passively scattered proton therapy for locally advanced non-small cell lung cancer. J Clin Oncol. 2016; 34 (suppl): abstr 8500.

39. Yamada T, Miyamoto N, Matsuura T, et al. Optimization and evaluation of multiple gating beam delivery in a synchrotron-based proton beam scanning system using a real-time imaging technique. Phys Med. 2016;32(7):932-7.

40. Hoffmann L, Alber M, Jensen MF, Holt MI, Moller DS. Adaptation is mandatory for intensity modulated proton therapy of advanced lung cancer to ensure target coverage. Radiother Oncol. 2017;122(3):400-5.

41. Ding X, Li X, Zhang JM, Kabolizadeh P, Stevens C, Yan D. Spot-scanning proton arc (SPArc) therapy: the first robust and delivery-efficient spot-scanning proton arc therapy. Int J Radiat Oncol Biol Phys. 2016;96(5):1107-16.

42. Smith B, Gelover E, Moignier A, et al. Technical note: a treatment plan comparison between dynamic collimation and a fixed aperture during spot scanning proton therapy for brain treatment. Med Phys. 2016;43(8):4693.

13

食管癌
Esophagus Cancer

Steven H. Lin, Heng Li, Daniel Gomez

13.1 引言

- 食管癌（esophageal cancer，EC）在全球范围内高居死亡率第 6 位，年死亡病例超过 40 万（4.9%）[1]。全球不同地区发病率具显著差异，亚洲和中东地区发病率最高[2]。在大多数西方国家（如美国），腺癌已取代鳞癌成为食管癌的主要组织学类型，并好发于白种人男性。相反，鳞状细胞癌主要和亚洲以及中东国家的吸烟与酗酒状况有关。此外，腺癌在很大程度上与西方和其他发达国家日益流行的肥胖及其所致的反流性食管炎与 Barrett 癌前病变相关[3]。

- 手术切除联合或不联合辅助治疗是目前食管癌的标准治疗手段，其治愈率约为 20%。因有证据表明术前联合放化疗较单纯手术提高总生存率，故该策略的使用也日益普及。在已发表的随机试验中，规模最大的源自荷兰的一项Ⅲ期研究，将 366 名患者随机分成手术组和新辅助治疗组，后者在术前接受了 41.4 Gy 放疗及卡铂与紫杉醇双药化疗[4]。结果显示新辅助治疗组中位 OS 为 49.4 个月，比单纯手术组的 24.0 个月具明显改善。新辅助治疗组的病理完全缓解率（pCR）为 29%，其中鳞癌的 pCR 率高于腺癌（49% vs. 23%，$P=0.008$），导致鳞癌患者的总体生存率同样高于腺癌患者[调整后的 HR 为 0.42（0.23~0.79）vs. 0.74（0.54~1.02）]。

- 食管癌位于中纵隔，因此粒子射线放射治疗是食管癌治疗的理想手段。尤其是中下段的食管肿瘤通常位于整个心脏的后方，在胸椎前方与左心房紧邻。粒子射线放疗与三维适形放疗（3D-CRT）和光子调强放射治疗的剂量比较将在下文详述。

S. H. Lin·H. Li·D. Gomez (✉)
MD Anderson Cancer Center, Houston, TX, USA
e-mail: dgomez@mdanderson.org

© Springer International Publishing Switzerland 2018
N. Lee et al. (eds.), *Target Volume Delineation and Treatment Planning for Particle Therapy*, Practical Guides in Radiation Oncology, https://doi.org/10.1007/978-3-319-42478-1_13

13.2 模拟定位、靶区勾画和放疗处方

- 模拟定位：定位时应采用四维 CT(4D-CT)扫描评估呼吸运动。需注意，食管和周围结构随呼吸运动可出现显著位移，尤其以胃食管交界处(GE 交界处)尤为明显。最佳的体位固定方式是将双臂置于头顶以获最大化的射野角度范围。为提高可重复性，建议患者在模拟定位和每天治疗前至少禁食 3 小时。

- 靶区勾画：不同部位的食管癌的靶区勾画范围不同。本章将上段食管癌定义为颈段及上胸段食管癌；下段食管癌则指中段和下段食管癌(包含 GE 交界处病灶)(表 13.1)。Siewert Ⅲ 型 GE 交界处肿瘤的靶区勾画及临床处理应参照胃癌。

- 上段食管癌：大体肿瘤体积(GTV)包括影像学及肉眼可见肿瘤。临床靶区体积(CTV)包括 GTV 及其头脚方向各 3.5 cm 的相邻食管和 1 cm 的四周外扩边界，但不跨越解剖学边界(CTV 在遇血管或骨骼等边界时修回)。对于颈段食管病变，CTV 上缘应为环状软骨下缘；CTV 还应包括双侧锁骨上淋巴引流区的选择性照射，无论是否伴有该区淋巴结受侵。

- 下段食管癌：GTV 包括影像学及肉眼可见肿瘤。CTV 包括 GTV 及其头脚方向各 3.5 cm 的相邻食管和 1 cm 的四周外扩边界，但不跨越解剖学边界(CTV 在遇血管或骨骼等边界时修回)。对于下段食管及 GE 交界处肿瘤(Siewert Ⅰ/Ⅱ型)，CTV 还应包括胃左淋巴引流区；对于伴阳性淋巴结的患者，腹腔干淋巴结区即便未受累及亦应接受选择性照射。

表 13.1　不同部位食管癌的靶区勾画范围

	上段食管癌	下段食管癌
GTV(包括内部运动)	影像学及肉眼可见肿瘤	影像学及肉眼可见肿瘤
CTV	颈段食管癌：上界至环状软骨下缘，下界至肿瘤病灶脚部方向 3.5 cm 食管下缘，四周外扩 1 cm 边界(遇解剖学边界修回)，双侧锁骨上淋巴引流区 上胸段食管癌：肿瘤病灶及其头脚方向各 3.5 cm 的相邻食管，四周外扩 1 cm 边界(遇解剖学边界修回)	中段食管癌：肿瘤病灶及其头脚方向 3.5 cm 的相邻食管和四周外扩 1 cm 边界(遇解剖学边界修回)，不包括胃左及腹腔干淋巴引流区(除非上述淋巴结受侵) 下段食管癌/GE 交界处肿瘤(Siewert Ⅰ/Ⅱ型)：肿瘤病灶及其头脚方向 3.5 cm 食管和四周外扩 1 cm 边界(遇解剖学边界修回)，常规选择性照射胃左及腹腔干淋巴引流区 Siewert Ⅲ型：参照胃癌治疗
摆位误差	0.5～1.0 cm(若治疗前使用 IGRT 则选择 0.5 cm)	0.5～1.0 cm(若治疗前使用 IGRT 则选择 0.5 cm)
处方剂量	50.4～60 Gy(RBE)，分次量 1.8～2 Gy(RBE)	40～50.4 Gy(RBE)，分次量 1.8～2 Gy(RBE)

- 对于粒子射线治疗,PTV 仅用于记录和报告(ICRU 78)。PTV 为 CTV 外扩 0.5～1.0 cm 的摆位误差,通常基于可以获得的图像引导技术。美国 MD Anderson 癌症中心在每次治疗前使用千伏(kv)X 射线成像技术,采用 0.5 cm 的外放边界。
- 除了 PTV 之外,由于粒子射线的射程不确定性和射束调强,粒子射线治疗还需加入剂量学边界。这部分内容将在下述放疗计划相关技术部分详细介绍。
- 放射剂量:上段食管癌使用手术治疗的可能性较小,建议给予 50.4 Gy 以上的剂量(50.4～60 Gy,分次量 1.8～2 Gy)。下段食管癌的标准剂量为 40～50.4 Gy,分次量1.8～2 Gy。在临床试验的背景下可以考虑剂量递增。

13.3 患者摆位、固定和治疗验证

- 颈段食管癌患者应采用仰卧位,使用头颈肩五点面罩固定。
- 胸部和 GE 交界处食管癌患者可使用真空垫/发泡胶固定,双臂上举体位。真空垫使用过程中需要注意有无漏气。等中心点置于气管隆凸水平。
- 所有患者均应在每日治疗前行千伏(kv)X 射线摄片验证体位。如可行,应每周采用CBCT 或滑轨 CT(CT on rail)等进行体位验证。
- 主动呼吸控制和呼吸门控技术在食管癌中并不常用。然而,它们的应用或对靶区运动的控制有所助益。
- 食管癌在治疗过程中,解剖结构和/或肿瘤大小的显著变化较为少见,因此食管癌的粒子射线治疗过程中通常无需常规采用自适应放疗。然而,若每天或每周的摄片验证显示正常组织或肿瘤出现显著变化,或患者治疗中断时间过长,则建议尽快进行 CT验证。

13.3.1 被动散射质子射线放射治疗计划

- 对于下段食管癌病例,通常采用后前(PA)和左侧斜野(LAO)(图 13.1)。然而,最佳射野方向应根据具体情况个体化设置。对于上中段食管癌,可以考虑 AP(前后)和 PA野,AP 方向设野时需注意射程不确定性对脊髓剂量的影响。
- 对自由呼吸(即不采用任何呼吸控制)状态下的治疗,为确保所有呼吸时相中靶区的良好覆盖,应使用 4D-CT 中 T0 到 T50 时相的 CT 影像创建一个计划膈肌结构(planning diaphragm structure),并将该结构的密度修正为最大强度投影图像(MIP,基于 4D-CT生成)中膈肌的平均豪氏值。然后在修正后的 CT 上进行计划。上述技术可确保在呼吸运动的情况下(图 13.1),靶区仍可获完整剂量覆盖。
- 被动散射质子射线治疗中常用的边界如下[5]:含摆位误差和剂量学边界的限光筒侧边界设计,包括补偿射程不确定性的远端和近端边界的射野设计,以及包含了模糊不均匀剂量,以确保远端病灶全面覆盖的补偿器设计(图 13.2)。

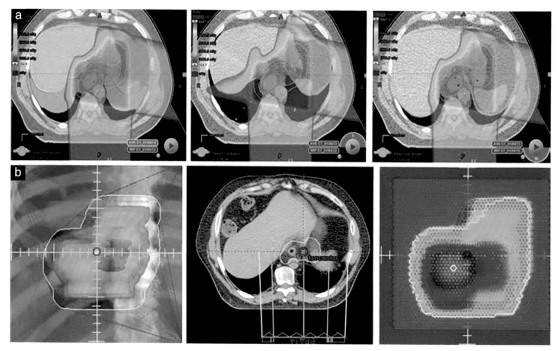

图 13.1 食管癌治疗中的膈肌密度修正。a. 左图：在平均 CT 上经膈肌密度修正后计算的剂量分布；中图：在 T0 时相 CT 上计算所得的剂量分布；右图：在 T50 时相 CT 上计算所得的剂量分布；b. 左图：包含摆位误差和剂量学边界的限光筒侧边界设计，以补偿射线半影。中图：远端（红色）和近端（蓝色）边界；右图：包含了模糊不均匀剂量的补偿器设计

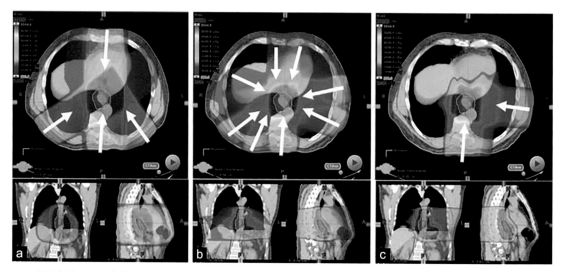

图 13.2 下段食管癌光子放疗（三维适形或调强放疗）和质子射线治疗计划的射野设置及剂量对比。a. 三维适形放疗（3DCRT）；b. 调强放疗（IMRT）；c. 质子射线治疗（PBT）

13.3.2 调强粒子射线放射治疗计划

● 调强粒子射线放射治疗（IMPT）技术较被动散射粒子治疗（PSPT）技术具有更高的适形性，且靶区外正常组织受照剂量显著低于 IMRT。然而，IMPT 对呼吸运动更敏感。因

此,IMPT 的实施较 PSPT 更具挑战,尤其对于下段食管癌。

- 评估呼吸运动所造成的影响的一种方法是评估粒子射束的水当量厚度(WET)的变化。一项研究表明 WET 的变化与呼吸运动相关,并导致下段食管癌治疗计划的剂量不确定性[6]。

- 该研究同时明确 150°~210° 为下段食管癌粒子射线治疗的最佳射野角度范围,以避开射束路径上的膈肌运动。通常情况下在这个角度范围内使用 2~3 个射野。

- 笔形束扫描(PBS)放疗可使用单野优化(SFO)技术和 IMPT 技术。SFO 是指一个计划中每一个射野均以目标体积为对象单独进行优化以达到目标剂量分布[7],而 IMPT 是将一个计划内的所有射野针对目标体积同时进行优化(见第 3 章)。总之,IMPT 计划因提供了更多的自由度和更大的灵活性,可使剂量分布更为适形,但因其每一射野的剂量分布的复杂性而致鲁棒性不及 SFO 计划。对食管癌而言,SFO 和 IMPT 计划在使用当前的剂量水平的情况下质量相当,仅 SFO 计划的脊髓剂量略高,但仍不超过 45~50 Gy(RBE)。

- 4D 治疗计划和鲁棒性优化可进一步减少呼吸运动对剂量分布的影响,但上述技术目前尚未普及[6]。目前临床上通常可采用主动靶区运动管理技术(如屏气)(图 13.3 和 13.4)。

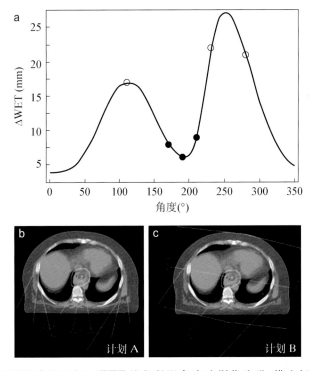

图 13.3　a. ΔWET 曲线示例,ΔWET 值与射野角度分别作为纵、横坐标;实心圆代表 ΔWET 接近最小值的范围内的三个角度,后者为计划 A 中所使用;空心圆代表 ΔWET 接近最大值的范围内的三个角度,后者为计划 B 中所使用;b. 计划 A 的射野安排;c. 计划 B 的射野安排。图中显示的靶区为 ICTV(源自参考文献[6])

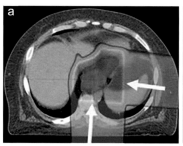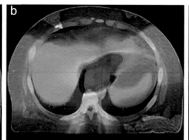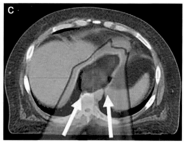

图 13.4　下段食管癌中 IMPT 较 PSPT 和 VMAT 的优势。需注意，IMPT 的适形性及对肝、胃、心和软组织的保护均更优。a. 散射技术质子治疗（PSPT）；b. 容积调强弧形放疗（VMAT）；c. 调强质子治疗（MR-IMPT）

13.4　剂量学与毒性比较

- 食管癌 3D-CRT 可导致较高的心脏辐射剂量，尤其是 AP 野。IMRT 的射线入射角度可选择背侧入射而减少经过心脏的高剂量散射，从而将心脏和肺置于出射的低剂量区。粒子射线放射治疗因射线具有的 Bragg 峰，实际并无出射剂量，从而进一步改善了射束的剂量学分布。因此，即使仅使用两个射野的被动散射技术治疗，肺和心脏的剂量仍显著减少。多项剂量学研究比较了质子和光子射线放射治疗。在一项比较光子 3D-CRT 和质子 PSPT 的研究中，5 位患者的脊髓、肺、心和肾的照射剂量均获改善，同时肿瘤控制率提高了 2%～23%（平均 20%）[8]。

- 与 IMRT 计划相比，上述粒子射线治疗的剂量学优势仍然可见。一项研究比较了 15 名患者的光子 IMRT 与质子 PSPT 计划，其中质子放射治疗采用的是 AP/PA 两野或 AP/两个后斜野的三野照射[9]。PSPT 虽显著降低了 $V5$-$V20$、肺平均剂量和脊髓剂量，但未降低心脏剂量。这种不一致可能是因早期质子治疗经验不足时射野设置欠佳所致。美国 MD Anderson 癌症中心最近开展的一项在 55 例中下段食管癌患者中对比 PSPT 与 IMRT 的研究，也证实剂量学或解剖学因素可导致质子射线剂量分布欠佳[10]。具体而言，研究找出了与 IMRT 相比剂量分布"欠佳"的患者，然后尝试寻找有无其他方法可改进剂量学分布。结果发现导致剂量欠佳的主要原因是：①非标准射野布置，如 AP/PA 野或 AP/PA/左侧野等；②左侧野/PA 野 1∶1 分配权重；③患者解剖结构特殊，如 CTV 包绕心脏。

- 在临床上，MD Anderson 癌症中心从剂量学和临床结果两个角度比较了质子射线治疗和光子放疗的毒性差异[11]。在此期间，共有 208 例、164 例和 72 例患者分别接受了 3D-CRT、IMRT 或 PSPT 治疗。三种治疗方式两两之间的剂量学分布均存在显著差异，尤其是 PSPT 与其他两种方式相比。

- 研究者还评估了 1998—2011 年 444 例新辅助治疗后患者肺、心脏、伤口和胃肠道（GI）的术后并发症发生情况。单因素分析显示，多项因素可预测不良事件，但放射治疗技术仅与肺和胃肠道的并发症相关。多因素分析中，仅放射治疗技术与放疗前肺的一氧化碳弥散功能(D_{LCO})为肺并发症的独立预后因素。质子治疗后胃肠道并发症的发生率较其他放疗方式略有改善,差异趋向有统计学意义。对三种放疗技术进行比较后显示:3D-CRT 比 IMRT[比值比(OR)4.10,95%置信区间(CI)1.37~12.29]和质子射线治疗(PBT)(OR 9.13,95%CI 1.83~45.42)均明显增加肺的并发症;但调整放疗前 D_{LCO}水平后,IMRT 和 PBT 间没有统计学差异(OR 2.23,95%CI 0.86~5.76)[11]。

- 最近发表的一项源自宾夕法尼亚大学的前瞻性研究,对 15 年内 14 名接受 PSPT 治疗的复发食管癌患者评估了疗效和毒副反应。研究者报道了 1 例 5 级的不良反应,1 例可能与肿瘤进展有关的食管胸膜瘘,以及 4 例 3 级不良反应(包括心力衰竭、食管狭窄、食管溃疡和经皮内镜下胃造瘘管依赖)。所有患者的中位生存期为 14 个月,因此研究者们认为 PSPT 可以带来"令人鼓舞的"症状控制率和"良好的"生存率。

- 粒子射线放射治疗(PSPT 或 IMPT)技术与光子 IMRT 技术的差异,应通过前瞻性随机研究进一步评估。MD Anderson 癌症中心正在进行的一项ⅡB 期随机研究(NCT012589)的主要研究终点为总不良反应负荷和无病生存。研究预计将招募 180 名患者,现已完成 50%。

13.5　展望

- 食管癌粒子射线放射治疗在过去十年间取得了实质性的进展。临床上已完成了粒子射线放射治疗同 IMRT 与 3D-CRT 的剂量学比较,并优化了粒子射线治疗的射野设置方向;粒子射线治疗的 TPS 计划技术已获进一步改进,调强粒子射线放疗已得以实施;有效性比较的研究也已开展。随着 IMPT 计划的标准化,未来 10~20 年间该技术将获进一步发展。明确粒子射线放射治疗技术的最大临床获益患者群至关重要,目前已开展的随机临床研究的结果将可对此有重大助益。在理想情况下,粒子射线放射治疗技术应逐渐地应用于选择性治疗具特殊适应证的患者,如光子放疗后治疗野内复发的患者。最后,影像学研究将加深对光子及粒子射线放疗技术在肿瘤疗效和毒性差异方面的理解。与敏感性较高的成像技术(如 MRI、PET)相结合的影像组学等领域将提高我们对粒子射线放射治疗早期效应的理解,以及确定这些效应是否可成为疗效的预测和预后因子。

(张晓斐　译,茅静芳　陆嘉德　审校)

参考文献

1. Jemal A,Siegel R,Xu J,Ward E. Cancer statistics,2010. CA Cancer J Clin. 2010;60(5):277-300.
2. Jemal A,Bray F,Center MM,Ferlay J,Ward E,Forman D. Global cancer statistics. CA Cancer J Clin. 2011;61(2):69-90.
3. Enzinger PC,Mayer RJ. Esophageal cancer. N Engl J Med. 2003;349(23):2241-52.
4. van Hagen P,Hulshof MC,van Lanschot JJ,et al. Preoperative chemoradiotherapy for esophageal or junctional cancer. N

Engl J Med. 2012;366(22):2074-84.

5. Li H, Giebeler A, Dong L, et al. Treatment planning for passive scattering proton therapy. In: Das IJ, Paganetti H, editors. Principles and practice of proton beam therapy; 2015.

6. Yu J, Zhang X, Liao L, et al. Motion-robust intensity-modulated proton therapy for distal esophageal cancer. Med Phys. 2016;43(3):1111.

7. Zhu XR, Sahoo N, Zhang X, et al. Intensity modulated proton therapy treatment planning using single-field optimization: the impact of monitor unit constraints on plan quality. Med Phys. 2010;37(3):1210-9.

8. Isacsson U, LennernÂs B, Grusell E, Jung B, Montelius A, Glimelius B. Comparative treatment planning between proton and x-ray therapy in esophageal cancer. Int J Radiat Oncol Biol Phy. 1998;41(2):441-50.

9. Zhang X, Kl Z, Guerrero TM, et al. Four-dimensional computed tomography-based treatment planning for intensity-modulated radiation therapy and proton therapy for distal esophageal cancer. Int J Radiat Oncol Biol Phys. 2008;72(1):278-87.

10. Wang J, Palmer M, Bilton SD, et al. Comparing proton beam to intensity modulated radiation therapy planning in esophageal cancer. Int J Particle Ther. 2015;1(4):866-77.

11. Wang J, Wei C, Tucker SL, et al. Predictors of postoperative complications after trimodality therapy for esophageal cancer. Int J Radiat Oncol Biol Phys. 2013;86(5):885-91.

12. Fernandes A, Berman AT, Mick R, et al. A prospective study of proton beam Reirradiation for esophageal cancer. Int J Radiat Oncol Biol Phys. 2016;95(1):483-7.

肝癌碳离子放射治疗

Carbon Ion Radiation Therapy for Liver Tumors

王征,王巍伟,Kambiz Shahnazi,蒋国梁

日本、德国和中国具有碳离子放射治疗(carbon-ion radiation therapy,CIRT)设备。日本的国立放射生物研究所(NIRS)及兵库离子医学中心(HIBMC)已开展了肝细胞癌患者的碳离子放射治疗;德国海德堡离子治疗中心(HIT)也已治疗了少量患者。肝细胞癌碳离子放射治疗的结果令人鼓舞。上海市质子重离子医院(Shanghai Proton and Heavy Ion Center,SPHIC)自2014年开始使用碳离子治疗肝细胞肝癌。本章节将介绍肝细胞肝癌的碳离子放射治疗。

14.1 质子和碳离子物理剂量分布比较

- 碳离子具有和质子同样的物理剂量分布特点,比如"布拉格峰"。然而,相比于质子,碳离子的"布拉格峰"更加陡和窄。在扫描束设备中,波纹过滤器被用于拓宽"布拉格峰",从而减少扫描的层数。另外,在"布拉格峰"后的剂量,被称为碎片尾部剂量,比质子的尾部剂量略高。换言之,碳离子"布拉格峰"后方的剂量比质子略高(图14.1)。此外,碳离子束的侧方半影较质子束小(图14.2)。因此,碳离子束能使束流方向侧面的危及器官受到更少剂量的照射,而靶区后方的危及器官受到剂量较质子略高。

14.1.1 肝脏的放射性损伤和增生

- 未受照射的正常肝脏剂量对放射治疗的成功至关重要,这是肝细胞癌放射治疗的一致

Z. Wang· W. -W. Wang· K. Shahnazi
G. -L. Jiang (✉)
Department of Radiation Oncology, Shanghai Proton and Heavy Ion Center,
4365 Kang Xin Road, Shanghai 201321, China
e-mail: guoliang. jiang@sphic. org. cn

© Springer International Publishing Switzerland 2018
N. Lee et al. (eds.), *Target Volume Delineation and Treatment Planning for Particle Therapy*, Practical Guides in Radiation Oncology, https://doi. org/10. 1007/978-3-319-42478-1_14

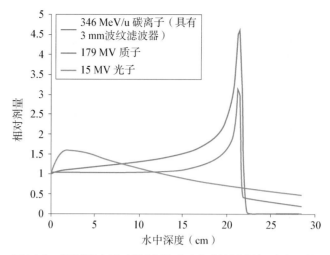

图 14.1　15 MV 光子，179 MeV 质子和 346 MeV/u 碳离子（具有 3 mm 波纹滤波器）在水中的百分深度剂量分布

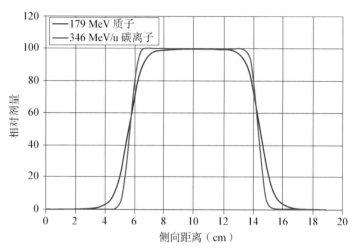

图 14.2　质子和碳离子束流"布拉格峰"剂量区域的侧向半影

共识。最严重的放射并发症为放射诱导性肝病（radiation induced liver disease，RILD），一旦发生，逾 70% 的患者将死于这一致命并发症。因此，肝细胞癌放疗优先考虑预防放射诱导性肝病的发生。然而不幸的是，大部分的肝细胞癌患者伴有肝硬化。肝硬化在亚洲由乙型肝炎引起，在西方国家由丙型肝炎或嗜酒引起。因此，在肝细胞癌的放射治疗计划的设计中，最优先考虑的是保持正常肝组织的剂量尽可能低。

- 既往文献报道过的肝细胞癌质子放疗的经验显示，肝脏平均剂量，定义为肝脏体积减去 GTV，是最重要的参数之一[1, 2]。放射诱导性肝损伤发生后，剩下的正常肝脏被刺激显著增生，可代偿损失的肝功能，这就意味着剩下正常肝脏的增生能力对肝细胞癌放射治疗也非常重要。肝脏的动物研究发现，增生发生在放射性损伤后[3-5]：
  - 未受照射的肝脏在肝脏放射性损伤发生后具较强的增生能力。
  - 受到低剂量照射的肝脏也具增生的能力，但受到高剂量照射的肝脏增生能力较弱。

- 化学物质诱导的肝硬化肝脏也可再生,但其能力较正常肝脏差[6]。
- 然而,目前临床上很难预测不同肝硬化程度的肝脏在不同剂量照射后的增生能力。因此,应采用保持一部分健康的肝脏不受照射的策略,未受照射的健康肝体积尽量大,并且正常肝脏的剂量尽可能低。基于以上考虑,调强质子和碳离子放射治疗优于调强光子放射治疗。

14.1.2 临床意义

- 对最终在 SPHIC 接受 CIRT 照射的 8 名肝癌患者进行了调强光子放射治疗(IMRT)、调强质子射线放射治疗(IMPT)及调强碳离子放射治疗(IMCT)三种放射治疗方案的剂量学比较。图 14.3 显示了 8 例肝细胞癌患者中的 1 例光子、质子和碳离子照射的剂量分布。表 14.1 总结了 8 例肝细胞癌患者的肿瘤、肝脏、右侧肾脏和胃的剂量。对同一患者,相同的靶区覆盖(95%的 ITV 被 95%的处方剂量覆盖)时,质子和碳离子射束对肾脏和肝脏的剂量较 IMRT 低。此外,碳离子束与质子相比,因半影较小,对肾脏和肝脏的剂量更低。然而,由于"布拉格峰"后方的尾部剂量,碳离子照射位于靶区远端的胃会比质子照射受到稍微高一点的剂量。总的来说,CIRT 已经显示出较质子更大的剂量学优势,正常肝脏平均剂量更低。这是降低肝脏毒性最重要的问题,虽然对胃的剂量略高,但通常并不会产生胃毒性,故可能可忽略不计。

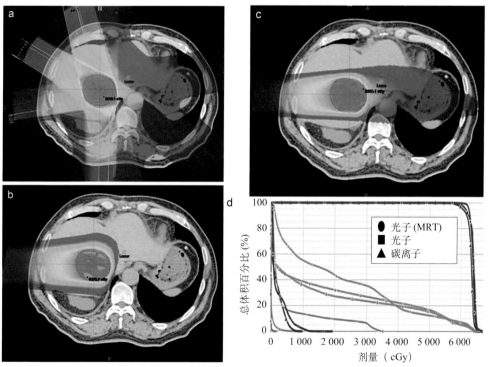

图 14.3 1 例典型肝细胞癌患者的剂量分布比较。a. 光子调强放射治疗;b. 质子;c. 碳离子;d. 靶区(内靶区)(棕色线)、肝(绿色线)、右肾(粉红色线)和胃(蓝色线)剂量体积柱状图。内靶区剂量覆盖,肝平均剂量,肾平均剂量,胃最大剂量,质子为 93.6%, 16.71 Gy(RBE)、0.20 Gy(RBE)和 1.60 Gy(RBE);碳离子为 90.3%, 15.23 Gy(RBE)、0.01 Gy(RBE)和 9.75 Gy(RBE);光子调强放射治疗为 98.7%, 21.35 Gy、4.84 Gy 和 19.57 Gy

表14.1　8例肝细胞癌患者使用光子调强放射治疗、质子和碳离子束流肝脏、右肾和胃的剂量比较

剂量参数	光子	质子	碳离子
ITV剂量覆盖(V95%)	99.8±3.2	99.6±4.8	99.9±3.7
肝			
平均剂量[Gy(RBE)]	23.17±4.30*	17.00±2.92#	15.49±2.62$
肾			
平均剂量[Gy(RBE)]	5.91±10.7+	2.84±8.46&	2.00±9.41=
胃			
最大剂量[Gy(RBE)]	29.92±7.10**	2.61±13.55##	10.03±12.79$$

注：t检验：* 对比#，$P=0.00$；* 对比$，$P=0.00$；# 对比$，$P=0.01$；+ 对比&，$P=0.02$；+ 对比=，$P=0.01$；# # 对比$ $，$P=0.01$。
所有其他两项参数比较，$P>0.05$。

- 由于碳离子束的半影较窄(图14.2)，故CIRT更适合肿瘤靠近胃肠道的肝癌患者。图14.4展示了一名肝癌患者质子和碳离子治疗方案的剂量分布。病变部位靠近十二指肠，并且靶区包绕着结肠。剂量体积直方图(DVH)图14.4c显示，CIRT的十二指肠和结肠剂量低于质子。

14.2　质子和重离子放射生物效应比较[7-9]

- 质子的生物效应略高于钴60，相对放射生物学效应(RBE)为1.0~1.1。但碳离子与质子不同，RBE取决于束流的线性能量传递(LET)。碳离子的LET由入射平台区的低LET与"布拉格峰"区域的高LET混合组成。临床前实验表明，碳离子布拉格区域内70%的DNA损伤为DNA双链断裂的结果。德国海德堡离子治疗中心的研究组进行了4种肝细胞癌细胞系(HepG2、HuH7、Hep3B、PLC)的菌落形成实验，发现相对于光子的RBE在2.1~3.3之间。从细胞生存数据，通过线性二次模型计算α和β值。如表14.2所示，4个细胞系碳离子的α值增加，β值减少，表明致死损伤负荷增加，亚致死损伤降低。α和β值的变化意味着CIRT比光子产生更多的DNA双链断裂[10]。但在入口剂量区，RBE略高于1。此外，"布拉格峰"深度的碳离子杀伤细胞并不依赖于氧的存在[11]。因此有效杀伤乏氧肿瘤细胞，氧增强比(oxygen enhancing ratio，OER)降至1.5~2。总体而言，对X射线不敏感的肿瘤细胞，包括S期和G0期细胞、乏氧细胞和固有抵抗肿瘤细胞，碳离子射线较光子或质子射线具更强的细胞杀伤作用。在确诊时，大多数肝细胞癌体积较大，可能含有大量乏氧肿瘤细胞。因此，使用CIRT可能会进一步改善肝癌的局部控制，尤其是对于具有明显坏死成分的大体积肝癌。

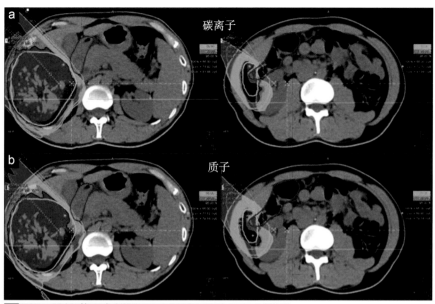

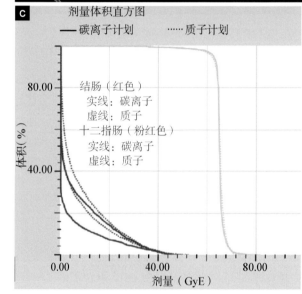

图 14.4 一例邻近十二指肠（粉红色线）和结肠（红色线）的肝细胞癌患者的剂量分布：
碳离子治疗（a）、质子治疗（b），以及剂量体积直方图（c）

表 14.2 四种肝细胞癌细胞株克隆形成实验 α 值和 β 值

束流	参数	细胞株			
		HepG2	Hep3B	HuH7	PLC
光子	α	0.148 2	0.396 6	0.297 3	0.381 7
	β	0.092 7	0.023 01	0.039 63	0.012 44
碳离子	α	1.733	0.865 9	1.892	1.531
	β	−0.168 5	0.496 2	−0.127 2	−0.072 04

注：改编自 Habermehl D[10]。

14.3 肝细胞癌 CIRT 的技术挑战

14.3.1 靶区移动控制

- 控制肝脏肿瘤位移的方法有多种，包括主动呼吸控制（active breathing control，ABC）和腹部压迫。此外，呼吸门控装置也被用来控制粒子射线治疗中的靶区运动。Anzai® 呼吸门控系统是产自日本，已在日本及其他国家质子和碳离子射线放射治疗中心使用。患者的呼吸模式由安装在皮带上的压力传感器监控，皮带被固定在患者的腹部。当照射时，Anzai® 系统持续监测患者的呼吸时相和自动发送信号到同步加速器，根据预定的门控窗口来触发或关闭离子束。患者应接受良好的训练，以配合 Anzai® 门控系统，并保持规律呼吸频率。

- 在开始 Anzai® 门控照射前，在治疗房间应使用在线 X 射线透视成像系统监测患者的呼吸模式，以确保被 Anzai® 检测到的呼吸幅度和速度对应于体内靶区运动。确保呼吸和体内靶区运动之间同步非常关键。在实践中，可每月进行 Anzai® 设备的质量验证和对患者的良好培训，以确保最佳的 Anzai® 门控匹配效果。

- 为了减少对健康肝脏的照射，应该选择一个狭窄的门控窗。从 4D-CT 图像中选择门控窗口，通常在呼气时相的末尾，例如，从呼气的 40% 到吸气的 40%，可提供 2～3 秒的剂量照射时间。ITV 是由 40% 呼气相，呼气末及 40% 吸气相的 CTV 融合而成。选择门控窗时，在笔形束扫描中，考虑相互作用效应是很重要的（详细方法如下）。这个实验在模型中模拟了运动靶区。将若干薄膜放置在移动靶区中，以测量靶区剂量同质性。随着靶区运动范围增加，靶区剂量均匀性变差。然而，靶区运动 5.9 mm 内均匀性是可以接受的。最后，确定了日常门控窗口中靶区运动应小于 5 mm（Huang ZJ 等，待发表）。

14.3.2 相互作用效应：重扫描

- 笔形束扫描技术是实现剂量均匀适形传输并且有效保护危及器官的最佳方法。然而，其面对的一个巨大挑战，在于对移动目标因所谓的相互作用效应而导致剂量均匀性差的剂量不确定性。束流重扫描技术即是为了解决相互效应而开发的一种新技术。

- Mori 等[12]在 NIRS 研发了碳离子治疗笔形束扫描的重扫描方法——分层相位控制重扫描（PCR），并评估了 30 例肝癌模拟不同数量 PCR 的剂量分布。研究发现 PCR 使靶区具有良好的剂量均匀性。同质性的指数（HI）经过八轮 PCR 从 4.6±1.2（无门控的）和 2.9±1.5（门控的）分别减少到 0.5±0.9（无门控的）和 1.2±0.6（门控的）。换言之，重扫描的方法改善了剂量的均匀性，这在一定程度上解释了相互作用效应。当重扫描方法结合呼吸门控时，HI 如上所示得以进一步改善。

- 由于几乎不可能将患者的呼吸模式与模拟的 4D-CT 进行比对，Mori 等[13]进一步研究了不规则呼吸。他们设计了一个基于第一次呼吸时相的门控方案，但从 10 例肝癌患者的真实呼吸模式计算了 8 个 PCR 对不规则呼吸模式的靶区剂量。研究表明，D95（包括 95% CTV 的最低剂量）在不规则呼吸治疗为 97.6±0.5%，D95 在计划剂量为

$98.5\pm0.4\%$。CTV 内的 D_{max}/D_{min} 在不规则的呼吸治疗为 $1.6\pm0.6\%$，在计划中的为 $0.7\pm0.2\%$。上述偏差是可以接受的。因此，即使在呼吸不规则的情况下，重扫描技术也有可能解决运动靶区消极的相互作用效应。

- 有时，因特定的照射范围（如单层面积较大），PCR 无法在单个门控窗口内完成，此时必须使用下一个门控窗口完成等能量层。在这种情况下，重扫描的作用实际上为无效的。NIRS 提出调整剂量率，在多个门控窗口内完成重扫描的次数，做到可在一个门控窗口内完成单次处方剂量[14]。

- 针对这种相互作用效应，德国的 GSI 和德国海德堡离子治疗中心提出了另一种增加扫描点的方法。他们对束流参数可变的治疗方案进行了 4D 剂量计算，包括横向光栅间距、束斑（半宽度）、等能量片间距和门控窗。评估的剂量学参数包括剂量不足和过量、剂量均匀性和 DVH。研究结果显示，增加束斑大小/横向光栅间距可以显著减轻相互作用效应诱导的剂量异质性[15]。

14.4 CIRT 应用于肝癌的临床结果

- 日本 NIRS 是全球首家使用 CIRT 治疗肝细胞癌的医学中心。自 1995 年以来，他们开展了一系列前瞻性临床试验，以寻找治疗肝癌的最佳 CIRT 剂量和分割方法。NIRS 于 2004 年报道了 CIRT 治疗的 24 例肝癌的结果，为剂量递增研究的一部分。剂量在 5 周内分 15 次给予。在 71 个月的中位随访期间，未发生严重不良反应和与治疗相关的死亡。1 年、3 年、5 年的肿瘤局部控制率（local control，LC）和患者总生存率（overall survival，OS）分别为 92% 和 92%、81% 和 50% 及 81% 和 25%[16]。

- 2010 年，NIRS 再次报道了 64 例肝细胞癌碳离子照射 52.8 Gy（RBE）/4 次的治疗结果，5 年 OS 和 LC 接近肝门的肝细胞癌为 22.2% 和 87.8%，远离肝门的肝细胞癌为 34.8% 和 95.7%，无患者出现胆道狭窄[17]。在 2014 年出版的 *Carbon Ion Radiotherapy* 一书中，NIRS 的学者报道了 133 例采用 CIRT 分 2 次照射的 HCC 患者。92% 的患者为 Child-Pugh A，8% 为 Child-Pugh B，87% 为 UICC 1～2 期，23% 为 Ⅲa、Ⅳa 期。肿瘤的中位最大直径为 42 mm（14～140 mm）。碳离子的剂量在 32～45 Gy（RBE）之间，分 2 次照射。急性毒性轻微，3 级肝毒性仅 4 例，其他 3 级、4～5 级毒性均未见，包括晚期毒性。高剂量组[45.0 Gy（RBE）]和低剂量组[≤42.8 Gy（RBE）]1 年的 LC 率分别为 98% 和 90%，3 年的 LC 率分别为 83% 和 76%。高剂量组[45.0 Gy（RBE）]和低剂量组[≤42.8 Gy（RBE）]1 年 OS 率分别为 95% 和 96%，3 年分别为 71% 和 59%[18, 19]。

- HIBMC 曾报道了质子或碳离子束治疗肝癌的疗效。242 例 HCC 患者分别接受了照射次数为 4～38 的质子射线治疗[总剂量为 52.8～84.0 Gy（RBE）]，101 例患者接受了照射次数为 4～20 的碳离子照射[总剂量为 52.8～76.0 Gy（RBE）]。5 年的肿瘤局控率和患者总生存率分别为 90.8% 和 38.2%。质子和碳离子射线治疗后肿瘤的 5 年局控率分别为 90.2% 和 93%，患者的 5 年总生存率分别为 38% 和 36.3%。无患者死于治疗相关的不良反应[20]。

- 德国海德堡离子治疗中心(HIT)于 2011 年发表了一项关于肝癌碳离子治疗剂量递增研究的方案[21]，计划给予 40～56 Gy(RBE)，分次剂量为 10～14 Gy(RBE)。该中心于 2013 年报道了 6 名患者第一次剂量水平[40 Gy(RBE)/10 次]的初步结果。中位随访时间 11 个月时，无严重不良事件发生，肿瘤局控率达 100%[22]。

14.5　上海市质子重离子医院的肝细胞癌碳离子射线治疗实践

- 在上海市质子重离子医院，技术上无法切除或医学上不可手术的肝癌的治疗策略包括联合经导管动脉化疗栓塞(TACE)和粒子射线放射治疗。粒子射线治疗包括质子、CIRT 或质子与 CIRT 联合，于 TACE 2～4 周期后开始粒子射线照射。在照射前采用 TACE 的原因包括：
  - 肝内亚临床播散可通过动脉造影和碘注射予以检测。
  - 动脉造影和沉积的碘有助于勾画 GTV 边缘。
  - 沉积的碘可作为图像引导照射的标记物。
- 根据笔者的经验，TACE 与粒子射线照射之间的间隔应至少为 1 个月。若患者能够耐受，粒子射线治疗后可以考虑更多周期的 TACE。肝细胞癌合并肝炎时强烈推荐在治疗之前、期间和之后使用抗肝炎病毒药物。
- ABC 的靶区运动管理包括深吸气后屏气。但是，在 ABC 下，靶区位置的再现性的偏差应该被添加到 ITV 中。若患者无法配合 ABC，可对患者进行 Anzai ® 门控的培训。门控窗口内残余运动限制在 5 mm 以内。当以上两种方法均失败时，可采用腹部压迫，但腹部压迫后肿瘤残余运动仍应小于 5 mm。
- 为了准确地勾画 GTV，必要的图像包括动脉造影 CT 与口服胃肠道造影、增强 MRI、PET/CT。为了测量靶区的运动，Anzai 门控和腹部压迫患者需要 4D-CT，靶区的重现性应该在传统的模拟器中通过透视来评估。

14.5.1　靶区体积

- 靶区的定义为：
  - GTV 包括影像上显示的大体肿瘤。
  - CTV 基于 GTV 外放 5 mm 的边界。
  - ITV 包括 CTV 外放适当的边界，具体取决于 ABC 的靶区重现性偏差、Anzai ® 门控窗融合的 CTV、腹部压迫时吸气末和呼气末融合的 CTV。
  - PTV 包括在 ITV 上外放 3～5 mm，并在束流方向上增加额外的边界。
- 粒子射线照射剂量计算前，应先以软组织密度覆盖肿瘤内沉积的碘。
- 肿瘤内沉积的碘可用于图像引导。当没有碘沉积时，在肿瘤附近插入标记点是必要的。设置好后，通过千伏 X 射线取两张正交位置图像进行位置验证。

14.5.2　验证

- 在治疗前需进行多个验证步骤：首先，在实施 CIRT 之前，必须先通过水箱中一组 24 个电离室对计划进行验证。另外，患者照射后应立即转移至 PET/CT 进行 PET 扫描，在与治疗相同的位置、固定装置平面上扫描。图 14.5 为一例肝癌患者完成 10 Gy（RBE）CIRT 后约 10 分钟的 PET 图像。在体内进行的验证只涉及几何剂量分布，而非真正的生物剂量分布。

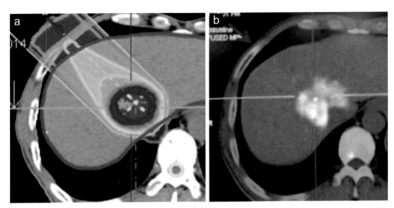

图 14.5　一例肝细胞癌碳离子 10 Gy（RBE）照射后 PET 影像。a. 生物剂量分布：红色粗线，GTV；红色细线，10 Gy（RBE）；b. 碳离子 10 Gy（RBE）照射 10 分钟后 PET 影像

14.5.3　照射剂量

- 对于 CIRT 分次照射，虽然日本的数据显示了控制 HCC 的最优剂量，但因使用不同的生物模型将物理剂量转化为生物剂量，我们无法直接从 NIRS 的经验中实现剂量转换。日本的中心使用的是微剂量动力学（microdosimetric kinetic model，MKM）模型，而德国海德堡离子治疗中心和上海市质子重离子医院则使用局部效应模型（LEM）。相同的物理剂量通过 MKM 和 LEM 转换为不同的生物剂量[23, 24]，故两种方法的钴-60 生物等效剂量［Gy（RBE）］并不相同。为此我们再次进行了剂量递增研究，以寻找合适 LEM 模式下的剂量/分次。我们的目标是 BED_{10} 达到 100 Gy（RBE）。

- 以下数据是目前 SPHIC 前瞻性研究中采用的参数，尚未被完全验证和确认。因此读者在临床实践应用时需非常谨慎地采用。

- SPHIC 的 HCC 研究分次剂量，针对距离消化道 ≥5 mm 的肿瘤，采用 5.5～6.5 Gy（RBE）/次，于 2 周内完成 10 次照射；对距离胃肠道 5 mm 内的肿瘤，研究结合质子放射治疗 50 Gy（RBE）/25 次继以碳离子 15 Gy（RBE）/5 次，逐渐降低质子照射剂量和次数并递增碳离子照射的剂量和次数，直到质子达 18 Gy（RBE）/9 次继以碳离子照射达 45 Gy（RBE）/15 次。

- 对于 CIRT 治疗 HCC 中的危及器官剂量限制，目前尚无明确的文献报道。表 14.3 列出了基于光子立体定向放疗采用 5.5～6.5 Gy（RBE）/次时的危及器官剂量限制。表

14.4 适用于常规分割[2～3 Gy(RBE)/次]。

表14.3　分次剂量为5.5～6.5 Gy(RBE)时肿瘤位置与消化道距离>5 mm的危及器官的剂量限制

肝脏	正常肝脏体积大于700 mL,正常肝[a] 平均剂量小于15 Gy(RBE),$V21<33\%$,$V15<50\%$;正常肝脏体积小于700 mL时,$V17<70\%$
肾	平均剂量<12 Gy(RBE),$V15<33\%$
脊髓	最大剂量<27 Gy(RBE)
胃	最大剂量<32 Gy(RBE),$V21<5\ cm^3$
十二指肠	最大剂量<33 Gy(RBE)
小肠	最大剂量<34 Gy(RBE)
结肠	最大剂量<36 Gy(RBE)

注:[a]全部肝脏体积减去GTV。

表14.4　分次剂量为2～3 Gy(RBE)时肿瘤位置与消化道距离<5 mm的危及器官的剂量限制

肝脏	无肝硬化的肝脏,正常肝[a] 平均剂量<30 Gy(RBE);有肝硬化的肝脏(Child-Pugh A),平均剂量<23 Gy(RBE)
胃	$V58\ Gy(RBE)<0.03\ mL$;$V50\ Gy(RBE)<5\ mL$;$V45\ Gy(RBE)<30\ mL$
十二指肠	$V59\ Gy(RBE)<0.03\ mL$;$V56\ Gy(RBE)<5\ mL$;$V45\ Gy(RBE)<30\ mL$
小肠	$V58\ Gy(RBE)<0.03\ mL$;$V50\ Gy(RBE)<10\ mL$;$V45\ Gy(RBE)<30\ mL$
肾	单肾,$V18<80\%$;双肾,一个>20 Gy(RBE),另一个 $V18<10\%$
脊髓	最大剂量<45 Gy(RBE),PRV $V50\ Gy(RBE)<1\%$

注:[a]全部肝脏体积减去GTV。

14.6　结论

- 近来发表的一系列以碳离子射线放射治疗肝细胞癌的临床疗效令人鼓舞。CIRT 中肝细胞癌的笔形束扫描治疗技术有待进一步发展。肝细胞癌碳离子射线放射治疗的最佳剂量分割和危及器官剂量限制应基于生物模型进行进一步研究。同时,采用碳离子射线放射治疗肝细胞癌临床上尚未达完全成熟阶段,需更多的临床研究数据支持。

（余湛　译,王征　审校）

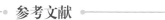
参考文献

1. Liang SX, Zhu XD, Xu ZY, et al. Radiation-induced liver disease in three-dimensional conformal radiation therapy for

primary liver carcinoma: the risk factors and hepatic radiation tolerance. Int J Radiat Oncol Biol Phys. 2006;65(2): 426-34.

2. Xu ZY, Liang SX, Zhu J, et al. Prediction of radiation-induced liver disease by Lyman normal-tissue complication probability model in three-dimensional conformal radiation therapy for primary liver carcinoma. Int J Radiat Oncol Biol Phys. 2006;65(1):189-95.

3. Zhao JD, Jiang GL, Hu WG, et al. Hepatocyte regeneration after partial liver irradiation in rats. Exp Toxicol Pathol. 2009;61(5):511-8.

4. Ren ZG, Zhao JD, Gu K, et al. Hepatic proliferation after partial liver irradiation in rat. Mol Biol Rep. 2012;39(4): 3829-36.

5. Gu K, Lai ST, Ma NY, et al. Hepatic regeneration after sublethal partial liver irradiation in cirrhotic rats. J Radiat Res (Tokyo). 2011;52(5):582-91.

6. Gu K, Zhao JD, Ren ZG, et al. A natural process of cirrhosis resolution and deceleration of liver regeneration after thioacetamide withdrawal in a rat model. Mol Biol Rep. 2011;38(3):1687-96.

7. Fokas E, Kraft G, An H, Engenhart-Cabillic R. Ion beam radiobiology and cancer: time to update ourselves. Biochim Biophys Acta. 1796;2009:216-29.

8. Allen C, Borak TB, Tsujii H, et al. Heavy charged particle radiobiology: using enhanced biological effectiveness and improved beam focusing to advance cancer therapy. Mutat Res. 2011;711:150-7.

9. Furusawa Y. The characteristics of carbon ion radiotherapy. In: Tsujii H, Kamada T, Shirai T, Noda K, Tsuji H, Karawawa K, editors. Carbon ion radiotherapy. Japan: Springer; 2014. p. 25-37.

10. Habermehl D, Ilicic K, Dehne S, et al. The relative biological effectiveness for carbon and oxygen ion beams using the raster-scanning technique in hepatocellular carcinoma cell lines. PLoS One. 2014;9(12): e113591.

11. Bassler N, Toftegaard J, Luhr A, et al. LET-painting increases tumor control probability in hypoxic tumors. Acta Oncol. 2014;53:25-32.

12. Mori S, Zenklusen S, Inaniwa T, et al. Conformity and robustness of gated rescanned carbon ion pencil beam scanning of liver tumors at NIRS. Radiother Oncol. 2014;111:431-6.

13. Mori S, Inaniwa T, Furukawa T, et al. Amplitude-based gated phase-controlled rescanning in carbon-ion scanning beam treatment planning under irregular breathing conditions using lung and liver 4DCTs. J Radiat Res. 2014;55:948-58.

14. Ogata S, Mori S, Yasuda S. Extended phase-correlated rescanning irradiation to improve dose homogeneity in carbon-ion beam liver treatment. Phys Med Biol. 2014;59:5091-9.

15. Richter D, Graeff C, Jakel O, et al. Residual motion mitigation in scanned carbon ion beam therapy of liver tumors using enlarged pencil beam overlap. Radiother Oncol. 2014;113:290-5.

16. Kato H, Tsujii H, Miyamoto T, et al. Results of the first prospective study of carbon ion radiotherapy for hepatocellular carcinoma with liver cirrhosis. Int J Radiat Oncol Biol Phys. 2004;59(5):1468-76.

17. Imada H, Kato H, Yasuda S, et al. Conparison of efficacy and toxicity of short-course carbon ion radiotherapy for hepatocellular carcinoma depending on their proximity to the porta hepatis. Radiother Oncol. 2010;96:231-5.

18. Tsujii H, Kamada T, Shirai T, et al. Carbon-ion radiotherapy: principles, practices, and treatment planning. Japan: Springer; 2014. p. 213-8.

19. Imada H, Kato H, Yasuda S, et al. Compensatory enlargement of the liver after treatment of hepatocellular carcinoma with carbon ion radiotherapy-relation to prognosis and liver function. Radiother Oncol. 2010;96:236-42.

20. Komatsu S, Fukumoto T, Demizu Y, et al. Clinical results and risk factors of proton and carbon ion therapy for hepatocellular carcinoma. Cancer. 2011;117(21):4890-904.

21. Combs SE, Habermehl D, Ganten T, et al. Phase I study evaluating the treatment of patients with hepatocellular carcinoma (HCC) with carbon ion radiotherapy: the PROMETHEUS-01 trail. BMC Cancer. 2011;11:67.

22. Habermehl D, Debus J, Ganten T, et al. Hypofractionated carbon ion therapy delivered with scanned ion beam for patients with hepatocellular carcinoma-feasibility and clinical response. Radiat Oncol. 2013;8:59.

23. Steinstrater O, Grun R, Scholz U, et al. Mapping of RBE-weighted doses between HIMAC and LEM based treatment planning system for carbon ion therapy. Int J Radiat Oncol Biol Phys. 2012;84(3):854-60.

24. Fossati P, Molinelli S, Matsufuji N, et al. Dose prescription in carbon ion radiotherapy: a planning study for compare NIRS and LEM approaches with a clinically-oriented strategy. Phys Med Biol. 2012;57:7543-54.

胰腺与胃恶性肿瘤
Pancreatic and Stomach Malignancies

Pamela J. Boimel, Jessica Scholey, Liyong Lin, Edgar Ben-Josef

15.1 引言

15.1.1 胰腺癌

- 胰腺癌是一种病死率极高的恶性肿瘤,患者诊断时常伴有远处转移。2016 年,美国约 53 000 例患者诊断为胰腺癌,其中仅 7.7% 可能生存 5 年[1, 2]。胰腺癌的远处播散发生率高,但仍有高达 30% 的患者死于局部肿瘤进展[3]。尽管胰腺癌治疗模式随着生物标志物的不断研发和使用可能发生改变,对哪些患者可能从局部或系统治疗中获益将日益明确,但目前对肿瘤可切除患者仍采用手术及术后辅助化疗,加或不加同期放化疗。对于临界可切除或不可切除胰腺癌的患者采用化疗,某些临界可切除的患者也可采用联合放化疗以期局部肿瘤控制后可进行手术切除。

- 术后 50% 的患者出现局部治疗失败,该现象导致了相当高的复发率和死亡率。GITSG 91-73 的研究结果支持术后放疗的应用。该研究显示手术加术后放化疗较仅接受单纯观察者的中位生存期从 11 个月延长至 20 个月[4]。RTOG-9704 研究也报道了术后辅助放化疗的情况。研究中,吉西他滨联合放化疗组的中位生存期为 20.5 个月[5]。然而,术后是否应使用辅助放疗仍具争议,因为比较术后化疗和观察的 CONKO-001 研究显示,接受单药吉西他滨治疗者的中位生存期为 22.8 个月[6],EORTC-40891 研究结果显示了放化疗和观察之间无差别[7],并且 ESPAC-1 研究显示化疗较联合放化疗更有优势[8]。值得注意的是,在 EORTC 研究中,45% 的患者为壶腹癌(预后较好),因此

P. J. Boimel·J. Scholey·L. Lin·E. Ben-Josef (✉)
Department of Radiation Oncology, University of Pennsylvania, Philadelphia, PA, USA
e-mail: Edgar. Ben-Josef@uphs. upenn. edu

© Springer International Publishing Switzerland 2018
N. Lee et al. (eds.), *Target Volume Delineation and Treatment Planning for Particle Therapy*, Practical Guides in Radiation Oncology, https://doi. org/10. 1007/978-3-319-42478-1_15

用该研究判断胰腺癌患者的生存获益可能效力不足。此外,放化疗组中 20% 的患者实际并未接受预定方案的治疗。也有很强的证据支持辅助放化疗,源自美国约翰霍普金斯医疗中心和梅奥(Mayo)医院的大样本回顾性研究结果显示,辅助放化疗可使患者的中位生存期从 11 个月延长至 20 个月[9]。一项针对 11 526 例患者采用倾向性评分分析(propensity score analyses)的美国国家癌症数据库研究显示,术后放化疗较单纯化疗可改善总生存期,与单纯手术匹配后其风险比分别为 0.7 和 1.04[10]。目前开展的一项Ⅲ期研究(RTOG-0848)中,胰头癌患者术后在接受 5 个周期的吉西他滨±厄洛替尼辅助化疗后,若疾病无进展,随机分组再行 1 个周期化疗 vs. 1 个周期化疗后行放化疗。该研究将有助于确定最佳的辅助治疗方案。

- 对于临界可切除胰腺癌,目前已有证据显示局部放疗联合同期高剂量化疗可带来生存获益、改善疾病控制,并可能获得较高的 R0 切除率。一项足量吉西他滨和奥沙利铂化疗联合放疗(30 Gy/15 次)的多中心Ⅱ期研究结果显示,诱导治疗后手术切除率为 63%,其中 84% 为阴性切缘,全组中位生存期为 18 个月[11]。对不可切除者,放化疗较单纯化疗的优势尚存争议。由于三维适形时代需较大照射野以覆盖大体肿瘤体积,总体而言,对上腹部结构的毒性已成为其应用的限制因素。单纯吉西他滨对比吉西他滨同期常规放疗(不包括调强放疗,即 IMRT)的随机Ⅱ期研究 ECOG4201 显示,同期放疗组的中位生存期延长,局部复发降低,但 3 与 4 级毒性反应显著增加[12]。源自美国密歇根大学医学中心的一项Ⅰ/Ⅱ期研究,评价了高剂量适形 IMRT 同期吉西他滨化疗,结果显示患者的中位生存期延长至 14.8 个月,且与历史对照比较,局部无进展率增加至 60%[13]。最近发表的 LAP 07 研究将不可切除的胰腺癌患者随机分组至吉西他滨 vs. 吉西他滨＋厄洛替尼组,肿瘤无进展者再次随机分组给予放化疗(放疗 54 Gy 同期卡培他滨化疗)vs. 继续化疗[14]。LAP 07 研究结果显示,放化疗和单纯化疗组的总生存期无显著差异,但放化疗组的局部区域进展率降低。许多患者的局部疾病进展会导致并发症和死亡率的增加。尸检结果报道,高达 30% 的患者死于局部疾病进展,且与 SMAD4 表达相关,提示对部分患者而言肿瘤局部控制是非常重要的[3]。不可切除甚至伴有远处转移胰腺癌的局部进展也可导致梗阻症状、出血、肠穿孔,以及疼痛等并发症,需要进行姑息治疗。

- 使用中度放射治疗剂量(50～54 Gy,每次 1.8～2 Gy)的放化疗研究几乎没有改善生存。临床上已开展采用三维适形放疗尝试进行剂量递增,但该治疗策略导致了明显的胃肠道毒性反应[15]。与三维适形放疗相比,采用 IMRT 的研究已报道了较低的急性 3 级恶心(呕吐)和腹泻,以及晚期胃肠道毒性(如十二指肠溃疡)的发生率[16]。然而,IMRT 剂量递增同期吉西他滨化疗同样可导致明显的毒性反应,24% 的患者出现了 3 或 4 级剂量限制性毒性[13]。立体定向放射治疗(SBRT)已用于不可切除患者的治疗,并显示了与常规分割放疗相近的中位生存期。然而,当肿瘤靠近或侵犯十二指肠时,应高度关注 SBRT 引起的急性胃肠道毒性反应[17]。理论上,质子射线具有特征性的布拉格峰,且剂量在布拉格峰远端迅速跌落,在保护正常组织方面优于 IMRT 或 SBRT。但在实践中,质子射线治疗时的射程不确定性与 CT 校准、器官运动和患者摆位误差均相关,势必增加靶区的外放边界。由于双散射(DS)和均匀扫描(US)质子射线放射治疗无法在射束路径上调节射线形状,笔形束扫描(PBS)较 DS 和 US 增加了治疗的适形性。

15.1.2 胃癌

- 尽管胃癌的发病率逐年下降,但仍是全球范围内导致癌症相关死亡的第三大病因。在局部晚期和伴淋巴结转移的病例中,包含淋巴结清扫的手术切除是治疗的主要手段。对围手术期化疗和/或辅助放化疗的应用一直存在争议。新辅助和辅助化疗的应用的基础,源于有关围手术期化疗 MAGIC 研究的结果,即围手术期化疗较单纯手术可改善总生存期和无进展生存期。或者,患者也可接受手术继以辅助放化疗,这是美国常见的治疗策略。该治疗策略基于北美协作组 0116(INT-0116)研究结果所显示的生存获益。事实上,选择围手术期化疗或辅助放化疗可取决于疾病的局部范围、发病时的可切除性以及术后的病理危险因素,如切缘状态和淋巴结清扫范围。

- 近端 1/3 和弥漫性胃癌的手术方式为全胃切除术;胃窦癌(远端 2/3)的手术方式为次全胃切除术[18]。因肿瘤的浸润性生长,胃癌手术的切缘非常重要。临床上一直沿用近端和远端各 5 cm 安全边界的要求。然而,近期一项有关远端胃癌的多中心回顾性研究结果表明,3 cm 安全边界可能已足够[19]。胃癌的淋巴引流区域共有 16 组淋巴结,其清扫范围在外科文献中已多有描述:D1 淋巴结清扫术仅清扫邻近的胃周淋巴结(第 1~6 组);D2 清扫术另外还包括肝、胃左、腹腔干和脾淋巴结清扫(第 1~11 组),以及脾切除术;D3 清扫术进一步增加了肝门和腹主动脉周围淋巴结清扫(第 1~16 组)。临床上,推荐进行 D2 清扫术且至少切取 15 枚淋巴结,但这通常取决于外科医生的经验,许多患者接受了范围更小的 D1 清扫术,切取的淋巴结较少。

- 辅助放化疗的应用基于 INT-0116 随机研究比较术后放疗 45 Gy 联合氟尿嘧啶和亚叶酸钙与单纯观察的结果。单纯观察组的 3 年总生存率为 41%,而放化疗组则显著提高至 50%,故该结果支持了辅助放化疗的应用[20]。虽然 INT-0116 研究中推荐进行 D2 淋巴结清扫术,然而,仅 9.6% 的患者进行了 D2 清扫术,36% 进行了 D1 清扫术,54% 的清扫范围小于 D1 清扫术。这些结果提示,未行足够淋巴结清扫术者可能从放化疗中获益。研究中采用的 2D 放射治疗技术所显示的急性毒性反应发生率也较为显著,血液学和胃肠道 3 级及以上毒性反应发生率分别为 54% 和 33%。17% 的患者因毒性反应停止治疗,患者死亡率为 1%。另一项类似的研究——ARTIST Ⅰ研究,比较了 D2 淋巴结清扫术后进行辅助化疗和放化疗的结果,发现总生存或无远处转移生存期并无差异[21]。然而,放化疗可明显降低局部复发率,尽管也可引起明显的毒性反应。ARTIST Ⅰ研究的亚组分析发现,淋巴结阳性患者的无疾病生存期有获益。ARTIST Ⅱ研究目前正在评价淋巴结阳性患者放化疗是否有获益。同样值得注意的是,在 INT-0116 研究的亚组分析中,组织病理学为弥漫型者放化疗的疗效似有降低。ARTIST Ⅰ研究中有很高比例的患者为弥漫型(放化疗组中为 63%)胃癌,这一类型的患者预后更差,可能使治疗难以显示获益。

- 部分患者可从辅助放化疗中获益。淋巴结阳性、范围小于 D2 淋巴结清扫术以及切缘阳性或不足够的患者从辅助放疗中获益可能更为明显。放射治疗靶区包括瘤床、残胃、吻合口、肝胃韧带以及有风险的淋巴结清扫区域。由于治疗靶区较大,故使用先进的更为适形的放射治疗技术以减少毒性反应尤为重要。与三维适形放疗相比,IMRT可增加适形性,并减少脊髓、肾脏、肝脏和心脏的剂量[22]。质子射线放射治疗是胃癌另一有希望的治疗方法,可降低附近OAR的剂量,并可能减少治疗的毒性反应。

15.2 模拟定位和运动管理

- 治疗胰腺癌和胃癌时,强烈推荐带有标示的鲁棒性体位固定,以减少患者分次治疗间的摆位误差。因真空袋体积的变化可影响粒子射线的射程,故整个治疗过程中若其体积保持不变,可用于体位固定。但如使用真空袋,每次治疗前应在图像上核对其体积。或者,可使用翼形板或发泡胶垫来进行定位和治疗,并标示膝部固定位置以防止腿部和臀部旋转(图15.1)。定位扫描时,患者仰卧位且双臂上举远离治疗区域。扫描范围为隆突至髂嵴下。

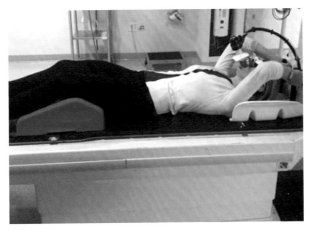

图15.1　模拟定位采用仰卧位,并使用有标示的翼形板和膝部固定装置。注:实际治疗中,患者应尽可能减少衣物以避免干扰质子射线

- 应获取平扫CT用于治疗计划及剂量计算。为便于勾画原发肿瘤、血管和淋巴结,平扫的计划CT后可进行静脉增强的高分辨率CT扫描(层厚3 mm及以下)。Volumen(0.1%钡混悬液)是一种低密度的阴性口服造影剂(图15.2a),在CT图像上可使十二指肠和小肠充分扩张,并更好地显示肠壁细节[23]。推荐在计划CT扫描后应进行增强CT扫描。但若无法进行,计划CT中任何将不在治疗时出现的物质都须予以修正并赋予合适的豪氏值。需注意的是,胆总管内的金属网状支架并不影响质子射线治疗的剂量分布,故在质子射线治疗计划中无需对其进行修正。其他影像,如诊断CT、PET-CT和/或MRI,也可有助于识别受侵淋巴结、大体肿瘤范围和复发病灶。在术后放疗靶区勾画时,也应使用术前影像。若可能,所有扫描时患者均应保持和CT定位同样的体位

以提高图像配准的精确性。应告知患者定位前至少 3 小时不要经口进食任何物质（即 NPO），以减少胃容量的变化。根据靶区位置及其与胃的距离，或当治疗胃癌时，可同样给予患者具体的饮食指导，以保证每次治疗前的几个小时做到 NPO。例如，我们中心质子射线治疗胃腺癌次全切除术后病例时，会要求患者在定位和每日治疗前禁食和禁水 3 小时，以保持胃肠体积的重复性。

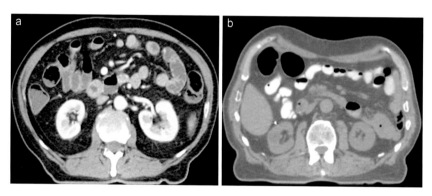

图 15.2 a. Volumen 口服造影，配合静脉造影一起使用，可更好地显示十二指肠和小肠壁的细节；b. 钡剂作为口服造影剂

- 由于胸腹部常存在明显的器官运动，呼吸和胃肠道引起的运动管理是治疗胸腹部恶性肿瘤的一个重要部分[24, 25]。美国医学物理学家协会第 76 号工作组对减少靶区运动的方法进行了全面回顾，对这些技术的深入分析不在本章讨论范围内[26]。当治疗胰腺和胃部靶区时，基于患者解剖结构运动的程度，我们中心使用几种减少靶区运动的方法，这些方法包括使用呼吸相关（或 4D-CT）扫描并增加 ITV 以应对靶区运动、深吸气末屏气（deep inspiration breath hold，DIBH）或腹部压迫。对于不可切除胰腺癌，由于肿瘤和十二指肠通常位置靠近，使用的运动管理方法十分重要。当治疗不可切除胰腺癌时，我们推荐采用屏气（非自主的主动呼吸控制或使用 SDX 设备进行自主的 DIBH）的运动管理方法。

- X 射线透视可有助于识别患者解剖结构的运动程度[27-30]。我们中心腹部恶性肿瘤患者在定位前，需进行透视检查以评估器官运动程度，并确定何种方法为最佳选项以减少或应对治疗期间的器官运动（图 15.3）。并非所有腹部病灶在透视下均清晰可见，故应个体化应用。可视化技术能有助于在透视下勾画感兴趣区域，例如植入的标记物、用于区分胃体积的口服造影剂，或感兴趣区域附近可见且运动方式可作为其替代的标志物（例如肝脏或横膈）。通常，器官运动小于 5 mm 的患者进行 4D-CT 扫描，并在包括所有呼吸时相的平均时相 CT 上制作治疗计划。器官运动大于 5 mm 的患者可能需要 DIBH 或腹部压迫以减少解剖结构运动的幅度。可使用相应设备以实现 DIBH，例如主动呼吸控制（瑞典 Elekta 医疗系统产品）或肺活量测定运动管理系统或 SDX（美国 Qfix 公司产品），两者在我们中心均有应用（图 15.4）。由于 SDX 需要患者的依从性，并具备按照指导进行屏气的能力，所以使用压迫带进行腹部压迫可能耐受性更好。

ABC 设备优于 SDX 的一点是，ABC 时的屏气时间由治疗师控制（而非患者）。这有助于正确掌控静脉造影的时机。使用 SDX 设备屏气时难以获取增强扫描。

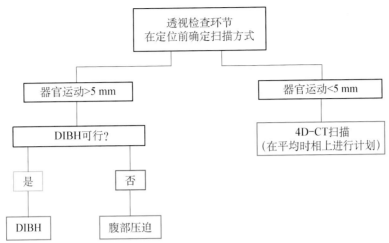

图 15.3 从定位前透视检查到确定运动管理方式的工作流程图示例。本中心通常的做法是，如果器官运动小于 5 mm，在自由呼吸的平均时相 CT 上制作计划。如果器官运动大于 5 mm 且 DIBH 可行，使用 SDX 或 ABC 设备实现 DIBH。如果 DIBH 不可行，则使用压迫带进行腹部压迫。治疗团队应对器官运动进行个体化仔细评估

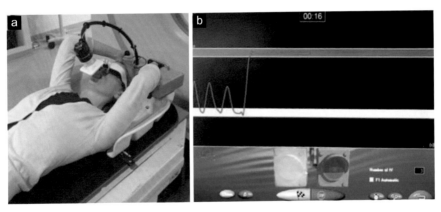

图 15.4 a. 图示为使用肺活量测定运动管理系统的自主 DIBH；b. 使用自主屏气 SDX 系统时的患者界面。治疗师得到指示在预设的吸气区域内开启治疗射束（显示为绿色）

- 使用腹部压迫时需注意，尽可能减少腹带所致解剖变形的差异性。每天腹带都放置在相同的位置十分重要，包括位置刻度和腹带的松紧度。可使用 X 射线摄片、验证 CT 扫描和/或在线 CBCT（若配置）对腹带的位置和患者的腹部解剖进行验证。一般而言，应使用图像引导以确保 95% 靶区分次治疗间的射程差异性小于 3 mm[31]。应保持与计划 CT 时同样的腹部压迫状态获取用于靶区勾画的其他影像。例如，如果利用 MRI 图像进行靶区勾画，应使用与 MRI 兼容的腹部压迫带。这有助于避免腹带所致的解剖位置

差异。和任何系统一样,患者需使用合适的运动管理设备进行训练以获取最佳效果。定位时,应注意确保设备在可能的照射野范围以外。

- 不同图像间的精确配准十分重要。对于不可切除的胰头癌,除骨性配准以外,也需关注患者血管[腹腔干和肠系膜上动脉(即 SMA)]的配准。应用呼吸控制设备,即便患者潮气量完全一致,腹部靶区的位置仍会存在可变性。为了应对这种重复性误差,我们中心在 CTV 头脚方向额外增加 2 mm 的边界[32, 33]。

- 尽管笔形束扫描(PBS)粒子射线治疗可较被动散射技术产生更为适形的剂量分布,但由于点扫描和呼吸相关解剖运动之间的不确定关系,PBS 在胸腹部恶性肿瘤中的使用受到限制[34]。虽然在我们中心 PBS 被日益应用于更多患者的质子射线治疗,但点扫描和器官运动之间这种复杂的相互作用效应使被动散射技术,尤其是双散射或均匀扫描,在治疗有较大程度解剖运动的患者时成为优选。

15.3 靶区勾画和放疗剂量(分割)

- 临界可切除或不可切除局部晚期胰腺癌行积极放化疗时,在平扫定位 CT 上勾画大体肿瘤体积(GTV),有条件时应与增强定位 CT 和 MRI(PET)进行融合,范围包括大体可见肿瘤和受累淋巴结(直径≥1 cm)。在增强扫描动脉晚期和静脉期,相较于正常胰腺组织,胰腺肿瘤常为低密度/低信号,也可偶为等密度/等信号,此时难以与周围胰腺实质区分。仔细观察胆管结构,并沿扩张的胰腺内胆管寻找梗阻点以确定胰头内肿瘤的位置有助于靶区勾画。胰腺肿瘤常表现为模糊的深灰色软组织,可侵及腹部脂肪和十二指肠,并包绕血管。沿腹腔干和 SMA 仔细观察包绕血管的肿瘤也有助于 GTV 的勾画。在我们中心,并不做选择性淋巴结照射,这是基于下述数据,当不做预防性淋巴结照射时,胰周淋巴结失败少见并均发生在 80% 等剂量线以内[35]。GTV 外扩 5 mm 生成 CTV,CTV 外扩 5 mm 生成 PTV 以应对摆位误差。

- 勾画指南共识已详述了胰腺癌术后放疗的靶区[36]。临床靶体积包括腹腔干动脉近端 1~1.5 cm,肠系膜上动脉(SMA)近端 2.5 cm,门静脉(PV)从其与肠系膜上静脉汇合处勾画至左、右支分叉,胰空肠吻合口(PJ)、术前肿瘤体积和手术床(包括术中留置的任何银夹),以及腹主动脉从最头端结构(PJ、PV 或腹腔干)向下至 L2 椎体水平的范围。分别勾画如上所述每个结构,并外放不同边界形成 CTV。随后将这些 CTV 合并为一个总的 CTV。考虑到呼吸运动,从 4D-CT 生成 ITV,并外放 5 mm 形成 PTV(表 15.1)。

- 已发表的胃癌的淋巴结勾画图谱详细描述了文献中 16 组淋巴结的解剖边界和勾画范围[37]。CTV 包括吻合口(全胃切除术为食管空肠吻合口,胃次全切除术为胃空肠吻合口以及十二指肠残端)、术前瘤床、肝胃韧带和区域淋巴结。通常,需包括的淋巴结应由胃内肿瘤的位置决定。所有情况均应包括 N1 胃周淋巴结、胰腺上缘和腹腔干淋巴结。对于近端 1/3 胃(贲门)癌,还应另外包括贲门左/右、胃大/小弯、左半膈和胰体淋巴结。CTV 还需包括胃左动脉、肝动脉和腹腔干动脉。对于中间 1/3 胃(体)癌,应包括胃大/小弯、脾门、肝门、胰十二指肠和胰体淋巴结,以及胃左动脉和肝动脉。对于远端 1/3 胃

表 15.1 胰腺癌和胃癌的靶区与放疗剂量范围(RBE＝1.1)推荐

临床情形	靶区	剂量
胰腺癌的积极放化疗	胰腺肿瘤和受累淋巴结(≥1 cm)	5 400～5 940 cGy
胰腺癌的术后放化疗	腹腔干动脉、SMA、PV 近端 胰空肠吻合口 术前肿瘤体积 手术床/银夹 腹主动脉	4 500～5 400 cGy 阳性切缘可加量(5 940 cGy)
胃癌的辅助放化疗	吻合口 瘤床(包括银夹/残胃) 肝胃韧带 淋巴结 ● 胃周 ● 胰腺上缘 ● 腹腔干 ● 贲门肿瘤-加左半膈、贲门左/右、胰体,以及胃左动脉、肝动脉和腹腔干动脉 ● 胃体肿瘤-肝门、脾门、胰体、胰十二指肠,以及胃左动脉和肝动脉 ● 胃窦肿瘤-肝门、胰十二指肠、胰头	4 500 cGy 考虑加量至 5 040 cGy(或阳性切缘 5 400～5 940 cGy)
局部复发的再程放疗	大体肿瘤	5 400～5 940 cGy

(窦)癌,应包括胃大/小弯、肝门、胰十二指肠和胰头淋巴结。对于近幽门的肿瘤,远端边界应包括十二指肠近端 5 cm(表 15.1)。

● 需勾画腹部正常结构例如肝脏、肾脏、脊髓、胃(对于胰腺癌)以及小肠和大肠作为危及器官。因为十二指肠和靶区间可能有重叠,故对于不可切除局部晚期胰腺癌患者,仔细勾画其十二指肠极为重要(表 15.2)。

表 15.2 胰腺癌和胃癌治疗的危及器官剂量限制(RBE＝1.1)推荐

危及器官	剂量限制
肾脏(左和右)	$V18 \leqslant 50\%$
肝脏	$Mean \leqslant 30\ Gy$
胃	$D\mathrm{max}\ 60$,$V54 \leqslant 2\%$,$V45 \leqslant 25\%$
小肠	$D\mathrm{max}\ 60$,$V54 \leqslant 2\%$,$V50.4 \leqslant 5\%$,$V45 \leqslant 25\%$
大肠	$D\mathrm{max}\ 60$,$V54 \leqslant 2\%$,$V50.4 \leqslant 5\%$,$V45 \leqslant 25\%$
十二指肠	$D\mathrm{max}\ 60$,$V55 \leqslant 1cc$,$V54 \leqslant 5\%$
脊髓	$Max \leqslant 45\ Gy$

15.4 粒子射线治疗计划

- 由于解剖结构运动和点扫描之间复杂的相互作用效应,我们中心大多数胰腺癌和胃癌患者接受了被动散射技术的质子射线治疗(双散射或均匀扫描)。若某些情况下 PBS 更为适合(例如,试图治疗不规则形状的靶区或希望进一步避开附近正常器官),则需仔细评估解剖结构的运动。我们中心的一项研究探讨了 PBS 治疗腹部病灶对剂量学的影响。研究发现,对于小幅运动($M\perp<7$ mm 且 ΔWET<5 mm,其中 $M\perp$ 为垂直运动幅度,ΔWET 为水当量厚度变化),无需加以限制。对于中幅运动($M\perp 7\sim10$ mm 或 ΔWET $5\sim7$ mm),腹部压迫可适度改善其影响。对于大幅运动($M\perp>10$ mm 或 ΔWET>7 mm),需要使用腹部压迫和(或)某些其他限制运动的方式[38]。由于腹部解剖结构的变化和运动,我们中心采用单野均匀剂量(SFUD)技术进行 PBS 治疗,这将是本章节的重点。然而,鲁棒性优化的未来发展可能有助于调强质子治疗(IMPT)更广泛的应用。

15.4.1 计划靶区结构

- 当质子放疗时,必须考虑到由于 CT Hounsfield 单位和质子阻止本领之间转换而产生的质子射线的射程不确定性。
- 被动散射:我们中心使用被动散射时,通过给 CTV 增加额外的远端和近端边界,即两端各加射程的 3.5%+3 mm,以减少该不确定性(图 15.5)。还需增加侧方边界以应对运动和摆位误差。

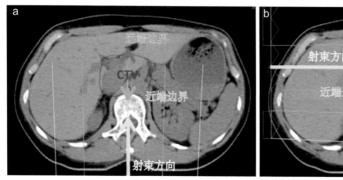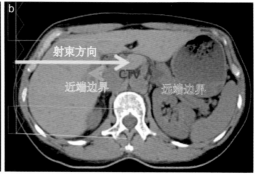

图 15.5 使用被动散射质子技术选择后野(a)和右侧野(b)治疗患者时,沿射束方向在 CTV 靶区远端(红色)和近端(紫色)外扩边界的示例

- 补偿器:当被动散射使用射程补偿器调节剂量时,重要的是使用补偿器模糊设置以确保无论任何摆位误差和分次照射内运动的情况下质子射线均足以包括靶区。我们中心的模糊系数源自 Moyers 等[39],并使用下述公式进行计算:

$$\sqrt{(IM+SM)^2+[0.03\times(CTV_{depth}+Compensator_{thickness})]^2}$$

其中，IM 为内在运动，SM 为摆位边界，CTV$_{depth}$ 为 CTV 的远端深度。我们中心对每例患者使用个体化的内在运动范围，并使用 3 mm 的摆位误差，以确定补偿器模糊系数。

- 笔形束扫描：为应对 PBS 时质子射线的射程不确定性，当使用单野优化计划时，可创建计划优化结构。我们中心将 CTV 外扩射程的 3.5%（应对从豪氏值向质子阻止本领转换的不确定性），再外扩 1 mm 边界（修正射束校准的不确定性）来创建优化结构。不确定性的具体数值应由各单位分别进行评估（图 15.6）。

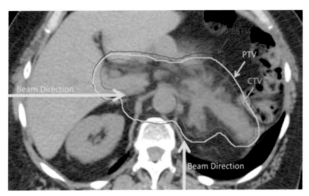

图 15.6　通过沿射束方向将 CTV 结构（蓝色）外扩射程的 3.5% 外加 1 mm 边界来创建笔形束扫描靶区（PBSTV）优化结构（红色）。常规的 PTV 结构（CTV+5 mm）显示为绿色，用以比较

15.4.2　勾画和修正

- 为应对肠道充盈的变化，需勾画出气体和粪便并赋予其和周围组织相似的豪氏值。高密度物质造成的伪影应被修正为合适的豪氏值。推荐在计划 CT 扫描后进行增强扫描，故计划 CT 上不会出现造影剂增强。但若不可行，计划 CT 上出现的任何高对比度物质（例如，钡剂）应被赋予合适的密度或豪氏值（图 15.7）。对 Volumen 造影剂不需进行手动豪氏值修正。

- 若横膈靠近靶区或照射野，需对横膈增加额外边界来创建一个横膈修正体积，当应用基于 4D-CT 的计划时，它由呼气相和吸气相扫描中的肺下界来确定（图 15.8）。该边界的 SHU 值应按最靠膈顶层面肝脏的取值进行修正，其值通常变化于 −50 HUs 和 +50 HUs 之间。

15.4.3　射野角度的选择

- 无论被动散射或笔形束扫描（PBS）技术，射野方向通常均采用 2~3 个共面野，包括一个后野和一个后斜或右侧野（以避开脊髓）（图 15.9、15.10 和 15.11）。旋转机架角度的选择应尽可能减少脊髓和肾脏的照射剂量、在皮肤上的重叠以及射野半影带给十二指肠的剂量[40]。当使用腹部压迫带时，对其造成的伪影进行修正和尽量选用不经过压迫带的射野方向非常重要。

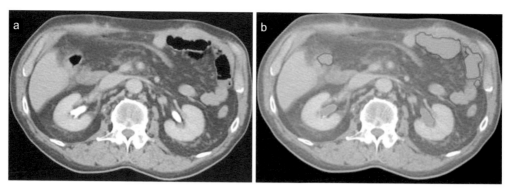

图 15.7 推荐在治疗计划 CT 扫描后进行增强扫描。但若不可行，计划 CT 上任何显示对比度但不会在治疗时存在的物质应被修正成合适的豪氏值。图示为对肾脏造影剂和肠气的豪氏值修正

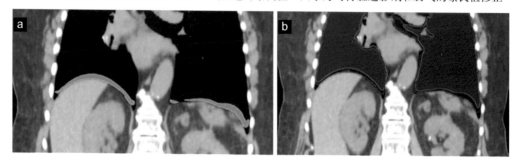

图 15.8 当采用 4D-CT 进行计划时，为应对横膈运动，可对横膈增加额外边界（a），它由吸气相和呼气相的肺轮廓相减而得（b）

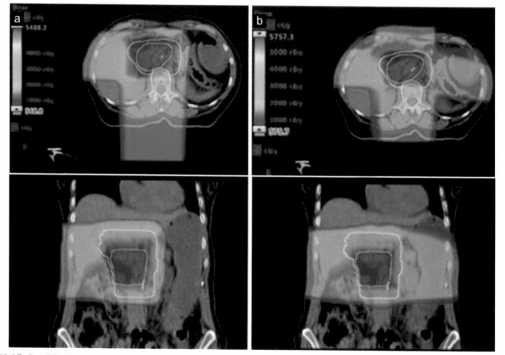

图 15.9 T3N1 且肿瘤近钩突切缘胰腺癌的术后放疗（整个术后 CTV 为 4 500 cGy；手术床、吻合口、银夹和 SMA 为 5 400 cGy；近切缘区域为 5 940 cGy）。a. 患者治疗采用双散射质子计划，包括一个后野和一个右侧野以避开肠道、胃和左肾；b. 图示为 IMRT 光子计划，用以比较。本例中为达到足够的靶区覆盖，光子计划的胃、肠道和左肾剂量较高，使质子成为更理想的选择

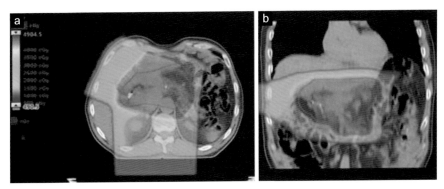

图 15.10 胃窦癌的术后放疗,采用双散射质子治疗,使用一个后野和一个右前斜野以避免质子射线穿过肠道。图示为横轴面(a)和冠状面(b),PTV 显示为红色

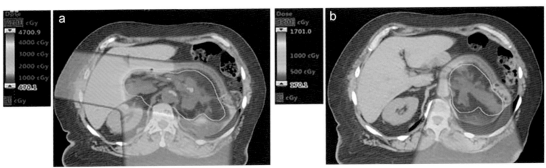

图 15.11 胰腺癌患者(远端胰腺切除术后)手术床复发,在本中心采用 PBS 质子治疗。a. 为了达到靶区右侧的覆盖,使用一个右前斜野和一个后野,剂量为 44 Gy;b. 使用右后和左后斜野对大体残留病灶行缩野照射,总剂量为 60 Gy。两个计划均几乎完全避开肠道,并避免射束穿过可发生变化的肠道区域

- 由于出现空气、胃肠运动和腹前壁组织变化造成的不确定性,故应避免选用前野或患者的左侧射野。
- 若包含前方射野的治疗计划更为理想,可给予较小的权重并予使用(图 15.12)。对于胃癌辅助放射治疗的病例,当包括左膈、胃周淋巴结,以及脾淋巴结时,可能需要左侧射野。考虑到肾脏或脊髓的耐受剂量,后野的权重也可能被限制。

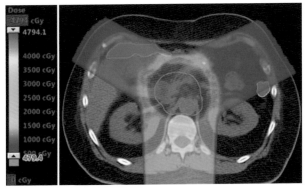

图 15.12 采用双散射质子技术治疗胰腺癌患者,使用一个后野加两个前斜野。在本例中选择前野以减少肾脏剂量。为避免前方解剖结构改变对射束造成较大的干扰(例如,肠气的变化),前野权重需低于后野(每个前野的射野权重为 0.2,后野为 0.6)

15.5 再程放疗

- 采用 PBS 和被动散射技术的粒子射线放疗均可用于先前已接受过放疗的胰腺和胃恶性肿瘤,有助于限制已受照射正常组织的剂量(图 15.13)。

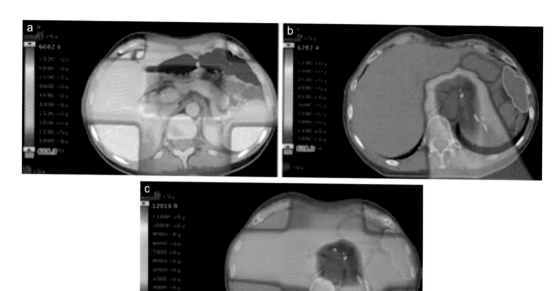

图 15.13 a. 胰腺癌 Whipple 术后最初行光子放疗;b. 患者出现局部复发,采用双散射质子治疗,使用后野以避免在侧方和前方器官发生剂量重叠;c. 合并光子和质子治疗计划后显示,病灶部位剂量较高,且周围正常器官剂量可控

15.6 剂量学和毒性比较

- 先前本中心发表的一项剂量学研究的报道,比较了 IMRT 和双散射(DS)及 PBS 质子射线放射治疗在不可切除胰腺癌中的应用[40]。该研究结果显示,DS 和 PBS 技术的质子射线治疗均减少了十二指肠、胃和小肠低剂量区域的照射。胃的 $V20$ Gy 从 IMRT 的 20%减少至质子射线放疗的 10%,小肠 $V20$ 采用 PBS 为 6.5%,采用 DS 为 9.8%,而采用 IMRT 则高达 19.7%。然而,高剂量区域(>40 Gy)的十二指肠、胃和小肠的照射剂量最小为 IMRT,其次为 PBS,最差则为 DS。该研究强调,对于紧靠或侵犯十二指肠的不可切除胰腺癌而言,计划需具有高度适形性,单纯 DS 或 PBS 计划可能无法满足要求。该研究中未评价生活质量和治疗毒性的结果。当 IMRT 计划中 OAR 最大剂量限制达到要求时,十二指肠、胃、小肠的低剂量大体积照射与靠近肿瘤部位的中-高剂量点比较,可对患者的治疗毒性或生活质量造成怎样的影响尚不清楚。由于质子射线放

疗技术的发展、上述运动管理技术的改善以及 IMPT 的使用，临床上可能达到高度适形性与邻近 OAR 整体剂量最低的理想结合。同时，我们中心已常规使用光子/质子混合计划以减少高剂量区域的十二指肠体积，且与单纯光子计划比较仍能达到较低的腹部整体剂量（图 15.14）。

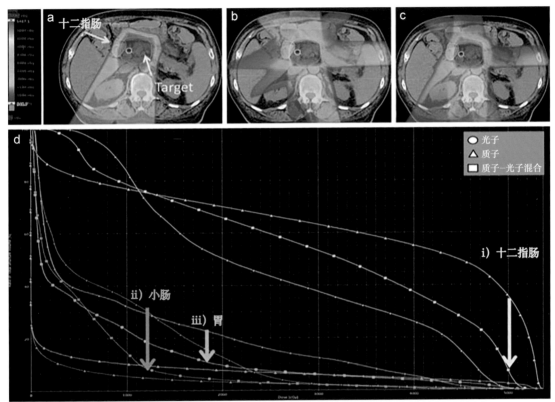

图 15.14　a. 在某些病例，质子计划（使用后野和右后斜野）可造成 PTV 附近或与 PTV 有重叠的关键器官（例如十二指肠）内有较大的体积达到 D_{max}；b. 由于适形性增加，IMRT 计划可降低 OAR 的高剂量体积，但导致了其他 OAR 的低剂量体积增加；c. 对该患者行质子（双散射）/光子混合计划以取得高、低剂量分布间的最佳平衡；d. 单纯光子计划（圆形）、单纯质子计划（三角形）和质子-光子混合计划（正方形）的 DVH 比较。该病例中，质子-光子混合计划的优点包括（i）与单纯质子计划相比，显著减少了十二指肠的高剂量区；（ii）与单纯光子计划相比，显著减少了小肠的低剂量区；（iii）与单纯光子计划相比，显著减少了胃的低剂量区

- 胰腺癌的一个独特且罕见的表现是伴或不伴微小转移的局部区域复发。这些肿瘤可能完整表达 SMAD4[3]。我们先前已入组并报道了 15 例局部复发胰腺癌患者接受质子射线再程放射治疗的结果[41]。质子射线再程放疗通常耐受性好，患者的中位生存期为 15.7 个月，1 级和 2 级非血液学急性毒性发生率较低，仅 2 例出现了 3 级疲乏，且未发现 2 级或以上的晚期毒性反应[41]。仅 1 例不可切除的局部晚期肿瘤患者出现了十二指肠溃疡，其十二指肠紧贴 PTV。目前本中心推荐仅对可见肿瘤进行治疗，并做较小的 CTV 外扩（本中心再程放疗病例的中位 CTV 体积为 71 ml）。射野设置应尽量避免与首程放疗重叠的射野角度。

15.7　患者摆位、固定和治疗验证

- 治疗体位需采用与模拟定位时相同的固定技术。应在正交 X 射线图像上通过配准骨性解剖来进行每天的摆位。若胃体积对治疗照射有影响,使用口服造影剂有助于更清晰地在 kV 图像上勾画胃体积。若具备,锥形束 CT 可用于验证软组织的解剖位置。对于质子射线治疗的患者,本中心每两周进行一次扫描以验证其解剖位置的改变,例如体重减轻、肠气和胃充盈的变化。

15.8　讨论与未来发展

- 采用质子治疗胰腺癌和胃癌可根据 PTV 的位置和选择的射束方向相应地降低胃、肠道、肾脏和肝脏的整体剂量。在胰腺癌和胃癌的术后辅助放化疗中,照射野通常较大,故粒子射线治疗可更好地保护肾脏、肝脏和大量肠道,从而降低 OAR 的剂量,减少治疗的毒性反应。图像融合配准软件的进步、图像引导质子射线治疗引入锥形束 CT、呼吸门控的运动管理,以及对射程不确定性(可以减少外放边界)的深入理解将有助于改进治疗的计划和实施。

- 放射治疗过程中减少组织结构的运动(例如采用屏气)尤其重要,不仅可提高靶区的照射剂量,同时可降低 OAR 的剂量,并且改善治疗的重复性。运动管理在质子射线治疗时尤为重要,采用 PBS 治疗时更为关键。

- 对运动管理技术的进一步研究将可能提高 PBS 治疗的临床可行性。本中心在使用 PBS 治疗肝癌的研究中,采用腹部压迫以减少器官运动[38, 42]。腹部压迫可减少射野特定 PTV(BSPTV)/CTV 和 ITV/CTV 体积比、BSPTV 与心脏的重叠,并显著减少器官运动,从而减少质子射线所穿过水当量厚度(WET)的变异性。对 10 例采用腹部压迫的肝脏肿瘤患者进行 4D-CT 扫描,评价 PBS 治疗计划,显示该方法可降低平均肝脏剂量,使 ITV 和 BSPTV 的边界更小,并减少器官运动幅度。尽管该研究仅限于肝脏肿瘤,但其意义和结论可同样应用于其他腹部肿瘤的治疗(图 15.15)。

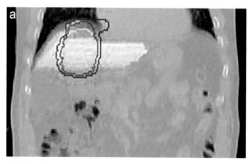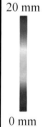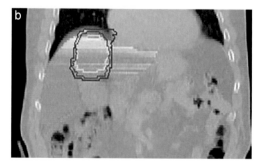

图 15.15　图示为无(a)和有(b)腹部压迫时运动的差异。CT 图像中 CTV(黄色)、ITV(红色)、BSPTV(蓝色)和 ΔWET(彩色)的差异(图片由 2016 年 AAPM 会议 Lin Liyong 的口头报告提供)

- 在质子射线治疗不可切除胰腺癌时,因 PTV 的高剂量区域可能包括了较大体积的十二指肠,故治疗具有较高的挑战性。光子/质子射线联合治疗计划可用于减少十二指肠的高剂量体积、胃和肠道的低-中剂量体积,以及总的全身剂量。未来,在腹部压迫情况下的 PBS 治疗、锥形束 CT 和 IMPT 均可增加适形性,并减少十二指肠附近的外放边界。

(王征　译,陆嘉德　审校)

参考文献

1. Siegel RL, Miller KD, Jemal A. Cancer statistics, 2016. CA Cancer J Clin. 2016;66:7-30.
2. Howlader NNA, Krapcho M, Miller D, Bishop K, Altekruse SF, Kosary CL, Yu M, Ruhl J, Tatalovich Z, Mariotto A, Lewis DR, Chen HS, Feuer EJ, Cronin KA, editors. SEER Cancer Statistics Review, 1975-2013. Bethesda, MD: National Cancer Institute. https://seer. cancer. gov/csr/1975_2014/, based on November 2015 SEER data submission, posted to the SEER web site
3. Iacobuzio-Donahue CA, Fu B, Yachida S, Luo M, Abe H, Henderson CM, Vilardell F, Wang Z, Keller JW, Banerjee P, et al. DPC4 gene status of the primary carcinoma correlates with patterns of failure in patients with pancreatic cancer. J Clin Oncol. 2009;27:1806-13.
4. Kalser MH, Ellenberg SS. Pancreatic cancer. Adjuvant combined radiation and chemotherapy following curative resection. Arch Surg. 1985;120:899-903.
5. Regine WF, Winter KA, Abrams R, Safran H, Hoffman JP, Konski A, Benson AB, Macdonald JS, Rich TA, Willett CG. Fluorouracil-based chemoradiation with either gemcitabine or fluorouracil chemotherapy after resection of pancreatic adenocarcinoma: 5-year analysis of the U. S. intergroup/RTOG 9704 phase III trial. Ann Surg Oncol. 2011;18:1319-26.
6. Oettle H, Neuhaus P, Hochhaus A, Hartmann JT, Gellert K, Ridwelski K, Niedergethmann M, Zulke C, Fahlke J, Arning MB, et al. Adjuvant chemotherapy with gemcitabine and long-term outcomes among patients with resected pancreatic cancer: the CONKO-001 randomized trial. JAMA. 2013;310:1473-81.
7. Smeenk HG, van Eijck CH, Hop WC, Erdmann J, Tran KC, Debois M, van Cutsem E, van Dekken H, Klinkenbijl JH, Jeekel J. Long-term survival and metastatic pattern of pancreatic and periampullary cancer after adjuvant chemoradiation or observation: long-term results of EORTC trial 40891. Ann Surg. 2007;246:734-40.
8. Neoptolemos JP, Stocken DD, Friess H, Bassi C, Dunn JA, Hickey H, Beger H, Fernandez-Cruz L, Dervenis C, Lacaine F, et al. A randomized trial of chemoradiotherapy and chemotherapy after resection of pancreatic cancer. N Engl J Med. 2004;350:1200-10.
9. Hsu CC, Herman JM, Corsini MM, Winter JM, Callister MD, Haddock MG, Cameron JL, Pawlik TM, Schulick RD, Wolfgang CL, et al. Adjuvant Chemoradiation for pancreatic adenocarcinoma: the Johns Hopkins Hospital-Mayo Clinic collaborative study. Ann Surg Oncol. 2010;17:981-90.
10. Kooby DA, Gillespie TW, Liu Y, Byrd-Sellers J, Landry J, Bian J, Lipscomb J. Impact of adjuvant radiotherapy on survival after pancreatic cancer resection: an appraisal of data from the national cancer data base. Ann Surg Oncol. 2013;20:3634-42.
11. Kim EJ, Ben-Josef E, Herman JM, Bekaii-Saab T, Dawson LA, Griffith KA, Francis IR, Greenson JK, Simeone DM, Lawrence TS, et al. A multi-institutional phase 2 study of neoadjuvant gemcitabine and oxaliplatin with radiation therapy in patients with pancreatic cancer. Cancer. 2013;119:2692-700.
12. Loehrer PJ Sr, Feng Y, Cardenes H, Wagner L, Brell JM, Cella D, Flynn P, Ramanathan RK, Crane CH, Alberts SR, Benson AB 3rd. Gemcitabine alone versus gemcitabine plus radiotherapy in patients with locally advanced pancreatic cancer: an eastern cooperative oncology group trial. J Clin Oncol. 2011;29:4105-12.
13. Ben-Josef E, Schipper M, Francis IR, Hadley S, Ten-Haken R, Lawrence T, Normolle D, Simeone DM, Sonnenday C, Abrams R, et al. A phase I/II trial of intensity modulated radiation (IMRT) dose escalation with concurrent fixed-dose rate gemcitabine (FDR-G) in patients with unresectable pancreatic cancer. Int J Radiat Oncol Biol Phys. 2012;84:1166-71.
14. Hammel P, Huguet F, van Laethem JL, Goldstein D, Glimelius B, Artru P, Borbath I, Bouche O, Shannon J, Andre T, et al. Effect of Chemoradiotherapy vs chemotherapy on survival in patients with locally advanced pancreatic cancer controlled after 4 months of gemcitabine with or without Erlotinib: the LAP07 randomized clinical trial. JAMA. 2016;315:1844-53.

15. Ceha HM, van Tienhoven G, Gouma DJ, Veenhof CH, Schneider CJ, Rauws EA, Phoa SS, Gonzalez Gonzalez D. Feasibility and efficacy of high dose conformal radiotherapy for patients with locally advanced pancreatic carcinoma. Cancer. 2000;89:2222-9.

16. Bittner MI, Grosu AL, Brunner TB. Comparison of toxicity after IMRT and 3D-conformal radiotherapy for patients with pancreatic cancer — a systematic review. Radiother Oncol. 2015;114:117-21.

17. Chang DT, Schellenberg D, Shen J, Kim J, Goodman KA, Fisher GA, Ford JM, Desser T, Quon A, Koong AC. Stereotactic radiotherapy for unresectable adenocarcinoma of the pancreas. Cancer. 2009;115:665-72.

18. Gouzi JL, Huguier M, Fagniez PL, Launois B, Flamant Y, Lacaine F, Paquet JC, Hay JM. Total versus subtotal gastrectomy for adenocarcinoma of the gastric antrum. A French prospective controlled study. Ann Surg. 1989;209:162-6.

19. Squires MH 3rd, Kooby DA, Poultsides GA, Pawlik TM, Weber SM, Schmidt CR, Votanopoulos KI, Fields RC, Ejaz A, Acher AW, et al. Is it time to abandon the 5-cm margin rule during resection of distal gastric adenocarcinoma? A multi-institution study of the U. S. gastric cancer collaborative. Ann Surg Oncol. 2015;22:1243-51.

20. Smalley SR, Benedetti JK, Haller DG, Hundahl SA, Estes NC, Ajani JA, Gunderson LL, Goldman B, Martenson JA, Jessup JM, et al. Updated analysis of SWOG-directed intergroup study 0116: a phase III trial of adjuvant radiochemotherapy versus observation after curative gastric cancer resection. J Clin Oncol. 2012;30:2327-33.

21. Park SH, Sohn TS, Lee J, Lim DH, Hong ME, Kim KM, Sohn I, Jung SH, Choi MG, Lee JH, et al. Phase III trial to compare adjuvant chemotherapy with Capecitabine and Cisplatin versus concurrent Chemoradiotherapy in gastric cancer: final report of the adjuvant Chemoradiotherapy in stomach tumors trial, including survival and subset analyses. J Clin Oncol. 2015;33:3130-6.

22. Ringash J, Perkins G, Brierley J, Lockwood G, Islam M, Catton P, Cummings B, Kim J, Wong R, Dawson L. IMRT for adjuvant radiation in gastric cancer: a preferred plan? Int J Radiat Oncol Biol Phys. 2005;63:732-8.

23. Megibow AJ, Babb JS, Hecht EM, Cho JJ, Houston C, Boruch MM, Williams AB. Evaluation of bowel distention and bowel wall appearance by using neutral oral contrast agent for multi-detector row CT. Radiology. 2006;238:87-95.

24. Suramo I, Paivansalo M, Myllyla V. Cranio-caudal movements of the liver, pancreas and kidneys in respiration. Acta Radiol Diagn (Stockh). 1984;25:129-31.

25. Bryan PJ, Custar S, Haaga JR, Balsara V. Respiratory movement of the pancreas: an ultrasonic study. J Ultrasound Med. 1984;3:317-20.

26. Kissick MW, Mackie TR. Task group 76 report on 'The management of respiratory motion in radiation oncology' [med. Phys. 33, 3874-3900(2006)]. Med Phys. 2009;36:5721-2.

27. Kubo HD, Hill BC. Respiration gated radiotherapy treatment: a technical study. Phys Med Biol. 1996;41:83-91.

28. Minohara S, Kanai T, Endo M, Noda K, Kanazawa M. Respiratory gated irradiation system for heavy-ion radiotherapy. Int J Radiat Oncol Biol Phys. 2000;47:1097-103.

29. Ford EC, Mageras GS, Yorke E, Rosenzweig KE, Wagman R, Ling CC. Evaluation of respiratory movement during gated radiotherapy using film and electronic portal imaging. Int J Radiat Oncol Biol Phys. 2002;52:522-31.

30. Ozhasoglu C, Murphy MJ. Issues in respiratory motion compensation during external-beam radiotherapy. Int J Radiat Oncol Biol Phys. 2002;52:1389-99.

31. Veiga C, Janssens G, Teng CL, Baudier T, Hotoiu L, McClelland JR, Royle G, Lin L, Yin L, Metz J, et al. First clinical investigation of cone beam computed tomography and deformable registration for adaptive proton therapy for lung cancer. Int J Radiat Oncol Biol Phys. 2016;95:549-59.

32. Wong JW, Sharpe MB, Jaffray DA, Kini VR, Robertson JM, Stromberg JS, Martinez AA. The use of active breathing control (ABC) to reduce margin for breathing motion. Int J Radiat Oncol Biol Phys. 1999;44:911-9.

33. Dawson LA, Brock KK, Kazanjian S, Fitch D, McGinn CJ, Lawrence TS, Ten Haken RK, Balter J. The reproducibility of organ position using active breathing control (ABC) during liver radiotherapy. Int J Radiat Oncol Biol Phys. 2001;51:1410-21.

34. Grassberger C, Dowdell S, Lomax A, Sharp G, Shackleford J, Choi N, Willers H, Paganetti H. Motion interplay as a function of patient parameters and spot size in spot scanning proton therapy for lung cancer. Int J Radiat Oncol Biol Phys. 2013;86:380-6.

35. Murphy JD, Adusumilli S, Griffith KA, Ray ME, Zalupski MM, Lawrence TS, Ben-Josef E. Full-dose gemcitabine and concurrent radiotherapy for unresectable pancreatic cancer. Int J Radiat Oncol Biol Phys. 2007;68:801-8.

36. Goodman KA, Regine WF, Dawson LA, Ben-Josef E, Haustermans K, Bosch WR, Turian J, Abrams RA. Radiation therapy oncology group consensus panel guidelines for the delineation of the clinical target volume in the postoperative treatment of pancreatic head cancer. Int J Radiat Oncol Biol Phys. 2012;83:901-8.

37. Wo JY, Yoon SS, Guimaraes AR, Wolfgang J, Mamon HJ, Hong TS. Gastric lymph node contouring atlas: a tool to aid in clinical target volume definition in 3-dimensional treatment planning for gastric cancer. Pract Radiat Oncol. 2013;3:

e11-9.

38. Lin LSS，Kang M，et al. Evaluation of motion mitigation using abdominal compression in the clinical implementation of pencil beam scanning proton therapy of liver tumors. Med Phys. 2017；44（2）：703-12.

39. Moyers MF，Miller DW，Bush DA，Slater JD. Methodologies and tools for proton beam design for lung tumors. Int J Radiat Oncol Biol Phys. 2001；49：1429-38.

40. Thompson RF，Mayekar SU，Zhai H，Both S，Apisarnthanarax S，Metz JM，Plastaras JP，Ben-Josef E. A dosimetric comparison of proton and photon therapy in unresectable cancers of the head of pancreas. Med Phys. 2014；41：081711.

41. Boimel P，Berman Abigail，Li，Jonathan，Apisarnthanarax，Smith，Both，Stefan，Lelionis，Kristi，Larson，Gary，Lukens，J. Nicholas，Ben-Josef，Edgar，Metz，James，Plastaras，John：Proton beam reirradiation for locally recurrent pancreatic adenocarcinoma *Poster at the American Society for Therapeutic Radiology and Oncology Annual Meeting San Antonio，Tx 2015.*

42. Lin L：Implementation of Pencil Beam Scanning（PBS）Proton Therapy Treatment for Liver Patient. *AAPM 58th Annual Meeting，Washington DC 2016.*

16

下消化道恶性肿瘤
Lower Gastrointestinal Malignancies

John P. Plastaras, Stefan Both, Haibo Lin, Maria Hawkins

16.1　引言

- 下消化道肿瘤在多学科治疗中具有其特殊性。作为目前的标准治疗,同期放化疗在提高疗效的同时带来了更多的治疗相关毒副作用。以直肠癌为例,术前放化疗结合氟尿嘧啶类药物为基础的综合治疗,配合全系膜切除术为患者带来了最佳的局部控制率。而对肛管鳞癌来说,积极的放化疗协同两种增敏药物的使用,使患者即使不接受手术治疗仍能达到治愈效果。

- 幸运的是,下消化道肿瘤往往可被治愈。然而,患者同时要面对的不仅是急性反应,还有包括肠道、膀胱、骨髓及性功能方面的晚期反应,另外放化疗也增加了第二原发肿瘤的风险。对急性毒性作用的了解及评估非常重要,它决定了患者外科手术介入(对直肠腺癌)或在有限的时间窗内完成治疗(对肛管鳞癌)的最佳时机及可能性。消化道毒性是主要的治疗相关急性毒性反应之一,常见的表现包括腹泻。由于可导致肠道黏膜炎的 5-氟尿嘧啶越来越多地用于联合盆腔放疗,治疗相关的腹泻目前也越来越常见。过

J. P. Plastaras (✉) · H. Lin
Department of Radiation Oncology, University of Pennsylvania Perelman School of
Medicine, Philadelphia, PA, USA
e-mail: Plastaras@uphs.upenn.edu

S. Both
Department of Radiation Oncology, University Medical Center Groningen,
Groningen, The Netherlands
e-mail: s.both@umcg.nl

M. Hawkins
CRUK MRC Oxford Institute for Radiation Oncology, Gray Laboratories,
University of Oxford, Oxford, UK

© Springer International Publishing Switzerland 2018
N. Lee et al. (eds.), *Target Volume Delineation and Treatment Planning for Particle Therapy*, Practical Guides in
Radiation Oncology, https://doi.org/10.1007/978-3-319-42478-1_16

去对消化道的剂量限制更多集中在最大剂量上。即使最新被认为"研究失败"的 RTOG 0822 直肠癌调强放射治疗结合卡培他滨及奥沙利铂同期放化疗的研究中,对小肠的体积剂量限制仍然沿用的是 V35、V40 和 V45[1]。然而,近期的回顾性数据显示,消化道受照射的体积,尤其是小肠中接受低到中剂量照射的体积,才是临床上预测同步放化疗期间出现腹泻最重要的参数。其中接受 $15\sim25$ Gy 剂量照射的肠道体积,是最能预测急性胃肠道毒性的参数,且无论消化道的勾画方式(单个闭环或具体的腹腔腹膜结构)[2-6]。骨髓抑制是另一个在下消化道同期放化疗中重要的急性毒副反应。这一点在使用骨髓毒性药物如丝裂霉素 C 时尤为重要,这也是肛管鳞癌的标准治疗药物之一。即使在直肠腺癌的治疗中,大多数患者也会采用 FOLFOX 方案进行辅助化疗,因此骨髓功能的保护也是一个重要的目标。下消化道肿瘤的综合治疗往往会对性功能产生实际伤害。三维适形放疗(3D-CRT)不易实现对性腺、阴道和外生殖器的保护,但最新的放疗技术可能会在这一点上有所改进。Son 等[7]发表的研究结果表明,阴道平均剂量(<43 Gy)和广义等效均匀剂量(<35 Gy)是治疗后发生阴道狭窄的重要预测指标。对阴道剂量的关注,并从勾画阴道开始作避让,可能对减少放化疗对患者的生活质量产生负面影响有帮助。目前关于质子治疗在消化道肿瘤中的作用已经得到了回顾性研究的证实[8],但质子治疗用于下消化道肿瘤中尚缺乏临床数据的支持。

16.2　直肠腺癌

• 部分中心目前已在直肠癌的治疗中使用了粒子射线放射治疗。早期完成的剂量学对比研究显示,相对于光子三维适形放射治疗(3D-CRT),基于被动散射技术的质子射线治疗(PS-PT)在术后辅助及不可切除的直肠癌在剂量递增方面更具优势[9, 10]。此外,最近发表的旨在比较调强放射治疗(IMRT)和 PS-PT 的研究同样显示,质子射线治疗对膀胱、肠、睾丸和骨髓的剂量优化方面更为有益[11, 12]。PS-PT 具较低的小肠 $V10$-$V20$ 体积,而 $V10$-$V20$ 体积是与预测 5-FU 为主的放化疗相关的腹泻相关的指标[11]。在直肠癌的新辅助放化疗中,相较于 IMRT,基于笔形束扫描(PBS)技术 PT 的小肠 $V15$ 下膀胱和股骨头的剂量更低[13]。其中 PBS-PT 的小肠 $V15$ 为 66 ml,远低于 IMRT 的 286 ml。一项回顾性分析比较了 39 例术前 IMRT *vs.* 26 例术前 PBS-PT 的直肠癌患者,所有患者同期接受了新辅助化疗。结果显示,接受 PBS-PT 者的 2 级腹泻明显减少(12% *vs.* 39%,$P=0.022$)[14]。因质子射线治疗的优越的消化道剂量,目前正在探索粒子射线放射治疗在直肠癌的再程放射治疗中的可行性[15]。

16.3　模拟定位、靶区勾画、放射剂量及分割次数

• 患者定位时首先要确定体位采取仰卧位或俯卧位。采用 3D-CRT 治疗直肠癌时,俯卧位腹板的使用可使盆腔小肠自然下垂,从而远离靶区。然而,这种体位对患者而言并不舒适,而且通常不如仰卧位稳定。定位的准确性对质子治疗的稳定精准极为关键,仰卧

位在这方面更具优势。具体直肠癌患者体位选择俯卧位或仰卧位,应根据患者和质子技术的需要而定。

- 一般而言:CT 模拟应在膀胱适当充盈的情况下进行(若可将部分小肠推出靶区的),并在无禁忌证的情况下采用静脉增强对比,以帮助清晰淋巴结解剖结构的勾画。粒子射线治疗计划的剂量计算需使用平扫 CT。因口服造影剂可能造成伪影,将使质子计划更加复杂,故口服造影剂的图像需被覆盖。在邻近组织中使用阴性造影剂(如 VoLumen®)可明确肠管的范围,而不需被覆盖。仰卧位需要对骨盆进行固定(采用膝关节和踝关节固定支持)。

- 女性患者建议采用阴道柱状体将阴道前壁从目标体积移开。在治疗过程中,排空膀胱比不同程度的膀胱充盈更易保持阴道柱状体位置的一致性。

- MRI 与 PET/CT 可能有助于准确描绘原发肿瘤的范围及累及的淋巴结[16, 17]。

- GTV 与受累及淋巴结的勾画需参考所有的影像学信息,为了能精准勾画,这些图像应被导入计划 CT。为尽量减少不确定性,导入的图像融合应主要基于靶区部位;CTV(含淋巴结区)应包括髂内淋巴结、肠系膜和骶前间隙。如有需要,也应包括坐骨直肠窝。美国肿瘤放射治疗协作组(Radiation Therapy Oncology Group,RTOG)的肛肠淋巴结图谱[18]提供了高分辨率的影像细节及关于淋巴引流区的说明;PTV 应根据各治疗机构对摆位误差及照射不确定性的标准由 CTV 扩展而成,主要用于剂量记录和报告(根据 ICRU 78 要求)。

- 危及器官需包括:
  - 小肠:勾画应包括所有 PTV 以上至少 2 cm 层面以内的小肠袢。先勾画结肠及子宫内膜等随后再勾画小肠可能更易于小肠的勾画。
  - 外生殖器:男性生殖器的轮廓应包括阴茎和阴囊。女性应包括阴蒂、大阴唇和小阴唇至腹股沟折痕。勾画的上界应位于耻骨联合的中间。对会阴皮肤的定义及勾画有助于避免皮肤褶皱中出现治疗的热点。
  - 膀胱:从穹窿至颈部,包括膀胱外壁。
  - 双侧股骨头:在两侧分别勾画轮廓,包括股骨头、大转子、股骨粗隆和近端股骨干,直到坐骨结节的底部。
  - 阴道:从阴道延伸到子宫下部的软组织[7]。

16.4 被动散射束的治疗计划

- 因患者潜在的体位(尤其是骨盆侧斜)及肠道气体的变化,直肠肛管肿瘤的治疗计划往往较为复杂。该部位的 PS-PT 往往受到最大治疗野及射程近端的靶区适形性较差的限制。特别是后者可导致局部皮肤高剂量,尤其在臀裂处易造成脱皮等严重皮肤反应。然而,相对于笔形束扫描(PBS)技术,PS-PT 因上述定位和肠道气体的不确定性,故计划鲁棒性通常更佳。

- 射程不确定性可由多种因素引起,主要包括治疗设备的能量波动(~1 mm),补偿器失灵(2 mm),以及 CT 的豪氏值向质子阻止本领的转换(∼3.5% CTV 的深度)。因此,基于 CTV 在沿入射方向的近端及远端需要外扩以确保充分的靶区覆盖范围。PS 技术中,远端边缘按 3.5% 远端 CTV 深度计算外加 3 mm,近端边缘按 3 mm 加 3.5% 近端 CTV 深度[19]计算。CTV 到 PTV 的扩展同样也应用于其他方向。

- 对于靶区简单的患者,即无需照射髂外或腹股沟淋巴区域者,高质量的 PS 计划在规避正常组织方面优于 PBS 计划。在图 16.1 中,即使在仰卧位,因肠道影像显示的位置较好,PS 和 PBS 计划均满足了肠道的最小剂量。

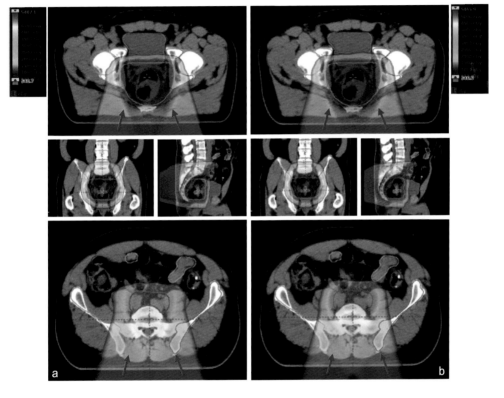

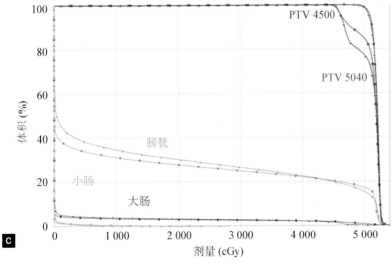

图 16.1 一例常规直肠癌采用 PS-PT *vs.* PBS-PT 的靶区比较。该患者被诊断为 T3N1 直肠腺癌,采用术前放化疗。放疗采用 PS PT(仰卧位),靶区不包括髂外或腹股沟淋巴结。a、b 在不同的平面上,采用后斜设野(红色箭头)方式下,PS(左)和 PBS(右)的对比。图 c 显示了 DVH 图。CTV 4500(红色)、CTV 5040(绿色)、膀胱(橙色)、小肠(浅绿色)、大肠(棕色)、骨髓(粉色),在 DVH 图上显示肠道和膀胱,比较了 PS(正方形)和 PBS(三角形)计划的不同

16.5 笔形束扫描

- 与 PS 相比,PBS 计划的远端和近端边缘范围因不使用补偿器均减少了 2 mm(CTV 深度 3.5%+1 mm)。束流特异性的 PBS 靶区(即 PBSTV),基于射束近端和远端的边界以及垂直于射线方向由 CTV 扩展为 PTV 的边界形成。计划优化往往需选择 PBSTV 或 PTV 中更大的靶区。大多数临床情况下采用 PBSTV。对于 CT 伪影严重的案例,往往采取扩展远端和近端 PTV 范围以确保靶区的覆盖。

不规则靶区
- 通常的,当靶区不规则时,PBS 较被动散射技术更具潜在优势。当直肠癌治疗中需要将淋巴结靶区向前扩展以照射髂外淋巴引流区(如 T4 肿瘤)或需照射腹股沟(如肿瘤广泛累及肛提肌)淋巴结时,靶区将较为复杂。这些情况下,靶区更类似于肛管鳞癌放射治疗的靶区,该内容将在下文肛管癌部分详细阐述。
- 采用 PBS 技术粒子治疗较简单的直肠癌时,在计划时可采用单纯的对穿野。照射区域近端的适形性可避免股骨头的高剂量照射,同时皮肤的照射剂量可忽略不计(图 16.2)。我们中心也采用对穿野治疗了部分需照射髂外淋巴结的患者。

鲁棒性计划
- 边界的外扩并无法预防在治疗过程中出现的不可预知的变化。粒子射线的剂量分布,对组织密度及组织间界面位置的变化极为敏感。为确保靶区的覆盖,小肠或直肠的空腔通常采用适当的豪氏值予以修正,如图 16.3 中左图所示。若图 16.3 中所示的空腔在治疗过程中被液体或排泄物填充,靶区的覆盖完整;但若治疗过程中出现空腔时,两侧(主要是脂肪和肌肉)可能出现过量照射。因此,采用双侧对穿野,可避免对靶区前方较敏感(相对靶区两侧的肌肉和脂肪)的组织结构造成不确定的照射。

16.6 肛管癌

- 与直肠癌相比,肛管鳞癌的治疗有其特殊性,如给予更积极的同期联合化疗,更大的放疗靶区范围,更为复杂的放疗计划设计,也可能出现更为严重的皮肤毒性。这些临床上的考虑对肛管鳞癌的质子射线放射治疗提出了更复杂的技术要求。
- 同步放化疗是目前肛管癌的标准治疗方法;若患者伴化疗禁忌证,则应考虑更高照射剂量的放射治疗。

16.6.1 模拟定位,靶区勾画,放射剂量及分割次数
- 由于相对于直肠癌的靶区,肛管癌更具复杂性,CT 模拟一般应在膀胱适当充盈的情况下,于仰卧位进行。

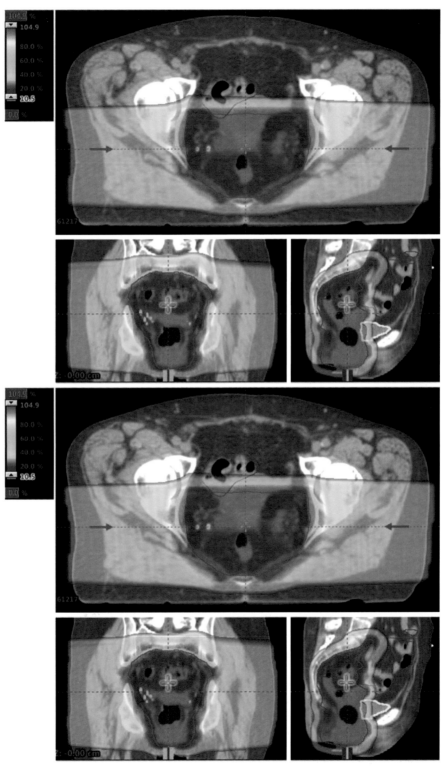

图 16.2 采用对穿野的基于 PBS 技术的直肠癌质子射线放疗计划。图中勾画的结构包括 CTV 4500（红色）、膀胱（黄色）和肠（棕色）

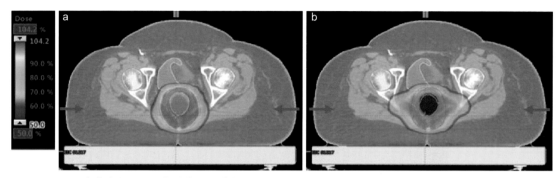

图 16.3　直肠内的空气对质子射线剂量分布的影响。这位直肠淋巴瘤患者在使用对穿野(红色箭头方向)PBS 计划定位时,肠内有大量气体。a.显示空气由等效组织替代时的剂量分布(假设直肠为空);b.显示了未作修正的剂量分布。两图中的剂量分布均为处方剂量的 50%。若计划和治疗不采用双侧对穿野,而采用来自后方的入射角度,剂量的热点将会处于膀胱而非直肠周边的肌肉和脂肪组织

- MRI 有助于准确确定肛管肿瘤的范围及分辨所累及的淋巴结。PET 也可用于累及淋巴结和原发肿瘤的分辨。

- 与直肠癌靶区勾画一样,GTV 及累及淋巴结应参考所有影像学资料,并将其融合入计划 CT 以便准确勾画。根据不同肿瘤分期,在考虑到解剖边界的同时,GTV 应至少外扩 2 cm。需要特别注意肛门边缘和肛周病变,要在上下方向及后侧外扩 2 cm 以确保肛周皮肤的覆盖。

- CTV(含淋巴引流区)应包括腹股沟淋巴结、髂内外淋巴结、闭孔、肠系膜和骶前间隙。若需要,还应包括坐骨直肠窝。AGITG 共识[20] 和 RTOG 的直肠肛管淋巴引流区图示[18]可用于勾画时的参考。

- PTV 应根据上述的 CTV 外扩而成。但针对较大的及复杂的 GTV,在扩放 CTV 时应考虑更大的边界。

- 危及器官(OAR)同直肠癌类似,且应注意以下几点:
  - 鉴于肛管癌同期化疗药物多有骨髓抑制作用,由髂骨、下盆腔和腰骶椎组成的盆腔总骨髓照射应予勾画(参照 Mell 等[21]的报道)。
  - 此外,在肛管癌的治疗中应注意皮肤剂量,因放射性皮肤损伤为剂量限制性毒副作用,故可能影响治疗的进度。必要时,可使用会阴皮肤的补偿装置以限制敏感区域的剂量。
  - 放射治疗推荐的剂量和分割剂量的大小取决于临床情况:肿瘤分期,是否进行了切除性活检,以及是否采用同步缩野加量技术以及后期加量的使用情况(表 16.1)。若患者伴化疗禁忌证而无法接受化疗,则应考虑更高照射剂量的放射治疗。

16.6.2　定位、固定和治疗验证

- 理想情况下,摆位的准确性应通过与骨盆或靶区成像匹配的每日正交 X 射线成像确定。对于进展期且病灶较大的疾病(无论是原发灶或累及淋巴结),在治疗过程中(每 1

或 2 周)应考虑影像学和临床检查,以评估其解剖位置的潜在变化,因为任何解剖结构及体积的变化都可能对剂量分布产生影响。此外,应密切监测体重,体重减轻可能导致质子射线治疗时的过量照射。

表 16.1　质子射线放射治疗的建议处方剂量

疾病分期	治疗技术	淋巴引流区照射剂量	病灶区域照射剂量
T1 及非大肿块 T2	同步加量	42 Gy(RBE)/28 次	50.4 Gy(RBE)/28 次
大肿块 T2、T3 及 T4	同步加量	45 Gy(RBE)/30 次	54 Gy(RBE)/30 次
阳性淋巴结	同步加量		50.4~54 Gy(RBE)/28~30 次
任意分期	缩野加量	30 Gy(RBE)/15 次	60 Gy(RBE)/30 次
		36 Gy(RBE)/20 次	50.4 Gy(RBE)/28 次

16.7　3D 质子射线放疗的被动散射 *vs.* 笔形束扫描计划

16.7.1　被动散射计划

- 目前尚无使用质子或重离子射线放射治疗肛管癌的相关报道,因此仅可参考其他盆腔肿瘤(妇科、前列腺)的治疗原则。因治疗需涵盖腹股沟淋巴结,肛管癌的靶区较直肠癌更为复杂。通常需进行射野的配准。射野配准时应注意避免处于危及器官和结肠造瘘口处。不同射野配准时采用周期性射程边界变距(feathering)可减少配准部位出现的过多热点。

16.7.2　笔形束扫描

- 基于 PBS 技术的治疗计划,可采用双侧后斜野,覆盖包括原发肿瘤、盆腔淋巴结和腹股沟淋巴结区域[22]。图 16.4 演示了一名女性患者使用双侧后斜野 SFUD(单野均匀剂量或单野优化)的计划。注意该患者使用的阴道柱状体以最大限度地保护阴道前壁。若后期对原发病灶采用缩野加量照射,则可使用双侧的对穿野以实现对皮肤的保护。利用 SFUD 技术可以对方案进行优化使每个野都均匀覆盖靶区,以提高计划的鲁棒性。

- 另一个方法是,采用后、前 SFUD 野及一个靶区内髂外淋巴结与腹股沟淋巴结和髂内淋巴结连接处的"剂量梯度"(gradient match)配准。这种基于体积梯度剂量优化(GDO)的设野衔接方法,已在基于 PBS 技术的全脑全脊髓质子射线治疗中应用,且无需衔接处射野间匹配线变距[23]。GDO 需使用多个射野。在重叠的结合部区域,一个野的剂量贡献的减少由相邻野的剂量贡献增加来补偿。因质子射线治疗的射程不确定性,基于 PBS 技术采用相对的两侧对穿野仍存在挑战。必须在衔接处建立低剂量缓冲区域,以防止设野之间的潜在重叠。为检查最差的情况,可通过人工引入设置和射程不确定性来研究计划的鲁棒性。尽管该方法可能对患者的体重和体位变化更为敏感,但它可以帮助处理具挑战性的靶区,比如图 16.5 所示的髋关节置换术后的情况。

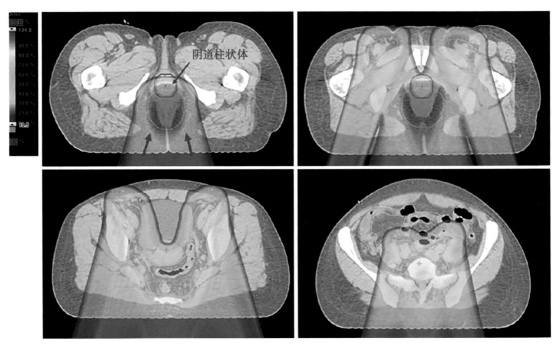

图 16.4　一例使用笔形束扫描的肛管癌双侧后斜野 SFUD 计划。通过不同的治疗层面和洗色展示了该计划中的剂量分布，从 42 Gy 至 50.4 Gy 以及缩野加量。CTV-4200（绿色勾画）、小肠（淡绿）、结直肠（棕色）、外阴（橘色）、阴道（粉色）。阴道柱状体的使用在定位及每日治疗时可以减少阴道前壁的受量

16.7.3　剂量及相关毒副作用

- 迄今尚无肛管癌粒子射线放射治疗的相关数据。在计算机模拟计划的研究中，有两项相关研究。这两项分别由 Ojerholm 等[22] 和 Anad 等[25] 发表的文献，通过与 8 例 7 野的 IMRT 计划[22] 和 8 例 VMAT 计划[25] 分别比较后显示，质子射线放射治疗可以显著减少小肠、膀胱、生殖器的剂量（表 16.2）。在所有器官中，剂量＜30 Gy（RBE）的受量减少更为显著。此外，两项研究均显示盆腔骨髓剂量显著降低的临床相关性。

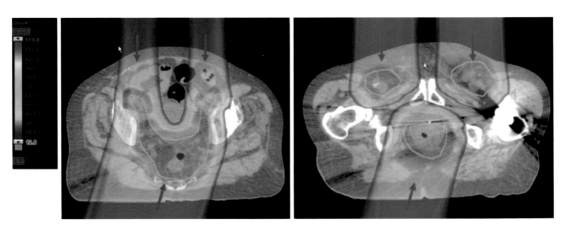

图 16.5　一例髋关节置换术患者的笔形束扫描计划（红色箭头），使用了 GDO 前后对穿野。CTV 为绿色

表 16.2 肛管癌质子射线治疗所推荐的危及器官限量

危及器官	推荐的剂量限制
小肠	最大剂量：54 Gy（RBE） 体积：120 ml＜15 Gy（RBE）
膀胱	体积：50%＜35 Gy（RBE） 35%＜40 Gy（RBE） 5%＜50 Gy（RBE）
股骨头	最大剂量：50 Gy（RBE） 体积：50%＜30 Gy（RBE） 35%＜40 Gy（RBE） 5%＜44 Gy（RBE）
外阴	体积：50%＜20 Gy（RBE） 35%＜30 Gy（RBE） 5%＜40 Gy（RBE）

注：上述建议改编自 RTOG 0529[24]。随着更新数据的逐渐积累，上述剂量限值数据将持续得以细化。在临床实践中，应尽力使所有正常组织获得尽可能低的剂量，同时尽可能达到最佳靶区覆盖。

16.8 展望

- 对于临床前瞻性数据的收集（试验开展或注册中），包括相应毒副作用，长期 PROMs 数据等对于确定质子治疗的优势是十分重要的。MGH 目前正在开展的肛管癌的多中心试验（NCT01858025），旨在确定 PBS 质子射线放射治疗与 5-氟尿嘧啶和丝裂霉素 C 同时使用的可行性。若本方案中 3 级及以上的皮肤毒性小于 48%（如 RTOG 9811 所报道），则认为质子射线放疗是可选的治疗手段之一。

（蔡昕 译，王征 审校）

参考文献

1. Hong TS, et al. NRG oncology radiation therapy oncology group 0822: a phase 2 study of preoperative Chemoradiation therapy using intensity modulated radiation therapy in combination with Capecitabine and Oxaliplatin for patients with locally advanced rectal cancer. Int J Radiat Oncol Biol Phys. 2015;93(1):29-36.
2. Chopra S, et al. Predictors of grade 3 or higher late bowel toxicity in patients undergoing pelvic radiation for cervical cancer: results from a prospective study. Int J Radiat Oncol Biol Phys. 2014;88(3):630-5.
3. Banerjee R, et al. Small bowel dose parameters predicting grade >/= 3 acute toxicity in rectal cancer patients treated with neoadjuvant chemoradiation: an independent validation study comparing peritoneal space versus small bowel loop contouring techniques. Int J Radiat Oncol Biol Phys. 2013;85(5):1225-31.
4. Robertson JM, et al. The dose-volume relationship of small bowel irradiation and acute grade 3 diarrhea during chemoradiotherapy for rectal cancer. Int J Radiat Oncol Biol Phys. 2008;70(2):413-8.
5. Gunnlaugsson A, et al. Dose-volume relationships between enteritis and irradiated bowel volumes during 5-fluorouracil and oxaliplatin based chemoradiotherapy in locally advanced rectal cancer. Acta Oncol. 2007;46(7):937-44.
6. Tho LM, et al. Acute small bowel toxicity and preoperative chemoradiotherapy for rectal cancer: investigating dose-vol-

ume relationships and role for inverse planning. Int J Radiat Oncol Biol Phys. 2006;66(2):505-13.

7. Son CH, et al. Dosimetric predictors of radiation-induced vaginal stenosis after pelvic radiation therapy for rectal and anal cancer. Int J Radiat Oncol Biol Phys. 2015;92(3):548-54.

8. Plastaras JP, Dionisi F, Wo JY. Gastrointestinal cancer: nonliver proton therapy for gastrointestinal cancers. Cancer J. 2014;20(6):378-86.

9. Tatsuzaki H, Urie MM, Willett CG. 3-D comparative study of proton vs. x-ray radiation therapy for rectal cancer. Int J Radiat Oncol Biol Phys. 1992;22(2):369-74.

10. Isacsson U, et al. Comparative treatment planning between proton and X-ray therapy in locally advanced rectal cancer. Radiother Oncol. 1996;41(3):263-72.

11. Colaco RJ, et al. Protons offer reduced bone marrow, small bowel, and urinary bladder exposure for patients receiving neoadjuvant radiotherapy for resectable rectal cancer. J Gastrointest Oncol. 2014;5(1):3-8.

12. Wolff HA, et al. Irradiation with protons for the individualized treatment of patients with locally advanced rectal cancer: a planning study with clinical implications. Radiother Oncol. 2012;102(1):30-7.

13. Dionisi F, B. S., Kirk M, Both S, Vennarini S, McDonough J, Metz JM, Plastaras JP, Pencil Beam Scanning Proton Therapy in the Treatment of Rectal Cancer, in American Society of Radiation Oncology Annual Meeting. 2013: Atlanta, GA.

14. Batra S, et al. Lower rates of acute gastrointestinal toxicity with pencil beam proton therapy relative to IMRT in neoadjuvant chemoradiation for rectal cancer. Int J Clin Oncol. 2015;33(3):696.

15. Berman A, et al. Proton Reirradiation of recurrent rectal cancer: Dosimetric Comparsion, toxicities, and preliminary outcomes. IJPT. 2014. ; in press

16. Braendengen M, et al. Delineation of gross tumor volume (GTV) for radiation treatment planning of locally advanced rectal cancer using information from MRI or FDG-PET/CT: a prospective study. Int J Radiat Oncol Biol Phys. 2011;81(4):e439-45.

17. Whaley JT, et al. Clinical utility of integrated positron emission tomography/computed tomography imaging in the clinical management and radiation treatment planning of locally advanced rectal cancer. Pract Radiat Oncol. 2014;4(4):226-32.

18. Myerson RJ, et al. Elective clinical target volumes for conformal therapy in anorectal cancer: a radiation therapy oncology group consensus panel contouring atlas. Int J Radiat Oncol Biol Phys. 2009;74(3):824-30.

19. Moyers MF, et al. Methodologies and tools for proton beam design for lung tumors. Int J Radiat Oncol Biol Phys. 2001;49(5):1429-38.

20. Ng M, et al. Australasian gastrointestinal trials group (AGITG) contouring atlas and planning guidelines for intensity-modulated radiotherapy in anal cancer. Int J Radiat Oncol Biol Phys. 2012;83(5):1455-62.

21. Mell LK, et al. Association between bone marrow dosimetric parameters and acute hematologic toxicity in anal cancer patients treated with concurrent chemotherapy and intensity-modulated radiotherapy. Int J Radiat Oncol Biol Phys. 2008;70(5):1431-7.

22. Ojerholm E, et al. Pencil-beam scanning proton therapy for anal cancer: a dosimetric comparison with intensity-modulated radiotherapy. Acta Oncol. 2015;54(8):1209-17.

23. Lin H, et al. Supine craniospinal irradiation using a proton pencil beam scanning technique without match line changes for field junctions. Int J Radiat Oncol Biol Phys. 2014;90(1):71-8.

24. Kachnic LA, et al. RTOG 0529: a phase 2 evaluation of dose-painted intensity modulated radiation therapy in combination with 5-fluorouracil and mitomycin-C for the reduction of acute morbidity in carcinoma of the anal canal. Int J Radiat Oncol Biol Phys. 2013;86(1):27-33.

25. Anand A, et al. Scanning proton beam therapy reduces normal tissue exposure in pelvic radiotherapy for anal cancer. Radiother Oncol. 2015;117(3):505-8.

乳腺癌
Breast Cancer

Robert Samstein, David DeBlois, Robert W. Mutter, Oren Cahlon

17.1 引言

- 乳腺癌是美国女性最常见的恶性肿瘤,2015 年发病人数估计超过 230 000 人[1]。放射治疗在预防局部区域和远处复发方面发挥着重要作用,长期随访研究显示其疗效可转化为总体生存率的改善[2-4]。对于早期乳腺癌患者,乳房的辅助放疗是保乳治疗的重要部分。对于Ⅱ期和Ⅲ期乳腺癌患者,乳腺/胸壁联合区域淋巴结放疗可改善预后[5,6]。

- 随着乳腺癌患者的治愈率和预期生存的不断提高,最大限度地降低晚期放射反应毒性至关重要。质子治疗可以在保证靶区覆盖的前提下,降低周围组织的辐射暴露,从而改善治疗获益。由于心脏辐射剂量与主要心脏事件直接相关,因此质子的潜在获益主要在于对心脏的保护[7]。此外,质子治疗可以减少临床靶区以外的组织暴露,如肺部、肩部和背部软组织、对侧乳房或胸壁以及腋窝,从而可能降低肺炎、淋巴水肿和第二原发肿瘤的发生率,并改善预后。

- 对于乳腺癌患者,已经在以下几种情况下提出了质子疗法,包括部分乳房照射(PBI)、全乳放疗(WBRT)±区域淋巴结照射(RNI),以及乳房切除术后放疗(PMRT)。

R. Samstein · O. Cahlon (✉)
Memorial Sloan Kettering Cancer Center, New York, NY, USA
e-mail: cahlono@mskcc.org

D. DeBlois
ProCure Proton Therapy Center, Somerset, NJ, USA

R. W. Mutter
Mayo Clinic, Rochester, MN, USA

© Springer International Publishing Switzerland 2018
N. Lee et al. (eds.), *Target Volume Delineation and Treatment Planning for Particle Therapy*, Practical Guides in Radiation Oncology, https://doi.org/10.1007/978-3-319-42478-1_17

17.2 部分乳腺照射(partial breast irradiation, PBI)

- 在早期保乳临床试验中,通过对比手术联合与不联合全乳放射治疗证实,术后绝大部分复发发生于原瘤床附近[2,8,9]。

- PBI 的优势体现在较小的靶区允许加速大分割照射,从而减少治疗次数。最终便利了患者,并且对于医疗保健系统来说更具成本优势。再者,较小的靶区降低了正常组织受照剂量并且可能降低毒性。PBI 的实施技术包括术中放疗(intraoperative radiation therapy, IORT)、组织间质插值或腔内近距离治疗及外照射放疗(EBRT),其中 EBRT 在美国最为常用。相较于 EBRT,近距离放射治疗技术具有更好的适形性,但是剂量分布不均匀且为有创性。相反,EBRT 为非侵袭性,实施更为方便,但是适形性不足,更多的非靶区乳腺组织受到照射。

- 数项大型Ⅲ期临床试验将早期乳腺癌患者随机分为部分和全乳腺照射。Strnad 等[10]的研究发现多导管组织间质插植不劣于辅助全乳放疗,5 年局部复发率 PBI 组为 1.44%,WBI 组为 0.92%($P=0.42$)。由于技术的复杂性及操作的有创性,组织间质插植近距离治疗在北美并未广泛用于乳腺癌。尽管 NSABP B-39 及 RAPID 临床试验结果尚未明确,但是根据美国放射肿瘤学会(American Society of Radiation Oncology,ASTRO)的共识,PBI 目前可用于经选择的低危的早期患者[11]。

- TARGIT-A 和 ELIOT 研究将患者随机分为单剂量术中放疗组和全乳放疗组(WBI)。在 TARGIT-A 研究中,尽管 IORT 组中 15.2%具有预定义的不良特征的患者接受了 WBI 的补充治疗,IORT 组的 5 年局部复发率仍明显高于 WBI 组(3.3% vs. 1.3%,$P=0.042$)。在 ELIOT 研究[12]中,5 年局部复发率在 IORT 组为 4.4%,WBI 组为 0.4%($P=0.0001$)。因此,目前 IORT 的推荐仅限于临床试验。

- RAPID 及其他研究[13-16]的早期毒性报道引起了人们对 PBI 影响美容效果的担忧,而美容效果与接受处方剂量的非靶区乳腺组织的体积相关[14,17]。PBI 最佳的剂量和分割方式尚未确定,尽管有数据显示,考虑到 PBI 较大的分次剂量,每天一次的分割方式可能更易耐受[18,19]。

- 将质子治疗用于 PBI,主要的考量是可改进 CTV 之外的组织保护,这可能会潜在地改善美容效果。图 17.1 列举了一个 PBI 射野及剂量分布的例子。剂量学分析显示,与其他 EBRT 技术相比,质子剂量分布改善了对非靶区乳腺组织的保护。与同样接受 50%处方剂量的非 PTV 乳腺体积比,质子射线治疗为 16.5%,螺旋断层放射治疗(tomotherapy)为 22.8%,IMRT 为 33.3%,3D-CRT 则为 40.9%[20,21]。

- 早期临床经验发现的一个问题是,单野质子照射可增加皮肤毒性及毛细血管扩张的发生率。在一项前瞻性临床试验中,98 例患者在 MGH 接受质子、光子或光子(电子)混合射线治疗,质子射线治疗组的毛细血管扩张发生率较高(69% vs. 16%),色素沉着发生率较高(54% vs. 22%)且具有良好(优良)的美容效果的患者比例较低(63% vs. 94%),尽管患者自我报告的结果无差异[22]。与单野技术相比,两野的使用已被证实可以提高良好(优良)美容效果的患者比例[23]。

- 在一项更大规模Ⅱ期研究[24,25]中,Loma Linda 质子中心的 90 名患者采用 2~4 个照射

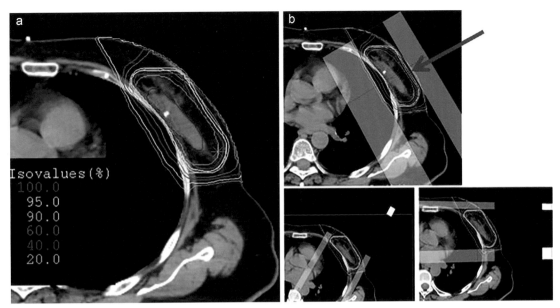

图17.1　三野均匀扫描的PBI计划。a.均匀扫描PBI计划的等剂量线及皮肤保护;b.横断面图像显示较小权重的切线野可以利用准直孔边缘来保护皮肤,前斜及侧束流提供全部皮肤剂量

野治疗后,5年无乳腺肿瘤复发生存率为97%,并且90%的患者观察到良好(优良)的美容效果。综上,大部分中心现在推荐每天至少给予2个射野。

- 质子射线治疗的笔形束扫描技术的应用,能使皮肤获得更好的保护,并且提高了靶区适形性,进一步降低非靶区乳腺组织的剂量。

17.3　全乳/胸壁联合区域淋巴结照射

- 对于多数Ⅱ期和Ⅲ期乳腺癌患者,1级证据支持对乳腺/胸壁及包括腋窝、锁骨上和内乳在内的区域淋巴结进行辅助放疗[4-6,26-28]。包含淋巴结区域,尤其是内乳淋巴结(IMN),会导致正常组织及关键器官的受照体积增加,进而增加治疗相关并发症。再者,将IMN纳入靶区的主要争议就在于可能增加心肺剂量。

- 目前已证实缺血性心脏疾病的发生与心脏受照射剂量之间有明确依赖关系,哪怕心脏仅接受低剂量照射,风险关系也同样存在[7]。现有的临床数据表明,心脏受照剂量逐渐减少,将会转化成今后心脏并发症的降低。几种基于光子治疗的技术,如心脏挡块、呼吸门控、俯卧位、光子/电子混合射野及调强放射治疗,可用于减小心脏受照剂量。然而,为了达到理想的心脏保护效果,经常会牺牲CTV,如希望达到理想的靶区覆盖时,可能又会显著增加心肺的照射。美国MD Anderson癌症中心完成的一项研究显示,仅有75%~90%的CTV接受90%的处方剂量,远低于多数肿瘤需要的处方剂量。

- 多项研究结果已证明,与三维适形光子治疗或IMRT/VMAT相比,质子射线治疗可改善靶区覆盖及正常组织剂量[29-35](表17.1总结了这些研究)。一项系统回顾分析了2003—2013年间发表的文献的心脏平均剂量:当靶区包括内乳淋巴结区域时,光子切

表 17.1　质子与光子治疗乳腺癌的危及器官剂量学比较

研究者	心脏平均剂量 (Gy RBE)			心脏 V20(%)			心脏 V5(%)			同侧肺 V20(%)			同侧肺 V5(%)			同侧肺平均剂量 (Gy RBE)			对侧乳腺平均剂量 (Gy RBE)		
	质子	3D CRT	IMRT	质子	3D CRT	IMRT	质子	3D CRT	IMRT	质子	3D CRT	IMRT	质子	3D CRT	IMRT	质子	3D CRT	IMRT	质子	3D CRT	IMRT
Ares et al.[29]a	4	18	17	—	—	—	8	43	63	15	39	19	28	82	81	14	42	26	0	2	9
Fagundes et al.[38]	0.9	7.3	10.5	—	—	—	—	—	—	—	—	—	—	—	—	—	—	—	0.2	1.5	3.9
MacDonald et al.[31]	—	—	—	1.6	12.4	—	4.1	35.6	—	—	—	—	—	—	—	—	—	—	—	—	—
Mast et al.[32]b	0.2	—	2.7	0.1	—	—	0.5	—	3.5	2.8	4.7	12.4	7.7	—	21.9	1.6	—	6.1	—	—	—
Xu et al.[33]	1	3	5	0	4	—	7	24	21	31	36	30	50	70	81	5.5	10	11	0	0	3.5
Bradley et al.[34]a	0.6	5.9	—	1	6.1	—	2.7	34	—	21.6	35.5	—	35.3	60.5	—	11	17.5	—	—	—	—
Lin et al.[35]	0.01	—	1.6	0.0	—	—	0	0	0.7	0	4.3	12.5	4.7	—	25.2	0.88	—	7.3	—	—	—

注：—未报告。a 包括内乳淋巴结。b 自主呼吸计划。

线野治疗组心脏的平均剂量为 8 Gy，而质子射线治疗组为 2.6 Gy[36]。近期的质子治疗显示心脏平均剂量甚至低至 0.5～1 Gy[32,37,38]。

- 可更好地体现质子治疗优势的情况包括：不良的心脏解剖结构（心脏前部紧靠胸壁）、呼吸门控不能配合、呼吸门控后效果改善不理想、靶区包含内乳淋巴结区、内象限肿瘤和乳房重建限制了射野角度。

- 对于应用现代治疗计划仅行全乳照射的大多数早期患者，质子治疗不太可能带来正常组织剂量的显著降低或靶区覆盖的显著改善。但是对于那些具有不良解剖结构的患者，质子治疗则可能有明显优势。例如，对于桶状胸的患者，采用切线野则肺剂量较高，通过质子治疗可以显著降低（图 17.2a）。此外，对于一部分左侧乳腺癌患者，心脏几乎固定在胸壁上，应用光子切线野治疗时，心脏及冠脉左前降支的剂量就会很高。深吸气屏气技术通常可以增加胸壁与心脏之间的距离，从而减少心脏剂量，然而，有些患者不能耐受这个过程，另一些患者的获益也微乎其微（图 17.2c）。最后，位于内侧的肿瘤可能需要较浅角度的切线野以包含瘤床边缘，这会导致对侧乳腺剂量的显著增加（图 17.2d）。

- 包括 MGH 及 MSKCC/普林斯顿放疗集团（Princeton Radiation Oncology）在内的几个机构报道了应用被动散射技术的早期临床经验，质子治疗的优势包括靶区覆盖好、平均心脏剂量低于 1 Gy 且同侧肺 $V20$ 为 12.7%～16.5%[31,37]。此外，研究观察到的毒

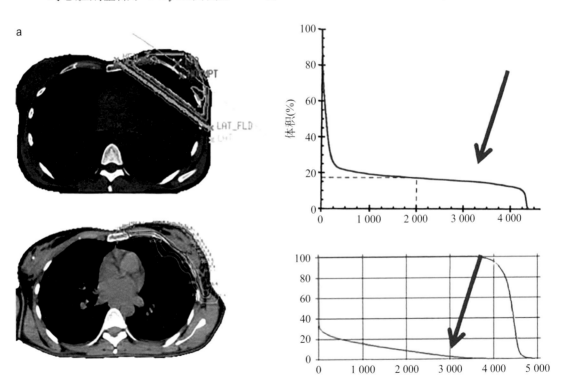

图 17.2　应用 DIBH 行左侧全乳放射治疗。43 岁女性，s/p BCS，T1bN0，IDC，左侧乳腺行质子治疗以保护肺组织。a. 光子切线野治疗计划的等剂量线及 DVH 图

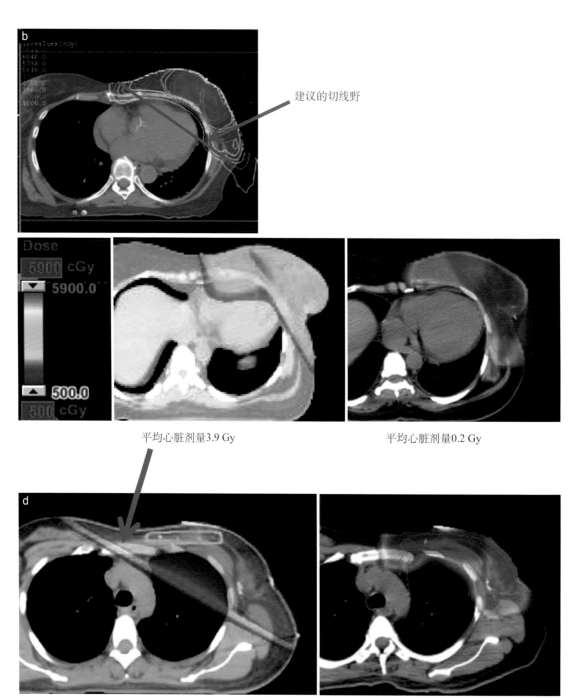

建议的切线野

平均心脏剂量3.9 Gy

平均心脏剂量0.2 Gy

图17.2（续）　b. 均匀扫描质子治疗计划的等剂量线及 DVH 图。对比 DVH 图发现同侧肺 V20 从 18% 降至 8%，V30 从 18% 降至 2%，V40 从 17% 降至 0%；c. 53 岁女性，左侧乳腺癌，AC-T 化疗，s/p BCS，pT1cN0，IDC，ER/PR＋，HER2－，可接受全乳放射治疗但不能耐受 DIBH。切线野会导致左室及左前降支（LAD）的大部分体积接受高剂量照射，患者因此进行质子治疗模拟，质子治疗可以达到非常好的靶区覆盖及近乎完全的心脏保护，平均心脏剂量为 0.2 Gy；d. 44 岁女性，左侧乳腺癌，s/p BCS/SLNB，AC-T 化疗，pT2N0，4.6 cm，内上象限，IDC，低分化，三阴型，DIBH 下行全乳放射治疗模拟，虽然由于瘤床（绿色轮廓线）在 UIQ 中的位置，心脏可很好地移位，但是对乳腺的剂量明显升高，并且有相当一部分肺组织接受全剂量照射。质子射线治疗计划可使瘤床及 IMN 有很好的剂量覆盖而不会增加肺及对侧乳腺的剂量

性较轻,2 级皮炎发生率为 71.4%,湿性脱皮发生率为 28.6%,且无 3 级皮肤毒性[37]。仅一例患者出现 3 级乳房重建相关并发症。观察到的轻度皮肤反应如图 17.3 所示。当应用 OSLs 测量皮肤剂量时,质子治疗剂量与光子治疗加补偿膜时观察到的剂量相似。根据我们的经验,均匀扫描/被动散射质子照射的皮肤反应是一种比光子治疗更强的深红斑,但通常是浅表的干性脱皮,红斑可以很快消退。锁骨上区的皮肤反应要比前斜光子束野治疗时观察到的更强烈(少数患者在该区域有长期的色素沉着,但是最终会完全消退)。一部分随访 2 年以上的患者中出现了毛细血管扩张症。

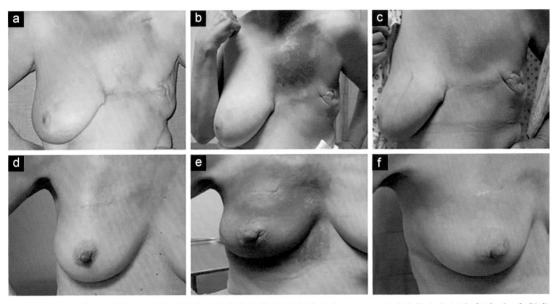

图 17.3　胸壁/全乳联合区域淋巴结质子治疗患者的典型皮肤反应。a~c.无重建的全乳切除术后;d~f.保乳术后;a 和 d:基线;b 和 e:放疗结束;c 和 f:放疗后 1 个月随访

- 如图 17.5 所示,基于笔形束扫描技术质子射线治疗可在临床上显示出更好的皮肤保护效果,并且允许单野治疗,尽管它对摆位的不确定性更敏感。
- 目前正在进行的 RADCOMP 研究将乳腺癌患者随机分为质子治疗组与光子治疗组,入组患者需要进行包含 IMN 在内的区域淋巴结照射,主要研究终点为 10 年心脏事件发生率。其他研究终点包括疲劳感在内的健康相关的生活质量评估、患者报告的体型和功能,以及肿瘤控制效果。RADCOMP 还将建立预测模型,分析心脏受照剂量分布与主要心血管事件及生活质量的关系。该试验旨在务实,允许全国广泛的中心入组,并且对治疗计划也没有特别要求。RADCOMP 出台了靶区勾画图谱,为提高质子治疗与光子治疗靶区的一致性提供了指导。

17.4　模拟、靶区勾画、照射剂量/分次

- 通常,光子与质子治疗的临床靶区(CTV)类似,定义为镜下的亚临床高危区域。然而,

考虑到质子的剂量梯度陡峭,因此靶区勾画的准确性至关重要。某些区域在光子治疗技术下,可能会接受相当剂量的非计划性照射,医师可能习惯性将这些结构纳入质子放疗的靶区。这些区域包括锁骨后区域,即衔接 IMN 和锁骨上及腋窝后外侧的区域[39]。对于质子射线治疗,若一个区域并非刻意勾画,则该区域仅会受到很小的剂量照射。因此,RADCOMP 研究的勾画图谱基于 RTOG 的图谱加以修正。现有指南也包含对左前降支动脉的勾画[40]。

- 肋骨和肋间不包含于 CTV 内,因为这些是亚临床低危区域,排除这些区域,可使得射程末端落在软组织(骨)上而不是肺内[41]。另外,排除一些高密度结构比如肋骨,可减少平滑的必要性,并带来更好的适形性。

- PTV 外扩边界对乳腺癌摆位不确定性的影响仍不明确。在 MSKCC/普林斯顿放疗集团,所有与射野垂直的方向都加上了 7 mm 的边界,除了后界(与射野方向一致),以避免将 PTV 扩大至肋骨、肺和心脏。另外,锁骨上窝内侧界的外扩也是非常有限,以避免延伸至食管[37]。沿着束流方向的外放边界是不必要的,因为束流路径上的器官运动造成的剂量变化非常小。在美国的梅奥医学中心,每个轴向等中心点 ±5 mm 位移和 ±3% 射程不确定性对 CTV 与危及器官的剂量影响评估需要作为 PBS 质子调强放疗的常规治疗计划的一部分。应该注意的是,外扩边界不会弥补器官运动或乳房组织的形变。

- 靶区处方剂量需要达到 1.8~2 Gy(RBE)/次,45~50 Gy(RBE)。目前尚无关于大分割方案应用于乳腺/胸壁和区域淋巴结照射的报道,但相关临床研究(NCT02783690)正在进行中。

- 对于质子射线 PBI,勾画应该类似于光子外照射 PBI。

17.5 患者定位、固定和治疗验证

- CT 模拟应使用个体化模具(如发泡垫、乳腺托架),手臂外展置于头上的体位下进行。鉴于质子射线放疗中的正面(en face)射野,手臂下垂的体位也可考虑,特别有利于因腋窝淋巴结手术或者其他并发症而无法手臂上举的患者。应用下巴带和肩部下拉装置有助于该体位的重复性。增强 CT 可有助于确定淋巴结靶区和危及器官,但是仍需要平扫 CT 用于剂量计算。

- 在均匀扫描或者被动散射质子治疗中,常将胸壁和锁骨上窝的两个照射野结合衔接起来,衔接处两个野的剂量跌落需进行周期性射程边界变距(feathering)处理。照射野可每天(4 个野/每天)治疗或隔天(2 个野/每天)治疗。典型的照射野设计见图 17.4。

- 虽然迄今大部分的临床实践采用的是均匀扫描或者被动散射技术[31,34,37],MGH 已对笔形束扫描技术进行了报道[42],且随着笔形束扫描技术日益广泛的可行性,可预见未来将更受欢迎(图 17.5)。

- 为验证摆位的准确性,每日应行 X 射线摄片;或具条件,类似 AlignRT 等表面成像追踪系统非常适合用于分次照射间和照射内的摆位与患者体位的监测。

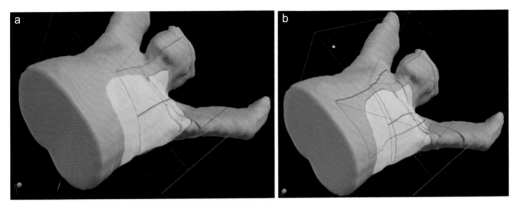

图 17.4　典型的束流安排

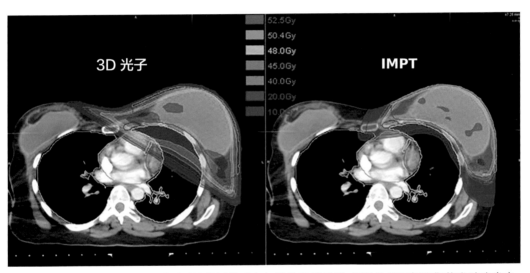

图 17.5　标准的 3D 适形光子计划对比使用笔形束扫描的质子计划,用以治疗局部晚期的乳腺癌患者,其治疗野内包含双侧移植物和内乳淋巴结

- 在质子射线治疗中需要考虑到由于每次摆位的差异以及分次照射中的靶区位移引起的终末射程的不确定性。早期的临床经验主要来自乳房切除术后的病例,但目前在许多研究中心也同时治疗保乳术后的患者。保乳术后患者乳房组织的活动性成为摆位重复性差及照射范围变化大的原因,因此在使用质子射线治疗时应当格外注意,特别是对于乳房下垂的患者,非常可能增加其每天摆位的不确定性。对接受乳房切除术的患者,无论是否进行乳房重建,由于较好的摆位重复性,射程的不确定性相对较小。在治疗期间的低剂量 CT 验证以及表面光学追踪技术例如 AlignRT 可使治疗更加稳定可靠,包括那些未经过手术的乳腺癌患者。对于伴乳房水肿者,考虑到射程的增加,需要应用自适应计划。
- 相对于传统的摆位及射程范围的不确定性来说,因呼吸运动引起的胸壁移动对靶区的影响并不大,是因大多数患者在射束方向的绝对运动相对较少[29,42]。
- 另一个可能存在的问题发生于使用了组织扩张器的即时乳腺重建的患者中,这种扩张器中的金属注水端口会影响质子射线的剂量分布。通过设计一个前野的被动散射或均匀扫描,在金属端口后方出现的剂量冷点可以通过增加散射来弥补,但代价却是增加了心肺的剂量。因此,在应用上述技术时,组织扩张器仍是质子治疗的禁忌证。

- Mutter 和 Remmes 等近来报道了在植入了乳房扩张器的患者中应用质子调强放疗的可行性,这些患者的扩张器也均带有金属端口(Mutter,Remmes et al. PTCOG 2016)。在美国梅奥医学中心,所有植入的扩张器均源自同一生产商。在考虑对这些患者应用笔形束扫描技术之前,他们拆解了一个相同的扩张器样品并测定其组分的水当量厚度。用这样的方法就可在治疗计划系统(TPS)中构建一个勾画模板,该模板与治疗计划图像中的扩张器端口相匹配。相比使用垂直的单一束流,使用两个多野优化的前斜方向束流,约 45°,使得在优化靶区剂量分布、限制扩张器对剂量分布的影响,及限制皮肤表面热点之间取得最佳平衡。在 12 例患者中的应用质子调强放疗技术后,发现由扩张器导致的靶区剂量分布及正常组织剂量不确定性在临床上可接受。然而必须指出,在考虑对这些患者应用 PBS 之前,应对每个医疗机构所使用的扩张器的物理特性和其对剂量分布的影响进行类似的广泛分析[43]。

17.6 三维质子治疗计划

17.6.1 被动散射/均匀扫描

部分乳腺照射

- 部分乳腺照射通常使用 2 个或 3 个射野。在某些情况下,为了更好地保护皮肤,束流可以进行调整,具体如图 17.1 所示。然而由于乳腺内肿块大小及部位的限制,这样的调整方式并不一定可行。

全乳、乳房切除术后胸壁或需要照射淋巴结引流区的假体植入患者

- 对于胸壁和锁骨上窝的照射,通常设计两组拼接的照射野,并采用被动散射或均匀扫描的方法实施治疗。照射野中包含了 2 个等中心,分别为胸壁照射野等中心及锁骨上淋巴结区的等中心,且两者仅需做头脚方向的向移动调整。2 个射野投影的衔接必须经过周期性射程边界变距处理且需要做到无重叠。照射野可每天(4 野/每天)治疗或者隔天(2 野/每天)治疗;若患者能满足照射野剂量在各衔接野中充分分布并且不出现明显热点,隔日治疗可接受。一例典型的射线设计如图 17.4 所示。对于每组相互衔接的束流来说,需要留最小空气隙,以使光野能很好覆盖靶区的同时,避免与患者或治疗床的碰撞。为了使束流衔接线处有较均匀的剂量分布,应当使用相同大小的空气隙。然而,对于具有较大出来端的质子治疗设备而言,可采用单中心及 2 个束流的照射方案,这样的方案没有束流衔接上的要求。

- 在补偿器使用之前,束流路径上的标记点例如瘢痕、肿瘤边界标记线或者 BB,都应勾画出来并使这些标记的密度与空气密度一致。这样做是因为标记点可能会干扰束流并在远端产生人为的剂量冷点。

- 当设计植入假体的乳腺计划时,需要考虑到假体内的液态成分可能包含各种物质。其中一些物质可能有着合适的密度,而另一些可能没有,这就需要调整至合适的密度。

- 设计计划时还必须考虑到质子治疗射程的不确定性,鲁棒性分析显示了可接受的"最坏情况"下的剂量分布模式[42]。
- 为达到良好的剂量分布并减少热点,通常使用扫描技术与剂量雕刻的方法。
- 保乳术后瘤床加量的计划设计常使用与部分乳腺照射相同的方案;然而,由于先前部分的照射无法达到皮肤保护的效果,仅靠瘤床加量时的计划设计无法实现皮肤保护。
- 其他一些可能加量的区域包括除了淋巴结引流区以外的胸壁照射,胸壁仅联合内乳淋巴结(IMN)照射,或者单独 IMN 的照射。
- 对于胸壁联合内乳淋巴结区域的加量,加量可采用与先前治疗计划的同一束流,因而通常不会出现全新的照射野,并可以通过调整限束设备大小将不需要照射的锁骨上或腋窝淋巴引流区排除在外。
- 对于不包括淋巴结引流区的单纯胸壁加量,只要之前的计划中未包括内乳淋巴结引流区,同样可采用与之相同的束流来治疗。但若之前的计划中包括淋巴结引流区,则在先前的治疗后需重新设计计划,生成新的照射野。
- 若在某些情况下仅需对内乳淋巴结区进行加量,则应采用 1 个或者 2 个垂直束流照射来覆盖靶区,但必须注意心脏剂量。由于心脏位于内乳靶区的远端,在内乳淋巴结加量的情况下,可能会增加心脏剂量。

17.6.2　笔形束扫描

- 在乳腺癌放疗中,笔形束扫描计划与均匀扫描计划有着相似的束流几何分布。应选择 1～2 个垂直束流。若靶区过大,可能需设计 4 个照射野,包括 2 个等中心的照射技术。
- 所有经过束流路径中的物质都必须测定密度并调整至规定的密度,其原因与采用均匀扫描计划时相同。
- 每一治疗中心都应确定本中心的束流参数,如点层距、点空间距以及靶区外点距。
- 为确保每个束流均匀地覆盖靶区,应当采用单野均一剂量技术。并应尽可能利用单野均一剂量技术进行鲁棒优化以解决计划设计中的不确定性,例如,射程远端的不确定性、摆位的不确定性以及靶器官运动的不确定性。如果无法进行鲁棒优化,则需要考虑应用计划危及器官体积(PRV)和其他优化结构来解决这些不确定性。
- 采用笔形束扫描计划可以起到一定的保护皮肤的作用。均匀扫描计划无法控制近端束流导致皮肤表面可能会出现热点。通过构建优化的靶区体积以及优化的邻近靶区危及器官的体积,皮肤剂量可以降低至处方剂量以下。

17.7　重要结构

- 心脏是乳腺癌质子放射治疗中极为重要的危及器官。尤其在左侧乳腺癌的放疗中,心脏的平均剂量应尽可能减低。在靶区包含内乳淋巴结区域的放疗中,心脏和左前降支的剂量必须要与内乳靶区的剂量覆盖作一平衡。在靶区包含淋巴结引流区的放疗中,食管的剂量也应受到关注,使之限制于处方剂量以下。在肺的剂量限制方面,同侧肺的 $V5$ 及 $V20$ 应最小化,对侧肺的剂量应保持在合理可行的最低水平(ALARA)(表 17.2)。

表 17.2　推荐使用质子束治疗时危及器官的剂量限制。目前暂无针对质子治疗的具体的剂量限制

危及器官	推荐剂量限制
同侧肺	$V20$ Gy<20% $V10$ Gy<40% $V5$ Gy<50%
对侧肺	$V20$ Gy<1%
心脏	$V25$ Gy<5% 最大点剂量 50 Gy 平均剂量<2 Gy
甲状腺	平均剂量<20 Gy
食管	最大点剂量 40 Gy
对侧完整乳房	平均剂量<5 Gy
肝脏	平均剂量<5 Gy
胃	平均剂量<2 Gy
脊髓	最大点剂量<10 Gy

17.8　展望

- 单臂前瞻性研究以及 RADCOMP 研究的长期随访结果将进一步明确质子治疗的临床优势。
- 在某些情况下,应用笔形束扫描可更好地调控皮肤剂量并提高靶区剂量的适形性。

(徐昊平　欧丹　译,陈佳艺　审校)

参考文献

1. Siegel RL, Miller KD, Jemal A. Cancer statistics, 2015. CA Cancer J Clin. 2015; 65: 5-29. https://doi.org/10.3322/caac.21254.
2. Fisher B, Anderson S, Bryant J, Margolese RG, Deutsch M, Fisher ER, Jeong J-H, Wolmark N. Twenty-year follow-up of a randomized trial comparing total mastectomy, lumpectomy, and lumpectomy plus irradiation for the treatment of invasive breast cancer. N Engl J Med. 2002;347:1233-41. https://doi.org/10.1056/NEJMoa022152.
3. Clarke M, Collins R, Darby S, Davies C, Elphinstone P, Evans V, Godwin J, Gray R, Hicks C, James S, Mac Kinnon E, Mc Gale P, Mc Hugh T, Peto R, Taylor C, Wang Y, Early Breast Cancer Trialists' Collaborative Group (EBCTCG). Effects of radiotherapy and of differences in the extent of surgery for early breast cancer on local recurrence and 15-year survival: an overview of the randomised trials. Lancet. 2005; 366: 2087-106. https://doi.org/10.1016/S0140-6736(05)

67887-7.

4. EBCTCG（Early Breast Cancer Trialists' Collaborative Group）, Mc Gale P, Taylor C, Correa C, Cutter D, Duane F, Ewertz M, Gray R, Mannu G, Peto R, Whelan T, Wang Y, Wang Z, Darby S. Effect of radiotherapy after mastectomy and axillary surgery on 10-year recurrence and 20-year breast cancer mortality: meta-analysis of individual patient data for 8135 women in 22 randomised trials. Lancet. 2014;383:2127-35. https://doi. org/10. 1016/S0140-6736(14)60488-8.

5. Whelan TJ, Olivotto IA, Parulekar WR, Ackerman I, Chua BH, Nabid A, Vallis KA, White JR, Rousseau P, Fortin A, Pierce LJ, Manchul L, Chafe S, Nolan MC, Craighead P, Bowen J, Mc Cready DR, Pritchard KI, Gelmon K, Murray Y, Chapman J-AW, Chen BE, Levine MN, MA. 20 Study Investigators. Regional nodal irradiation in early-stage breast cancer. N Engl J Med. 2015;373:307-16. https://doi. org/10. 1056/NEJMoa1415340.

6. Poortmans PM, Collette S, Kirkove C, Van Limbergen E, Budach V, Struikmans H, Collette L, Fourquet A, Maingon P, Valli M, De Winter K, Marnitz S, Barillot I, Scandolaro L, Vonk E, Rodenhuis C, Marsiglia H, Weidner N, van Tienhoven G, Glanzmann C, Kuten A, Arriagada R, Bartelink H, Van den Bogaert W, EORTC Radiation Oncology and Breast Cancer Groups. Internal mammary and medial supraclavicular irradiation in breast cancer. N Engl J Med. 2015;373:317-27. https://doi. org/10. 1056/NEJMoa1415369.

7. Darby SC, Ewertz M, McGale P, Bennet AM, Blom-Goldman U, Brønnum D, Correa C, Cutter D, Gagliardi G, Gigante B, Jensen M-B, Nisbet A, Peto R, Rahimi K, Taylor C, Hall P. Risk of ischemic heart disease in women after radiotherapy for breast cancer. N Engl J Med. 2013;368:987-98. https://doi. org/10. 1056/NEJMoa1209825.

8. Liljegren G, Holmberg L, Bergh J, Lindgren A, Tabár L, Nordgren H, Adami HO. 10-year results after sector resection with or without postoperative radiotherapy for stage I breast cancer: a randomized trial. J Clin Oncol. 1999;17:2326-33.

9. Veronesi U, Marubini E, Mariani L, Galimberti V, Luini A, Veronesi P, Salvadori B, Zucali R. Radiotherapy after breast-conserving surgery in small breast carcinoma: long-term results of a randomized trial. Ann Oncol. 2001;12:997-1003.

10. Strnad V, Ott OJ, Hildebrandt G, Kauer-Dorner D, Knauerhase H, Major T, Lyczek J, Guinot JL, Dunst J, Gutierrez Miguelez C, Slampa P, Allgäuer M, Lössl K, Polat B, Kovács G, Fischedick A-R, Wendt TG, Fietkau R, Hindemith M, Resch A, Kulik A, Arribas L, Niehoff P, Guedea F, Schlamann A, Pötter R, Gall C, Malzer M, Uter W, Polgár C, Groupe Européen de Curiethérapie of European Society for Radiotherapy and Oncology (GEC-ESTRO). 5-year results of accelerated partial breast irradiation using sole interstitial multicatheter brachytherapy versus whole-breast irradiation with boost after breast-conserving surgery for low-risk invasive and in-situ carcinoma of the female breast: a randomised, phase 3, non-inferiority trial. Lancet. 2016;387:229-38. https://doi. org/10. 1016/S0140-6736(15)00471-7.

11. Smith BD, Arthur DW, Buchholz TA, Haffty BG, Hahn CA, Hardenbergh PH, Julian TB, Marks LB, Todor DA, Vicini FA, Whelan TJ, White J, Wo JY, Harris JR. Accelerated partial breast irradiation consensus statement from the American Society for Radiation Oncology (ASTRO). Int J Radiat Oncol Biol Phys. 2009;74(4):987-1001.

12. Vaidya JS, Wenz F, Bulsara M, Tobias JS, Joseph DJ, Keshtgar M, Flyger HL, Massarut S, Alvarado M, Saunders C, Eiermann W, Metaxas M, Sperk E, Sütterlin M, Brown D, Esserman L, Roncadin M, Thompson A, Dewar JA, Holtveg HMR, Pigorsch S, Falzon M, Harris E, Matthews A, Brew-Graves C, Potyka I, Corica T, Williams NR, Baum M, TARGIT trialists' group. Risk-adapted targeted intraoperative radiotherapy versus whole-breast radiotherapy for breast cancer: 5-year results for local control and overall survival from the TARGIT-A randomised trial. Lancet. 2014;383:603-13. https://doi. org/10. 1016/S0140-6736(13)61950-9.

13. Olivotto IA, Whelan TJ, Parpia S, Kim D-H, Berrang T, Truong PT, Kong I, Cochrane B, Nichol A, Roy I, Germain I, Akra M, Reed M, Fyles A, Trotter T, Perera F, Beckham W, Levine MN, Julian JA. Interim cosmetic and toxicity results from RAPID: a randomized trial of accelerated partial breast irradiation using three-dimensional conformal external beam radiation therapy. J Clin Oncol. 2013;31:4038-45. https://doi. org/10. 1200/JCO. 2013. 50. 5511.

14. Liss AL, Ben-David MA, Jagsi R, Hayman JA, Griffith KA, Moran JM, Marsh RB, Pierce LJ. Decline of cosmetic outcomes following accelerated partial breast irradiation using intensity modulated radiation therapy: results of a single-institution prospective clinical trial. Int J Radiat Oncol Biol Phys. 2014;89:96-102. https://doi. org/10. 1016/j. ijrobp. 2014. 01. 005.

15. Hepel JT, Tokita M, MacAusland SG, Evans SB, Hiatt JR, Price LL, DiPetrillo T, Wazer DE. Toxicity of three-dimensional conformal radiotherapy for accelerated partial breast irradiation. Int J Radiat Oncol Biol Phys. 2009;75:1290-6. https://doi. org/10. 1016/j. ijrobp. 2009. 01. 009.

16. Leonard KL, Hepel JT, Hiatt JR, Dipetrillo TA, Price LL, Wazer DE. The effect of dose-volume parameters and inter-fraction interval on cosmetic outcome and toxicity after 3-dimensional conformal accelerated partial breast irradiation. Int J Radiat Oncol Biol Phys. 2013;85:623-9. https://doi. org/10. 1016/j. ijrobp. 2012. 06. 052.

17. Peterson D, Truong PT, Parpia S, Olivotto IA, Berrang T, Kim D-H, Kong I, Germain I, Nichol A, Akra M, Roy I, Reed M, Fyles A, Trotter T, Perera F, Balkwill S, Lavertu S, Elliott E, Julian JA, Levine MN, Whelan TJ, RAPID trial investigators. Predictors of adverse cosmetic outcome in the RAPID trial: an exploratory analysis. Int J Radiat Oncol Biol

Phys. 2015；91：968-76. https://doi. org/10. 1016/j. ijrobp. 2014. 12. 040.

18. Livi L，Meattini I，Marrazzo L，Simontacchi G，Pallotta S，Saieva C，Paiar F，Scotti V，De Luca CC，Bastiani P，Orzalesi L，Casella D，Sanchez L，Nori J，Fambrini M，Bianchi S. Accelerated partial breast irradiation using intensity-modulated radiotherapy versus whole breast irradiation：5-year survival analysis of a phase 3 randomised controlled trial. Eur J Cancer. 2015；51：451-63. https://doi. org/10. 1016/j. ejca. 2014. 12. 013.

19. Formenti SC，Hsu H，Fenton-Kerimian M，Roses D，Guth A，Jozsef G，Goldberg JD，Dewyngaert JK. Prone accelerated partial breast irradiation after breast-conserving surgery：five-year results of 100 patients. Int J Radiat Oncol Biol Phys. 2012；84：606-11. https://doi. org/10. 1016/j. ijrobp. 2012. 01. 039.

20. Taghian AG，Kozak KR，Katz A，Adams J，Lu H-M，Powell SN，Delaney TF. Accelerated partial breast irradiation using proton beams：initial dosimetric experience. Int J Radiat Oncol Biol Phys. 2006；65：1404-10. https://doi. org/10. 1016/j. ijrobp. 2006. 03. 017.

21. Moon SH，Shin KH，Kim TH，Yoon M，Park S，Lee D-H，Kim JW，Kim DW，Park SY，Cho KH. Dosimetric comparison of four different external beam partial breast irradiation techniques：three-dimensional conformal radiotherapy，intensity-modulated radiotherapy，helical tomotherapy，and proton beam therapy. Radiother Oncol. 2009；90：66-73. https://doi. org/10. 1016/j. radonc. 2008. 09. 027.

22. Galland-Girodet S，Pashtan I，MacDonald SM，Ancukiewicz M，Hirsch AE，Kachnic LA，Specht M，Gadd M，Smith BL，Powell SN，Recht A，Taghian AG. Long-term cosmetic outcomes and toxicities of proton beam therapy compared with photon-based 3-dimensional conformal accelerated partial-breast irradiation：a phase 1 trial. Int J Radiat Oncol Biol Phys. 2014；90：493-500. https://doi. org/10. 1016/j. ijrobp. 2014. 04. 008.

23. Chang JH，Lee NK，Kim JY，Kim Y-J，Moon SH，Kim TH，Kim J-Y，Kim DY，Cho KH，Shin KH. Phase II trial of proton beam accelerated partial breast irradiation in breast cancer. Radiother Oncol. 2013；108：209-14. https://doi. org/10. 1016/j. radonc. 2013. 06. 008.

24. Bush DA，Slater JD，Garberoglio C，Do S，Lum S，Slater JM. Partial breast irradiation delivered with proton beam：results of a phase II trial. Clin Breast Cancer. 2011；11：241-5. https://doi. org/10. 1016/j. clbc. 2011. 03. 023.

25. Bush DA，Do S，Lum S，Garberoglio C，Mirshahidi H，Patyal B，Grove R，Slater JD. Partial breast radiation therapy with proton beam：5-year results with cosmetic outcomes. Int J Radiat Oncol Biol Phys. 2014；90：501-5. https://doi. org/10. 1016/j. ijrobp. 2014. 05. 1308.

26. Overgaard M，Jensen MB，Overgaard J，Hansen PS，Rose C，Andersson M，Kamby C，Kjaer M，Gadeberg CC，Rasmussen BB，Blichert-Toft M，Mouridsen HT. Postoperative radiotherapy in high-risk postmenopausal breast-cancer patients given adjuvant tamoxifen：Danish breast cancer cooperative group DBCG 82c randomised trial. Lancet. 1999；353：1641-8. https://doi. org/10. 1016/S0140-6736(98)09201-0.

27. Overgaard M，Hansen PS，Overgaard J，Rose C，Andersson M，Bach F，Kjaer M，Gadeberg CC，Mouridsen HT，Jensen MB，Zedeler K. Postoperative radiotherapy in high-risk premenopausal women with breast cancer who receive adjuvant chemotherapy. Danish breast cancer cooperative group 82b trial. N Engl J Med. 1997；337：949-55. https://doi. org/10. 1056/NEJM199710023371401.

28. Thorsen LBJ，Offersen BV，Danø H，Berg M，Jensen I，Pedersen AN，Zimmermann SJ，Brodersen H-J，Overgaard M，Overgaard J. DBCG-IMN：a population-based cohort study on the effect of internal mammary node irradiation in early node-positive breast cancer. J Clin Oncol. 2016；34：314-20. https://doi. org/10. 1200/JCO. 2015. 63. 6456.

29. Ares C，Khan S，Macartain AM，Heuberger J，Goitein G，Gruber G，Lutters G，Hug EB，Bodis S，Lomax AJ. Postoperative proton radiotherapy for localized and locoregional breast cancer：potential for clinically relevant improvements? Int J Radiat Oncol Biol Phys. 2010；76：685-97. https://doi. org/10. 1016/j. ijrobp. 2009. 02. 062.

30. MacDonald SM，Jimenez R，Paetzold P，Adams J，Beatty J，Delaney TF，Kooy H，Taghian AG，Lu H-M. Proton radiotherapy for chest wall and regional lymphatic radiation；dose comparisons and treatment delivery. Radiat Oncol. 2013；8：71. https://doi. org/10. 1186/1748-717X-8-71.

31. MacDonald SM，Patel SA，Hickey S，Specht M，Isakoff SJ，Gadd M，Smith BL，Yeap BY，Adams J，Delaney TF，Kooy H，Lu H-M，Taghian AG. Proton therapy for breast cancer after mastectomy：early outcomes of a prospective clinical trial. Int J Radiat Oncol Biol Phys. 2013；86：484-90. https://doi. org/10. 1016/j. ijrobp. 2013. 01. 038.

32. Mast ME，Vredeveld EJ，Credoe HM，van Egmond J，Heijenbrok MW，Hug EB，Kalk P，van Kempen-Harteveld LML，Korevaar EW，van der Laan HP，Langendijk JA，Rozema HJE，Petoukhova AL，Schippers JM，Struikmans H，Maduro JH. Whole breast proton irradiation for maximal reduction of heart dose in breast cancer patients. Breast Cancer Res Treat. 2014；148：33-9. https://doi. org/10. 1007/s10549-014-3149-6.

33. Xu N，Ho MW，Li Z，Morris CG，Mendenhall NP. Can proton therapy improve the therapeutic ratio in breast cancer patients at risk for nodal disease? Am J Clin Oncol. 2014；37：568-74. https://doi. org/10. 1097/COC. 0b013e318280d614.

34. Bradley JA，Dagan R，Ho MW，Rutenberg M，Morris CG，Li Z，Mendenhall NP. Initial report of a prospective Dosimet-

ric and clinical feasibility trial demonstrates the potential of protons to increase the therapeutic ratio in breast cancer compared with photons. Int J Radiat Oncol Biol Phys. 2016;95:411-21. https://doi. org/10. 1016/j. ijrobp. 2015. 09. 018.

35. Lin LL, Vennarini S, Dimofte A, Ravanelli D, Shillington K, Batra S, Tochner Z, Both S, Freedman G. Proton beam versus photon beam dose to the heart and left anterior descending artery for left-sided breast cancer. Acta Oncol. 2015;54: 1032-9. https://doi. org/10. 3109/0284186X. 2015. 1011756.

36. Taylor CW, Wang Z, Macaulay E, Jagsi R, Duane F, Darby SC. Exposure of the heart in breast cancer radiation therapy: a systematic review of heart doses published during 2003 to 2013. Int J Radiat Oncol Biol Phys. 2015;93:845-53. https:// doi. org/10. 1016/j. ijrobp. 2015. 07. 2292.

37. Cuaron JJ, Chon B, Tsai H, Goenka A, DeBlois D, Ho A, Powell S, Hug E, Cahlon O. Early toxicity in patients treated with postoperative proton therapy for locally advanced breast cancer. Int J Radiat Oncol Biol Phys. 2015; 92: 284-91. https://doi. org/10. 1016/j. ijrobp. 2015. 01. 005.

38. Fagundes MA, Pankuch M, Hartsell W, Ward C, Fang LC, Cahlon O, McNeeley S, Mao L, Lavilla M, Hug E. Cardiac-sparing Postmastectomy proton radiation therapy for women with stage III, loco-regional, breast cancer: a Dosimetric comparison study. Int J Radiat Oncol Biol Phys. 2013;87:S245. https://doi. org/10. 1016/j. ijrobp. 2013. 06. 637.

39. Brown LC, Diehn FE, Boughey JC, Childs SK, Park SS, Yan ES, Petersen IA, Mutter RW. Delineation of supraclavicular target volumes in breast cancer radiation therapy. Int J Radiat Oncol Biol Phys. 2015; 92: 642-9. https://doi. org/ 10. 1016/j. ijrobp. 2015. 02. 022.

40. White BM, Vennarini S, Lin L, Freedman G, Santhanam A, Low DA, Both S. Accuracy of routine treatment planning 4-dimensional and deep-inspiration breath-hold computed tomography delineation of the left anterior descending artery in radiation therapy. Int J Radiat Oncol Biol Phys. 2015;91:825-31. https://doi. org/10. 1016/j. ijrobp. 2014. 11. 036.

41. Vargo JA, Beriwal S. RTOG Chest Wall contouring guidelines for post-mastectomy radiation therapy: is it evidence-based? Int J Radiat Oncol Biol Phys. 2015;93:266-7. https://doi. org/10. 1016/j. ijrobp. 2015. 03. 001.

42. Depauw N, Batin E, Daartz J, Rosenfeld A, Adams J, Kooy H, MacDonald S, Lu H-M. A novel approach to postmastectomy radiation therapy using scanned proton beams. Int J Radiat Oncol Biol Phys. 2015;91:427-34. https://doi. org/ 10. 1016/j. ijrobp. 2014. 10. 039.

43. Moyers MF, Mah D, Boyer SP, Chang C, Pankuch M. Use of proton beams with breast prostheses and tissue expanders. Med Dosim. 2014;39:98-101. https://doi. org/10. 1016/j. meddos. 2013. 10. 006.

18

妇科恶性肿瘤
Gynecologic malignancies

Jessica E. Scholey, Pamela J. Boimel, Maura Kirk, Lilie Lin

18.1 引言

- 病发于子宫内膜、外阴、阴道和宫颈的恶性肿瘤统称妇科恶性肿瘤。妇科恶性肿瘤是全球威胁女性健康的一类重大疾病。2016 年，美国新诊断妇科恶性肿瘤病例数约达 83 620 例[1]。放射治疗是妇科恶性肿瘤子宫切除术后或根治性治疗过程中常用的治疗手段，可显著提高肿瘤的局部控制率和总生存率。对于早期宫颈癌和子宫内膜癌，标准治疗方法包括子宫切除术联合辅助放疗，根据有无高危复发因素决定是否同期联合同步化疗[2-7]。对于局部晚期宫颈癌，标准治疗方法为体外放射治疗联合腔内近距离放射治疗，并结合同步化疗以提高局部控制率和总生存率[8]。对于高危复发风险的Ⅲ/Ⅳ期子宫内膜癌，经典的治疗方案为子宫切除术联合辅助放疗，并结合同期、续贯、三明治式化疗[9]。

- 妇科恶性肿瘤的放射治疗照射范围包括全盆腔（子宫切除后针对盆腔淋巴结照射或局部晚期宫颈癌根治性放疗针对宫颈、宫体、宫旁组织、近端阴道和盆腔淋巴结照射）。若

L. Lin (✉)
University of Texas-MD Anderson Cancer Center,
1515 Holcombe Blvd Unit 1422, Houston, TX 77030, USA
e-mail: LLLin@mdanderson. org

J. E. Scholey
Department of Radiation Oncology, University of California,
San Francisco, USA

P. J. Boimel · M. Kirk
Department of Radiation Oncology, University of Pennsylvania,
Philadelphia, PA, USA

© Springer International Publishing Switzerland 2018
N. Lee et al. (eds.), *Target Volume Delineation and Treatment Planning for Particle Therapy*, Practical Guides in Radiation Oncology, https://doi. org/10. 1007/978-3-319-42478-1_18

腹主动脉旁存在阳性淋巴结或可疑病灶,则需行扩大野照射。对伴有阴道远端侵犯的肿瘤,外阴癌和阴道癌的治疗还需进行腹股沟淋巴结照射。

- 采用传统的光子体外放疗治疗妇科恶性肿瘤,通常针对骨盆采用 2~4 个照射野进行治疗(如腹主动脉旁淋巴结阳性则加用 AP/PA 扩大野照射),联合化疗通常会导致严重的血液学和胃肠道毒性。因血液毒性的发生主要为骨髓抑制所导致,故同步放化疗期间可能需要减少化疗的用药剂量,从而导致疗效下降[10, 11]。具体而言,当放疗联合顺铂同期化疗时,接受 10~20 Gy 剂量照射的骨盆骨髓腔体积与血液学毒性增加密切相关[12, 13]。最近发表的一项 Ⅱ 期研究结果显示,采用调强放射治疗(IMRT)技术联合顺铂同期化疗可减少骨盆骨髓腔受照射体积,从而降低血液学毒性的发生率[14]。与常规放疗(即三维适形放疗)相比,采用 IMRT 技术治疗盆腔和腹主动脉旁淋巴结还可降低肠道、直肠、膀胱和骨髓的剂量[15, 16]。但需注意,在使用 IMRT 技术减少一个危及器官受照射剂量时,可导致其他危及器官受照射剂量增加,并可能增加整体辐射剂量[17]。另一项 Ⅱ 期研究结果显示,IMRT 治疗引起的 ≥2 级肠道不良反应发生率高达 28%[18]。使用粒子射线放射治疗(PBRT)时,因粒子射线具有特殊的物理学特征(即布拉格峰),通常减少正常组织受照射剂量,而在联合治疗期间发挥增加靶区剂量和降低治疗毒性的潜力。PBRT 可能具有提升实体肿瘤照射剂量,较少降低化疗剂量,减少正常组织在复发肿瘤再程放疗过程中再次受照射剂量的优势。

- 早前关于单纯 IMRT 与 IMRT 联合质子放疗的剂量比较研究结果显示,采用质子射线照射主动脉旁淋巴结,可显著降低大小肠及肾脏的照射剂量[19]。迄今质子射线放射治疗主要使用被动散射技术,与 IMRT 相比,适形性稍差且治疗时间较长。最近笔者报道了宫颈癌子宫切除术后辅助放疗中采用 PBS 质子射线辅助放疗,旨在保证靶区覆盖和适形性同时降低正常组织剂量的临床可行性结果[20]。结果提示 PBS 技术的质子射线放疗与 IMRT 比较可降低骨髓、膀胱及小肠 10~30 Gy 的照射体积。急性不良反应结果也令人鼓舞,3 度或以上血液学毒性反应概率明显下降。根据笔者的经验,质子射线放射治疗时,可不必显著降低同期化疗的用药剂量,并在残留病灶局部加量及再程放疗时,使危及器官剂量满足处方限制要求。

18.2 模拟定位、靶区勾画、照射剂量及分割次数

- CT 模拟定位须采用无造影剂的平扫 CT 以进行剂量分布计算。如需要,平扫 CT 后可行增强 CT 扫描后进行图像融合以帮助淋巴结勾画。口服造影剂可帮助分辨小肠与大肠。宫颈癌术后于阴道残端放置金点标记或对于宫颈未切除者在宫颈口放置金点标记有助于靶区的勾画,但在治疗计划时,对于模拟 CT 图像上存在的任何高-锌材料或中空的人工标记物,都要进行勾画覆盖处理以利于计划优化。

- 以 PET/CT 为基础的治疗计划,在勾画靶区过程中特别有利于识别实体结节的累及范围、残留病灶、阴道侵犯、侧壁侵犯及局部复发等情况[21-24]。比对 CT 扫描治疗计划系统,基于 MRI 的近距离放射治疗计划系统已被证实能更准确地勾画肿瘤体积,且已被

纳入共识指南[25-28]。同样,对于近距离放射治疗前的质子射线(外照射)治疗计划,MRI 可用以确保实体肿瘤的剂量全覆盖。若 PET/CT 和(或)MRI 用于治疗计划,扫描时最好使用与定位 CT 相同的固定装置,并将 PET/CT 和(或)MRI 图像与未使用造影剂的平扫 CT 图像相融合以进行剂量计算。

- 因分次照射间阴道移位明显,强烈推荐鲁棒引导的体位固定(robust indexed immobilization)[29-31]。为尽可能减少肠道气体影响,可建议服用抗胀气的药物(如大约在模拟定位前一周开始每餐服用西甲硅油或西甲硅油片剂,药物使用应贯穿整个治疗过程)。同样,在模拟定位及治疗前,患者可能会被要求在一定时间间隔内饮用一定量的液体,以减少膀胱剂量,并将肠管推压至照射野外。例如,在本中心通常指导患者在定位前及每次治疗前 30 分钟服用约 473 ml(16 盎司)液体;同时,经直肠放置注入 50~100 ml 水的气囊,有助于固定靶区,并限制解剖结构的位置变化。

- 为辅助靶区的勾画并克服由于膀胱容积变化导致的内部脏器的移动,患者可在直肠气囊体积相同的情况下,先行膀胱充盈状态 CT 扫描,随后再进行膀胱排空状态的 CT 扫描(图 18.1)。

- 模拟定位时患者应采用仰卧位,使用膝托并固定踝关节以限制髋关节旋转,并确保弯曲膝关节和髋关节于固定角度(图 18.2)。固定装置需保证位置的可重复性,同时不影响束流。例如,如果仅治疗骨盆,患者可在上胸部持环,但如治疗范围需扩大并包括主动脉旁淋巴结,则应使用翼板抬起双臂。

- 应遵循 RTOG 指南进行子宫切除术后骨盆照射靶区和 OAR 的勾画规范[32]。CTV 应包括盆腔淋巴结(髂总淋巴结、髂内外淋巴结、闭孔淋巴结)和阴道残端(3 cm)。若治疗宫颈癌或子宫内膜癌伴有宫颈(宫旁)侵犯时,则还需包括骶前淋巴结。若宫颈未行手

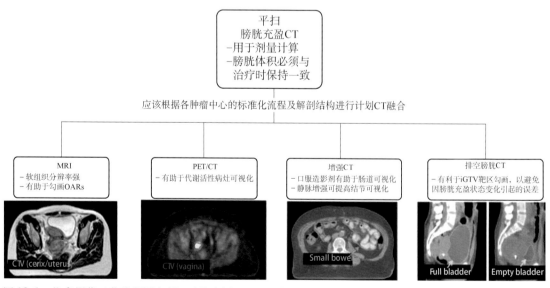

图 18.1　临床影像工作流程图实例。建议在同一天采用相同的治疗体位获取图像(见下文),并应根据本治疗机构相应的标准和相关解剖进行图像融合。例如,本中心采用在相同的治疗体位采集图像,并基于骨性解剖结构配准进行图像融合

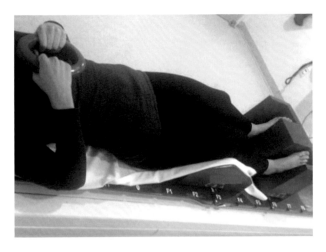

图 18.2　推荐体位固定及摆位时使用膝托，并固定踝关节。双手和手臂应置于照射野外。可如图所示，将手和手臂放在前胸部，如需照射腹主动脉旁淋巴结，则可将双手和手臂上举至头部（注意：本照片仅为体位固定示意图，实际照射时，患者必须尽量减少衣物以免影响质子束束流）

术切除，CTV 应包括近端阴道、宫颈、子宫、宫旁组织、卵巢和盆腔淋巴结（如前所述）[33]。若盆腔侧壁受累，CTV 应包括整个直肠系膜。淋巴结 CTV 应该包括血管外缘外扩 7 mm 的整个区域[34]。在勾画腹主动脉旁淋巴结时，因左侧腹主动脉旁区域是腹主动脉旁淋巴结转移最常见的部位[35]，故左腹主动脉旁区域应确保足够边界，需包括主动脉和腰大肌之间的整个空间。

- 可通过以下方法来解决因膀胱体积的变化所导致阴道的位置移动：将膀胱充盈 CT 和膀胱排空 CT 进行图像融合，然后将阴道 CTV 扩大，同时包括两套 CT 上的近侧阴道和阴道旁组织（iCTV）（图 18.3）。

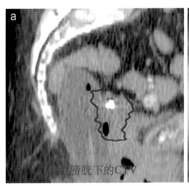
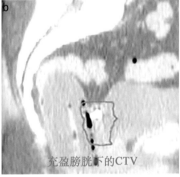
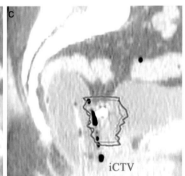

图 18.3　考虑到膀胱容积变化引起的器官内部运动，阴道部 CTV 应同时包括排空膀胱 CT 扫描时（a）的 CTV 和充盈膀胱 CT 扫描（b）时的 CTV，即 iCTV 为上述两个 CT 上阴道 CTV 的总合

- OAR 需包括大小肠、直肠、骨盆骨髓腔（包括下段骨盆、髂骨和腰骶椎骨髓腔）、肾脏、股骨头和膀胱。小肠与大肠的勾画范围包括 PBS 靶区以及靶区外 2 cm 的区域[15]。直肠需从肛门勾画到直肠-乙状结肠交界处。
- 考虑到患者体位和摆位的不确定性，建议设立一个 PTV。一般在淋巴结 CTV 基础上外扩 7~8 mm 形成淋巴结 PTV，在阴道 CTV 基础上外扩 10~13 mm 形成阴道 PTV。在质子治疗计划时，PTV 还需考虑侧向不确定性，并用于记录和报告。

- 粒子射线射束路径的不确定性是质子放射治疗计划过程中需关注的问题。为了减少该不确定性，可考虑采用鲁棒优化方式，或采用单野照射计划时设定一个 PBS 优化的专属结构（即 PBS-specific optimization structure）。临床上可以束流方向 CTV 为基础外扩 3.5% 的边界，从而形成这一 PBS 专属的优化扩大结构，以克服豪氏值向质子阻止本领转化的不确定性，再额外再扩大 1 mm 边界以纠正射束校准的不确定性（图 18.4）。各个医疗机构需要根据本机构的特点，评估各自特有的不确定值。

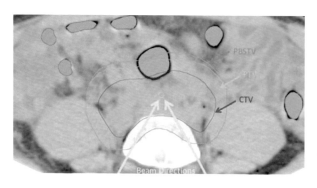

图 18.4 笔形束扫描技术优化的专属结构（PBSTV）：即以射线束方向上 CTV 为基础，先外扩 3.5% 的范围，再额外扩充 1 mm 所形成的特殊结构

- 治疗计划时应勾画出由高密度材料引起的伪影，并预先设定一个相应的密度值或豪氏值。对于直肠及大小肠腔内的气体也应进行勾画，并结合周围软组织的密度或豪氏值进行设定，以解决因气体位置变化位移导致的计划误差。模拟 CT 中存在的任何不同于正常组织结构的对照物，都应画出轮廓并设定适当豪氏值（图 18.5）。

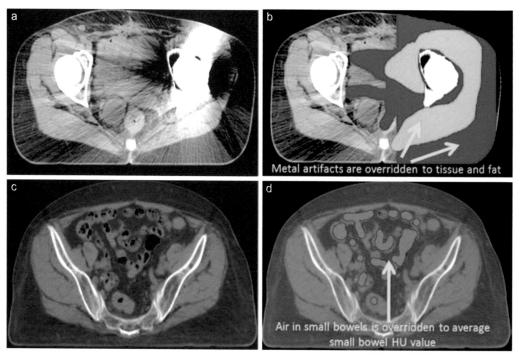

图 18.5 a. 由髋关节置换所产生的伪影；b. 应手动勾画伪影，并设定周围脂肪或组织的豪氏值；c. 肠道内气体；d. 在计划 CT 上，应将肠道内气体予以修正，并设定适当的豪氏值

- 以质子射线为例,射线照射剂量均采用相对生物效应(RBE=1.1)表示。质子射线放疗计划剂量通常为 45～50.4 Gy(RBE),1.8 Gy(RBE)/日,但总剂量与分次剂量可根据临床方案调整。本中心质子治疗的剂量和分割次数遵循与光子相同的治疗方案。对于局部晚期宫颈癌和子宫切除术后的子宫内膜癌,如采用全盆腔照射结合后续阴道近距离放疗,盆腔照射剂量为 45 Gy(RBE)。对仅需单纯外照射的子宫切除术后高危宫颈癌和子宫内膜癌,通常给予 50.4 Gy(RBE)的照射剂量。对于盆腔高危的子宫内膜癌(如Ⅱ～Ⅲ期子宫内膜癌),通常先给予 50.4 Gy(RBE)外照射,再结合后续的阴道残端后装放疗。主动脉周围淋巴结的照射剂量为 45 Gy(RBE)。对于局部小病灶(例如局部残留病灶、阳性淋巴结或局部复发病灶),可考虑缩野给予更高的单次照射剂量[如 2 Gy(RBE)/次]至总剂量 60～66 Gy(RBE)。以下是本指南推荐的剂量,但也应该根据每位患者和治疗中心的实际情况,并结合危及器官限制剂量进行调整(表 18.1)。

表 18.1 指南推荐的常见疾病照射范围及照射剂量

临床情况	照射范围	照射剂量
盆腔及主动脉旁淋巴结	宫颈:髂血管旁,髂内及髂外血管,闭孔,骶前淋巴结 子宫内膜:如有宫颈或宫旁组织侵犯,需照射骶前淋巴结 远端阴道/外阴侵犯:照射腹股沟淋巴结 主动脉旁淋巴结:上届扩展到肾门水平(T12)	盆腔淋巴结:50.4 Gy(RBE),1.8 Gy(RBE)/次 腹主动脉周围淋巴结:45 Gy(RBE),1.8 Gy(RBE)/次 阳性淋巴结:加量至 60～66 Gy(RBE),2 Gy(RBE)/次
子宫切除术后盆腔照射	盆腔照射同上,包括 3 cm 阴道残端	50.4 Gy(RBE),1.8 Gy(RBE)/次或 45 Gy(RBE),1.8 Gy(RBE)/次,联合阴道残端后装放疗(3～4 Gy(RBE)/fx, 3 fx)
完整宫颈	宫颈、子宫、宫旁组织、卵巢、近端阴道+盆腔淋巴引流区	45 Gy(RBE),1.8 Gy(RBE)/次,盆腔阳性淋巴结加量至 60～66 Gy(RBE),2 Gy(RBE)/次;宫旁,附件,侧壁局部病变根据病灶部位后装放疗加量(HDR 5.5～6 Gy(RBE)/fx, 5 fx)
局部复发病灶	只包括可见病灶	60～66 Gy(RBE),2 Gy(RBE)/次

18.3 质子治疗计划

- 鉴于放射治疗靶区的复杂解剖位置和结构,妇科肿瘤的粒子射线治疗通常推荐使用 PBS 技术。因分次照射间盆腔解剖结构变化较大,存在潜在不确定性,我中心目前采用单野均匀剂量(SFUD)优化质子计划替代调强质子治疗(IMPT)。

18.3.1 盆腔

- 粒子射线治疗计划制定中非常重要的一点,在于需要仔细考虑射线的入射角度,特别是进行盆腔区域照射时,因体重的变化和膀胱及肠道容积的改变都会影响治疗计划,因此通常需要避免前野照射。为尽量减少患者解剖结构变化所造成的对计划的影响,推荐采用背后野。宾夕法尼亚大学质子中心的质子射线治疗多使用 10°～30°两斜后野(图18.6、18.7、18.8),部分病例也使用两侧野(图18.9)。目前正在进行治疗计划替代方案的相关临床研究,比如后方单野质子计划技术——SFUD 质子 PBS 技术[36]。当然,不同的束流布局应取决于质子束的束斑大小、潜在的皮肤保护要求、不同治疗中心的要求及临床判断。

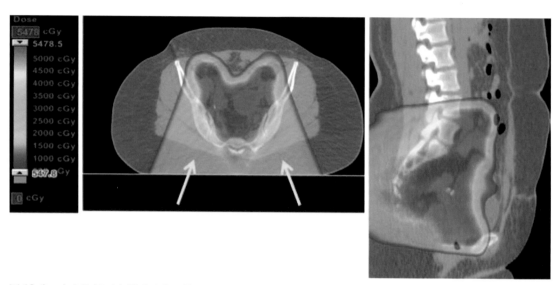

图 18.6　宾夕法尼亚大学质子中心使用 SFUD 进行骨盆治疗的标准束流方向,如图所示:为两个 30°的后斜盆腔照射野

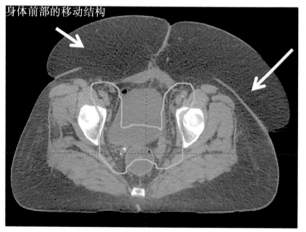

图 18.7　考虑到每天解剖位置变化对射束路径的影响,对于身体前部存在移动结构(如图中的大量脂肪结构)者,较侧向或前方入射束流,推荐使用后方入射野(见上图箭头所指)

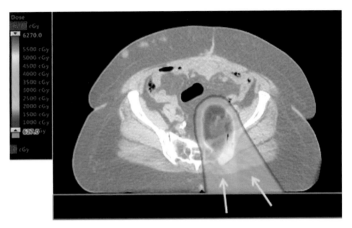

图 18.8　局部复发结节，使用两个左后斜方 PBS 入射野治疗

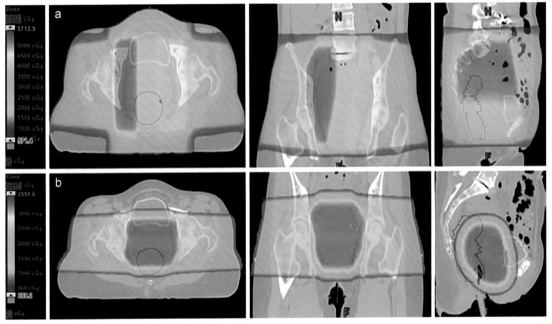

图 18.9　a. 既往光子盒式四野照射的剂量分布图；b. 质子再程放疗计划的剂量分布（先 39.6 Gy，再缩野局部加量到 55.6 Gy），对于这一再程放疗病例，在确定患者外轮廓的解剖变化不会太明显后，可采用侧野照射技术以尽量避免肠和膀胱的额外照射

- 在治疗计划设定时，考虑到体位固定装置或床的锐利边缘在摆位时可能重复性较差，需尽量避免使用通过这些设备的入射束流。
- 对于腹盆部存在难以固定的组织（如较厚脂肪）的患者（图 18.7），后方入射野（基于光斑大小，通常由 1～2 个射野组成）较侧向或前方入射野相比，可提供更稳定的束流路径。该技术可以避免日常解剖位置变化对光束路径的影响。

18.3.2　局部复发或加照射的靶区

- 当需要针对小病灶实体肿瘤进行高剂量照射时（如局部阳性淋巴结或复发性病灶加

量），应尽量选择路径最短、束流路径上组织密度最均匀及可重复性佳的射野方向。

18.3.3 再程放射治疗
- 粒子射线放疗可用于既往曾接受过放射治疗的患者，并有助于降低既往已接受照射正常组织的再程照射剂量。

18.3.4 避开金属异物并保护危及器官
- 粒子射线的射束应避免通过金属植入物，以及诸如膀胱与肠道等因生理原因导致体积变化较大的器官。同时，束流也应选择避免通过临床关注的重要危及器官（如肾脏）（图 18.10）。

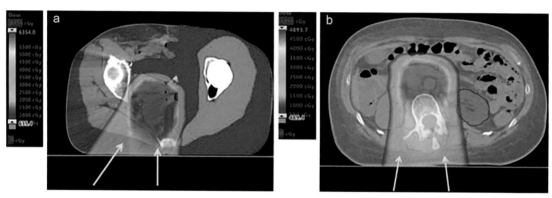

图 18.10　a. 单侧髋关节置换一位患者，采用后方和右后斜方入射野治疗，以避免束流通过金属假体；b. 采用 10°后斜射野照射比邻肾脏的腹主动脉旁淋巴结以保护部分肾脏

18.4 剂量测定和毒性比较

- 正常组织的照射剂量应在不影响靶区剂量覆盖的前提下尽量减低。表 18.2 中的推荐剂量采纳了 RTOG-0418 和 RTOG-1203 两个临床研究中 IMRT 光子照射的剂量限制。在临床实践中，治疗团队应仔细斟酌每个患者的剂量限制（表 18.3）。

表 18.2　采用质子射线放射治疗妇科肿瘤时推荐采用的正常组织剂量限制（in RBE）

危及器官	建议的剂量限制	危及器官	建议的剂量限制
盆腔骨髓	$V10$ Gy（RBE）$<95\%$，$V20$ Gy（RBE）$<76\%$	膀胱	$V45$ Gy（RBE）$<35\%$ 或 ALARA
大肠	$V40$ Gy（RBE）$<30\%$，$V40$ Gy（RBE）<300 ml	直肠	$V40$ Gy（RBE）<60 或 ALARA
小肠	$V40$ Gy（RBE）$<30\%$，$V40$ Gy（RBE）<300 ml	股骨头	$V30$ Gy（RBE）$<15\%$
肾脏	$V18$ Gy（RBE）$<66\%$		

表 18.3　采用后斜野 PBS 技术和 IMRT 技术治疗妇科恶性肿瘤的 OAR 剂量学比较[20]

脏器名称	IMRT 与 PBS* 计划的剂量学比较
膀胱	PBS 计划和 IMRT 计划相比较,接受 0~35 Gy 剂量照射的体积显著减少,两者计划中>35 Gy 剂量照射的体积无明显差异
小肠	PBS 计划和 IMRT 计划相比较,接受 0~32 Gy 剂量照射的体积显著减少,两者计划中>32 Gy 的剂量照射的体积无明显差异
大肠	PBS 计划和 IMRT 计划相比较,接受 0~31 Gy 剂量照射的体积显著减少;而 IMRT 计划中接受 48~58 Gy 剂量照射的体积显著低于 PBS 计划
盆腔骨髓	PBS 计划和 IMRT 计划相比较,接受 0~29 Gy(特别是 $V10$ Gy 和 $V20$ Gy)剂量照射的体积显著减少。而 IMRT 计划中接受>35 Gy 剂量照射的体积显著低于 PBS 计划
直肠	IMRT 计划中的 $V20$ Gy 和 $V45$ Gy 明显低于 PBS 计划

注:* 所有剂量单位为 Gy RBE。

18.5　患者体位,固定,治疗验证

- 治疗期间需采用与 CT 定位时相同的固定装置,并如前述需保持膀胱充盈状态的一致。

- 每日使用 kV-X 射线图像进行骨性结构配准。若许可,可使用 CBCT 进行膀胱体积和直肠内气囊等软组织结构的位置配准。若粒子射线治疗设备未配置 CBCT,可采用水和造影剂混合物填充直肠气囊,并通过 kV-X 射线图像校准,以验证直肠球囊放置。每日 SSD 或气隙测量(air gap measurements)可以帮助确定体重的变化。

- 若粒子射线治疗设备未配备 CBCT,每周的 CT 扫描验证有助于监控解剖结构的变化(如体重减轻、肿瘤变化,以及膀胱和肠道体积的变化)。由于上述改变可能导致放射治疗计划中剂量分布的显著变化,故对上述情况的评估至关重要。将膀胱充盈和肠道气体的情况反馈给患者,有利于患者参与并配合保持治疗前准备状态的一致性。医师、物理师与计划师需保持与治疗师团队之间的沟通,以便及时识别和纠正可能会影响剂量分布的任何与患者相关的变化(图 18.11)。

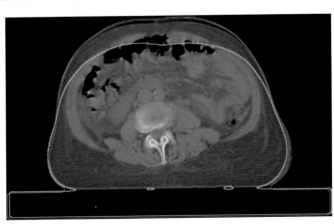

图 18.11　一位质子治疗 6 周内体重出现了相当大变化的患者的 CT 图像。可见因体重变化造成质子束路径长度显著变化,因此对体重的适时监测至关重要

18.6　展望

- 粒子射线放射治疗技术的运用日趋广泛。然而,粒子束路径范围的不确定性仍然是一个常见问题,尤其是在治疗盆腔恶性肿瘤时,存在着解剖位置的高度变异。许多中心正在研究减少这种不确定性的方法,例如采用双能 CT[37,38]、质子计算机断层扫描[39,40]和生物体内测量方法,以试图用于检测布拉格峰[41,42]。
- 美国宾夕法尼亚大学质子中心报道了使用 PBS-SFUD 技术治疗妇科恶性肿瘤的结果。据我们所知,目前尚无采用 IMPT 技术治疗妇科肿瘤的相关报道。虽然 IMPT 可以获得更好的剂量分布,并给予 OAR 更有效的保护,但 IMPT 治疗计划尚存在诸多不确定性。未来,治疗计划系统中鲁棒优化方式的临床实施,可能使 IMPT 技术治疗妇科恶性肿瘤成为现实。

（洪正善　译,章青　审校）

参考文献

1. Siegel RL, et al. Cancer Statistics, 2016. CA Cancer J Clin. 2016;66:7-30.
2. Sedlis A, et al. A randomized trial of pelvic radiation therapy versus no further therapy in selected patients with stage IB carcinoma of the cervix after radical hysterectomy and pelvic lymphadenectomy: a Gynecologic Oncology Group Study. Gynecol Oncol. 1999;73(2):177-83.
3. Rotman M, et al. A phase III randomized trial of postoperative pelvic irradiation in stage IB cervical carcinoma with poor prognostic features: follow-up of a gynecologic oncology group study. Int J Radiat Oncol Biol Phys. 2006;65(1):169-76.
4. Peters WA III, et al. Concurrent chemotherapy and pelvic radiation therapy compared with pelvic radiation therapy alone as adjuvant therapy after radical surgery in high-risk early-stage cancer of the cervix. J Clin Oncol. 2000;18(8):1606-13.
5. Keys HM, et al. A phase III trial of surgery with or without adjunctive external pelvic radiation therapy in intermediate risk endometrial adenocarcinoma: a Gynecologic Oncology Group study. Gynecol Oncol. 2004;92(3):744-51.
6. Scholten AN, et al. Postoperative radiotherapy for stage 1 endometrial carcinoma: long-term outcome of the randomized PORTEC trial with central pathology review. Int J Radiat Oncol Biol Phys. 2005;63(3):834-8.
7. Sorbe B, et al. External pelvic and vaginal irradiation versus vaginal irradiation alone as postoperative therapy in medium-risk endometrial carcinoma — a prospective randomized study. Int J Radiat Oncol Biol Phys. 2012;82(3):1249-55.
8. Rose PG, et al. Concurrent cisplatin-based radiotherapy and chemotherapy for locally advanced cervical cancer. N Engl J Med. 1999;340:1144-53.
9. Greven K, et al. Final analysis of RTOG 9708: adjuvant postoperative irradiation combined with cisplatin/paclitaxel chemotherapy following surgery for patients with high-risk endometrial cancer. Gynecol Oncol. 2006;103(1):155-9.
10. Mauch P, et al. Hematopoietic stem cell compartment: acute and late effects of radiation therapy and chemotherapy. Int J Radiat Oncol Biol Phys. 1995;31(5):1319-39.
11. Parker K, et al. Five years' experience treating locally advanced cervical cancer with concurrent chemoradiotherapy and high-dose-rate brachytherapy: results from a single institution. Int J Radiat Oncol Biol Phys. 2009;74(1):140-6.
12. Mell LK, et al. Dosimetric predictors of acute hematologic toxicity in cervical cancer patients treated with concurrent cisplatin and intensity-modulated pelvic radiotherapy. Int J Radiat Oncol Biol Phys. 2006;66(5):1356-65.
13. Albuquerque K, et al. Radiation-related predictors of hematologic toxicity after concurrent chemoradiation for cervical cancer and implications for bone marrow-sparing pelvic IMRT. Int J Radiat Oncol Biol Phys. 2011;79(4):1043-7.
14. Klopp AH, et al. Hematologic toxicity in RTOG 0418: a phase 2 study of postoperative IMRT for gynecologic cancer. Int J Radiat Oncol Biol Phys. 2013;86(1):83-90.
15. Portelance L, et al. Intensity-modulated radiation therapy (IMRT) reduces small bowel, rectum, and bladder doses in pa-

tients with cervical cancer receiving pelvic and para-aortic irradiation. Int J Radiat Oncol Biol Phys. 2001;51(1):261-6.

16. Song WY, et al. Dosimetric comparison study between intensity modulated radiation therapy and three-dimensional conformal proton therapy for pelvic bone marrow sparing in the treatment of cervical cancer. J Appl Clin Med Phys. 2010;11(4):3255.

17. Lin A, et al. Intensity-modulated radiation therapy for the treatment of anal cancer. Clin Colorectal Cancer. 2007;6(10):716-9.

18. Jhingran A, et al. A phase ii study of intensity modulated radiation therapy to the pelvis for postoperative patients with endometrial carcinoma: Radiation Therapy Oncology Group trial 0418. Int J Radiat Oncol Biol Phys. 2012;84(1): e23-8.

19. Milby AB, et al. Dosimetric comparison of combined intensity-modulated radiotherapy (IMRT) and proton therapy versus IMRT alone for pelvic and para-aortic radiotherapy in gynecologic malignancies. Int J Radiat Oncol Biol Phys. 2012;82(3): e477-84.

20. Lin L, et al. Initial report of pencil beam scanning proton therapy for posthysterectomy patients with gynecologic cancer. Int J Radiat Oncol Biol Phys. 2016;95(1):181-9.

21. Tsai C, et al. A prospective randomized trial to study the impact of pretreatment FDG-PET for cervical cancer patients with MRI-detected positive pelvic but negative para-aortic lymphadenopathy. Int J Radiat Oncol Biol Phys. 2010;76(2):477-84.

22. Kidd EA, et al. Clinical outcomes of definitive intensity-modulated radiation therapy with fluorodeoxyglucose-positron emission tomography simulation in patients with locally advanced cervical cancer. Int J Radiat Oncol Biol Phys. 2010;77(4):1085-91.

23. Kidd EA, et al. Lymph node staging by positron emission tomography in cervical cancer: relationship to prognosis. J Clin Oncol. 2010;28(12):2108-13.

24. Simcock B, et al. The role of positron emission tomography/computed tomography in planning radiotherapy in endometrial cancer. Int J Gynecol Cancer. 2015;25(4):645-9.

25. Viswanathan AN, et al. Computed tomography versus magnetic resonance imaging-based contouring in cervical cancer brachytherapy: results of a prospective trial and preliminary guidelines for standardized contours. Int J Gynecol Cancer. 2007;68(2):491-8.

26. Haie-Meder C, et al. Recommendations from gynaecological (GYN) GEC-ESTRO working group (I): concepts and terms in 3D image based 3D treatment planning in cervix cancer brachytherapy with emphasis on MRI assessment of GTV and CTV. Radiother Oncol. 2005;74(3):235-45.

27. Dimopoulos JCA, et al. Recommendations from gynaecological (GYN) GEC-ESTRO working group (IV): basic principles and parameters for MR imaging within the frame of image based adaptive cervix cancer brachytherapy. Radiother Oncol. 2012;103(1):113-22.

28. Viswanathan AN, et al. Comparison and consensus guidelines for delineation of clinical target volume for CT- and MR-based brachytherapy in locally advanced cervical cancer. Int J Radiat Oncol Biol Phys. 2014;90(2):320-8.

29. Harris EE, et al. Assessment of organ motion in postoperative endometrial and cervical cancer patients treated with intensity-modulated radiation therapy. Int J Radiat Oncol Biol Phys. 2011;81(4): e645-50.

30. Jhingran A, et al. Vaginal motion and bladder and rectal volumes during pelvic intensity-modulated radiation therapy after hysterectomy. Int J Radiat Oncol Biol Phys. 2012;82(1):256-62.

31. Ma DJ, et al. Magnitude of interfractional vaginal cuff movement, implications for external irradiation. Int J Radiat Oncol Biol Phys. 2012;82(4):1439-44.

32. Small W Jr, et al. Consensus guidelines for delineation of clinical target volume for intensity-modulated pelvic radiotherapy in postoperative treatment of endometrial and cervical cancer. Int J Radiat Oncol Biol Phys. 2008;71(2):428-34.

33. Lim K, et al. Consensus guidelines for delineation of clinical target volume for intensity-modulated pelvic radiotherapy for the definitive treatment of cervical cancer. Int J Radiat Oncol Biol Phys. 2011;79(2):348-55.

34. Taylor A, et al. Mapping pelvic lymph nodes: guidelines for delineation in intensity-modulated radiotherapy. Int J Radiat Oncol Biol Phys. 2005;63(5):1604-12.

35. Kabolizadeh P, et al. Are radiation therapy oncology group para-aortic contouring guidelines for pancreatic neoplasm applicable to other malignancies-assessment of nodal distribution in gynecological malignancies. Int J Radiat Oncol Biol Phys. 2013;87(1):106-10.

36. NCT01600040, Proton Beam Teletherapy for Post-Hysterectomy Cancers of the Uterus and Cervix; 2012 May 14. Available from: https://clinicaltrials. gov/ct2/show/record/NCT01600040.

37. Yang M, et al. Theoretical variance analysis of single- and dual-energy computed tomography methods for calculating proton stopping power ratios of biological tissues. Phys Med Biol. 2010;55(5):1343-62.

38. Hunemohr N, et al. Experimental verification of ion stopping power prediction from dual energy CT data in tissue surro-

gates. Phys Med Biol. 2013;59(1):83-96.

39. Hansen DC, et al. A simulation study on proton computed tomography (CT) stopping power accuracy using dual energy CT scans as benchmark. Acta Oncol. 2015;54(9):1-5.

40. Hansen DC, et al. Fast reconstruction of low dose proton CT by sinogram interpolation. Phys Med Biol. 2016;61(15):5868-82.

41. Kurosawa S, et al. Prompt gamma detection for range verification in proton therapy. Curr Appl Phys. 2012;12(2):364-8.

42. Polf JC, et al. Detecting prompt gamma emission during proton therapy: the effects of detector size and distance from the patient. Phys Med Biol. 2014;59(9):2325-40.

前列腺癌
Prostate Cancer

Neil K. Taunk, Chin-Cheng Chen, Zhiqiang Han, Jerry Davis, Neha Vapiwala, Henry Tsai

19.1 引言

- 在美国,前列腺癌是除皮肤癌以外男性最常见的恶性肿瘤,2016 年估计美国新诊断恶性肿瘤中约 21% 为前列腺癌。得益于早期肿瘤筛查和早期肿瘤治疗方法的改进,自 1990 年起,前列腺癌死亡率逐年下降[1]。大多数前列腺癌在确诊时未发生转移。对于需选择性干预的患者,通常采用放射治疗联合(或不联合)激素阻断治疗(androgen deprivation therapy,ADT)或手术治疗。

- 美国综合癌症协作网(National Comprehensive Cancer Network,NCCN)分级系统依据疾病进展的风险程度对治疗前患者进行分组,并依据疾病进展的不同风险程度制订相应的治疗方案。该风险程度分级包括极低危、低危、中危和高危。

- 放射治疗可采用外照射治疗(调强放射治疗,IMRT)或粒子射线放射治疗、近距离后装放射治疗或两者结合的方式。对于高危或者预后不良的中危患者往往需要接受放射治疗联合雄激素阻断治疗[2]。部分选择性手术患者术后也需要接受辅助放疗和/或雄激素阻断治疗。

- 前列腺癌经放射治疗后的局部控制率极佳。基于 IMRT、IGRT 及大分割放射治疗等放射治疗技术,采用剂量提升放射治疗联合 ADT 治疗可显著提高中高危前列腺癌的局部控制率和/或降低毒副反应发生率[3-5]。低危、中危与高危前列腺癌接受剂量提升

N. K. Taunk (✉) · N. Vapiwala
University of Pennsylvania, Philadelphia, PA, USA
e-mail: Neil.Taunk@uphs.upenn.edu

C. -C. Chen · Z. Han · J. Davis · H. Tsai
Procure Proton Therapy Center, Somerset, NJ, USA

© Springer International Publishing Switzerland 2018
N. Lee et al. (eds.), *Target Volume Delineation and Treatment Planning for Particle Therapy*, Practical Guides in Radiation Oncology, https://doi.org/10.1007/978-3-319-42478-1_19

放射治疗后的 5 年无生化复发生存率分别达 98%、85% 和 70%[6]。

- 前列腺癌放射治疗期间及放射治疗后最常见的急性和晚期泌尿系统毒副反应为尿路刺激症状，包括尿急、尿频和排尿踌躇。放射治疗可能加重治疗前即存在的下尿道症状或良性前列腺增生症状。约 1/3 的男性会出现勃起功能障碍[7]。根据常见不良事件评价标准（CTC AE），治疗后 10 年的 2 级胃肠道毒副反应（直肠出血）的发生率约为 5%[8]。严重晚期不良反应包括尿道狭窄和直肠瘘，第二恶性肿瘤的发生相对少见。

- 前列腺癌的根治性质子射线放射治疗可能带来降低急性和晚期泌尿及消化系统毒副反应的潜在获益[9]。采用 IMRT 技术，发生 2 级及以上晚期泌尿和消化系统毒副反应的概率分别为 10%～15% 和 5%～10%[6, 10]。通过 IMRT/IGRT 技术可实施更安全的高剂量放射治疗。粒子射线放射治疗可通过减少正常组织的照射剂量，降低消化道毒性反应（包括直肠出血）发生率，并降低第二肿瘤（即放射诱导的恶性肿瘤）的潜在风险，从而可能实现治疗增益比的提高。

19.2 模拟定位

- 为帮助每日的图像引导前列腺位置验证，模拟 CT 前建议经直肠超声引导法置入 3 枚前列腺内参标记物（图 19.1 和 19.2）。这些标记物需具有在射线成像透视下可被识别，且在 CT 上产生最少条状伪影的特征[11]。在临床实践中，通常推荐对剂量的影响小于 10% 的标记物[12]。另外，上述标记物建议在模拟定位前 3～5 天置入，以缓解因标记物置入而导致的前列腺出血（水肿），并避免可能出现的标记物位移。

- 在内参标记物置入同时，可将水凝胶隔垫（例如 Augmenix SpaceOAR™）置入直肠前壁和前列腺之间，在直肠和前列腺之间产生暂时的物理间隙（图 19.3），进而避免直肠前壁受到高剂量的照射。

- 所有患者均需进行模拟 CT。需采用未使用造影剂的非增强 CT 用于剂量计算。计划 CT 通常无需使用增强造影，但静脉造影剂注射有助于盆腔淋巴引流区的勾画。

- 模拟 CT 扫描的层厚为 1.25 mm，扫描范围大致从 L4 上缘至坐骨结节下 5 cm。患者采用仰卧位，经专门定制的真空垫或 Alpha-Cradle 泡发膜固定。对髋关节置换患者，采用金属伪影去除（orthopedic metal artifact reduction，OMAR）技术有助于减少 CT 上的条状伪影。然而，精确的 CT 图像豪氏值需经验证获得。

- 临床上强烈推荐所有患者均进行多参数 MRI 扫描以辅助靶区勾画。对于髋关节假体置换患者，因存在 CT 图像上金属条状伪影，故难以精准勾画前列腺靶区，MRI 扫描对于这部分患者尤为重要。

- 当采用盆腔（前列腺）的高分辨率 T2 轴位 MRI 图像与平扫定位 CT 图像的融合进行精确靶区勾画时，需要特别注意软组织的配准。

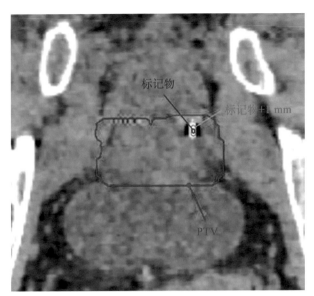

图 19.1　内参标记物及标记物外扩 1 mm 的范围以用于每天摆位基准位置配准

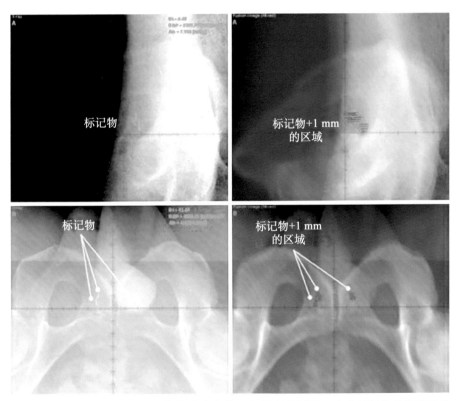

图 19.2　植入 3 枚内参标记物的前列腺癌的正交 X 射线图像。内参标记物校准范围包括标记物周围 1 mm 区域（即允许 2 mm 的摆位误差）

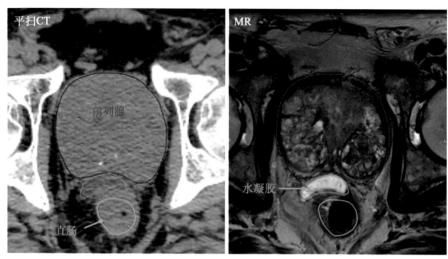

图 19.3 采用 MRI 与平扫 CT 融合图像勾画前列腺靶区。在本案例中,直肠和膀胱中间植入了一层可被 MRI 清晰甄别的水凝胶隔垫

19.3 靶区勾画和处方

- 对于低危前列腺癌,临床靶区体积(CTV)仅包括整个前列腺。

- 对于中危前列腺癌,首程计划靶区(即 CTV_{54})需包括近端精囊腺和前列腺,然后缩野形成 $CTV_{79.2}$ 靶区(仅包括前列腺)予以局部推量(图 19.4)。若 OAR 剂量限制可达到处方要求,则无需缩野,并采用首程计划照射的范围(近端精囊腺和前列腺)直接照射至全部处方剂量。不同治疗中心的照射剂量可能不同,自 74~82 Gy(RBE)不等,通常推荐采用更高剂量的照射[13, 14]。

- 对于高危前列腺癌,首程计划 CTV_{45} 包括整个前列腺和精囊腺。CTV_{45} 是否应包括盆腔淋巴引流区可由临床医师决定。根据肿瘤放射治疗协作组盆腔淋巴结勾画图谱的标准,盆腔淋巴引流区需要包括髂内外及闭孔淋巴引流区。

- 勾画 CTV 时,需尽可能包括所有可疑病灶、包膜外侵犯区域(extra-capsular extension,ECE)或侵犯的精囊腺(seminal vesicle invasion,SVI)。通过 MRI 图像融合能直观地辨别 ECE 和 SVI。与放射诊断科医师一起核对靶区更有助于区别肿瘤和正常组织。鉴于单纯 CT 图像常难以清晰辨认前列腺尖端,通过 CT 与 MRI 影像的结合有助于准确勾画前列腺尖端。同样,MRI 影像也有助于分辨和勾画水凝胶隔垫。此外,在制订治疗计划过程中,建议考量图像融合的不确定性所造成的偏差。

- 为了有助于图像配准,应该在适当的窗宽窗位及水平设置下勾画内参标记物轮廓,以清晰显示标记物。勾画内参标记物时,应参考供应商提供的内参标记物本身的物理尺寸规格和轮廓。在运用 IGRT 软件进行结构配准时,对于低中危前列腺癌,建议配准范围包括内参标记物轮廓外 1 mm 区域;对于高危前列腺癌,则建议外放 2 mm。在数字重建影像(DRR)片上,那些"葡萄"或"云朵"样结构即代表内参标记物区域,可用于前列

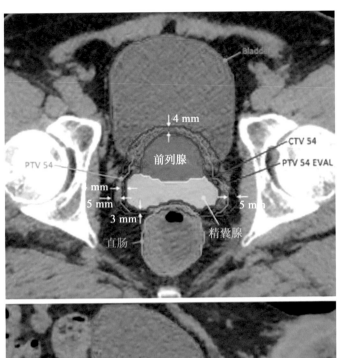

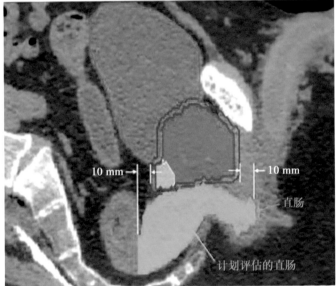

图 19.4　一例中危前列腺癌,首程剂量[54 Gy(RBE)/30 fx]计划的靶区及勾画的 OAR

腺位置的校正。

- 使用 2~3 个内参标记物时,摆位误差估计至少在 2~3 mm。考虑到摆位的不确定性,需根据分期,在 CTV 的基础上进行外放边界,从而获得计划靶区(PTV)。对于低危前列腺癌,PTV 应在 CTV 基础上向后外放 2 mm,其他方向外放 3 mm。对于中高危前列腺癌,PTV 应在 CTV 基础上向后外放 3 mm,其他方向外放 4 mm。然而,基于每个中心临床实践和患者摆位所存在的差异,PTV 设置可能存在不同。例如,一个变通的做法是使用 5 mm 均匀外放形成 PTV,进行计划优化。考虑到射程的不确定性,有些机构会额外外放 1 mm[10, 13]。

- 当采用两侧野对穿照射时,因存在射程的不确定性,在水平方向 PTV 需要外放一额外边界形成"计划评估 PTV"(PTV-EVAL)。足够的 PTV-EVAL 的剂量覆盖被用于评估计划的鲁棒性和剂量覆盖的充分性。在我们的临床实践中,PTV 往往沿射线轴线方向外放 5 mm 边界形成 PTV-EVAL。图 19.5 显示的是:考虑到射程的不确定性,在 CTV 基础上外扩 9 mm 所形成的 PTV-EVAL。PTV 外放边界也可以通过计算获得,详见第 3 章。
- 前列腺癌计划过程中需要勾画的正常组织包括直肠、膀胱、左侧和右侧股骨头、大肠、小肠及尿道球部。同时,还需要创建一个用于直肠照射剂量计划评估的结构(RECTUM-EVAL),该结构被定义为沿直肠环周径肠壁向上和向下外扩 1 cm 形成的 PTV。

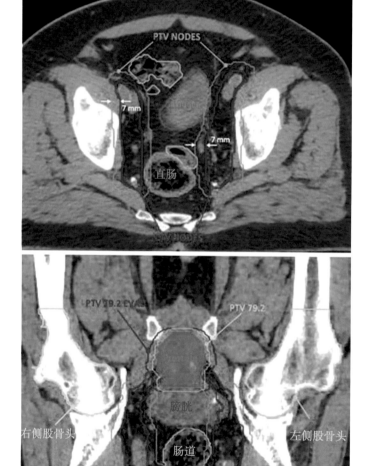

图 19.5　高危前列腺癌肿瘤治疗靶区及危及器官的勾画。淋巴引流区照射剂量 45 Gy(RBE)。考虑到射程的不确定性,CTV 外扩 7 mm 形成了 PTV NODES,故此处未设 PTV NODE EVAL

19.4　患者体位,固定和治疗计划验证

- 为避免大部分膀胱壁的高剂量照射,大多治疗机构在膀胱充盈状态下进行治疗定位;膀胱充盈还可将小肠向上推移,以使小肠远离靶区。临床上可指导患者在模拟定位及每天治疗前 30~60 分钟饮用约 590 ml(20 盎司)的水。当然,在模拟定位时可根据模拟 CT 上显示的膀胱充盈状态来调整膀胱容积及喝水时间。

- 模拟定位和治疗时经直肠气囊或直肠内生理盐水灌注是被推荐的用以保持直肠形状一致和固定前列腺位置的一种方法(图 19.6)[9]。直肠气囊通常灌注 50~60 cm^3 生理盐水。然而,也有机构采用 100 cm^3 生理盐水进行气囊灌注[10]。灌注时,常通过一根插入直肠的润滑、弯曲的橡皮导管,向直肠内注入多达 100 cm^3 的生理盐水。若必要,直肠

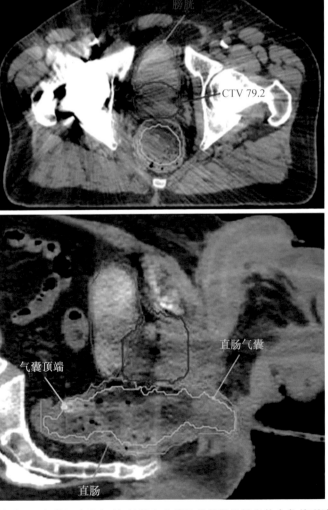

图 19.6　一例使用直肠气囊,并伴有右侧髋关节假体植入的中危前列腺癌

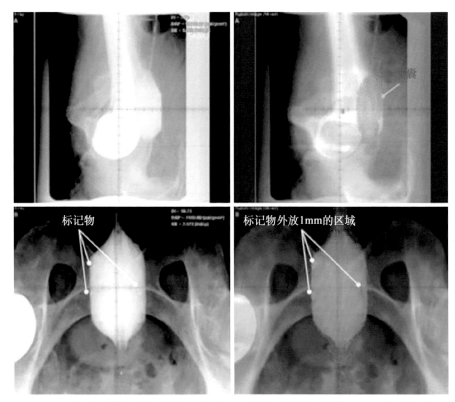

图 19.7　一例髋关节假体植入的前列腺癌,采用装有稀释造影剂的直肠气囊以协助每天摆位时的位置确定。在前后位验证片上可清晰地看到内参标记物,在侧位片上则可以看到填充造影剂的气囊

气体也可通过导管排出。通过每日拍摄正交位 X 线片进行体内植入的内参标记物匹配;或采用锥形束 CT 的方式,以进行每日治疗位置的准确性验证。锥形束 CT 还有助于检查膀胱容积和直肠内气囊的位置。对于髋关节假体植入者,因为金属髋关节的存在,X 侧位片上可能很难识别内参标记物,使用填充了造影剂的直肠气囊可能有利于每天辨别前列腺与直肠前壁的边界(图 19.7)。

- 当邻近骨的骨性配准和内参标记物配准存在巨大差异时,提示摆位可能存在问题。应尝试减少骨性解剖结构配准的差异,以尽量将两者之间的差异减低至小于 5～7 mm。质量控制(quality assurance,QA)CT 有助于明确导致摆位差异的原因(诸如膀胱、直肠充盈状态,以及患者位置或肠道气体的影响)。

19.5　治疗计划

- 前列腺±精囊腺的照射往往采用单一、等中心、共面的左右两个相对水平侧野治疗。可采用每天两野或每天左右单野交替治疗[15]。如需给予患者盆腔淋巴引流区治疗,也采用对穿侧野照射。淋巴引流区的上半部分每天需采用两个照射野治疗,其中,每侧的水平野单野照射同侧淋巴引流区。淋巴引流区照射野与下方中央的前列腺照射野相衔接(图 19.8)。

- 对于有金属髋关节植入物的患者,可考虑采用前斜野照射[16]。例如,对于左侧髋关节置换的患者,典型的设野方式可考虑左侧野、右前斜野和左前斜野。正前方射野可能对膀胱的充盈状态和直肠的变化较为敏感(图 19.9),故可考虑后斜方向射野和侧野相结

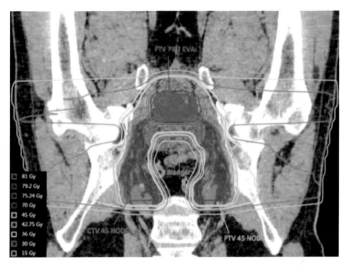

图 19.8 一例高危前列腺癌患者。采用了两个水平侧野 PBS 技术照射的剂量分布图

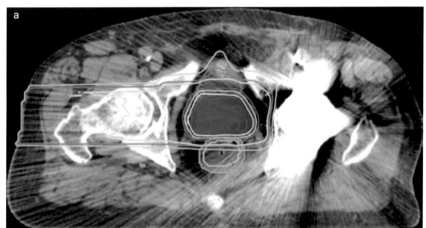

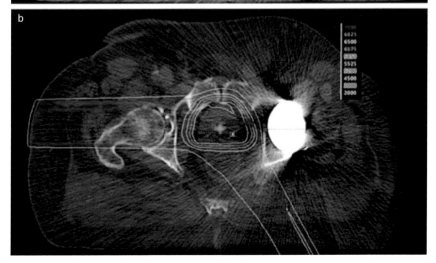

图 19.9 一例股骨置换后的低危前列腺癌患者。采用了水平联合前斜野(a)或水平联合后斜野照射(b)的剂量分布图

合的照射方式。综上所述,对于有金属髋关节植入物的病例,QA-CT 可能相对更重要,有利于确保直肠和膀胱解剖位置的一致性。

- 无论使用何种计划方法,考虑摆位和射程不确定性对每天 CTV 靶区剂量覆盖的影响至关重要,可以最大程度降低局部复发风险。此外,应尽一切努力以缩小接受高剂量照射的膀胱和直肠壁的体积[17]。

- PBS 技术可在不使用组织补偿器或自定义孔径的情况下,沿着 3D 网格逐点治疗目标靶区。PBS 技术较均匀扫描技术可获得高度适形的剂量分布。此外,均匀扫描技术过程中,所有束流能量相同、展宽相同,可导致束流近端适形性减低;而 PBS 展宽调制灵活可变,因此相较于均匀扫描,PBS 束流的适形性更高(图 19.10)[18-20]。

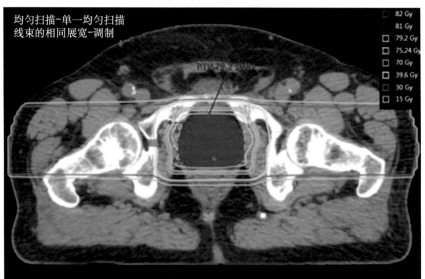

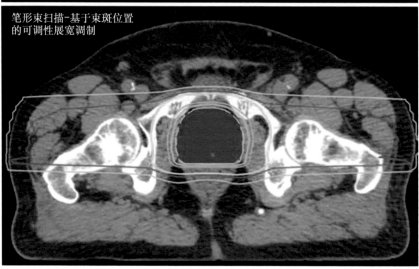

图 19.10　采用均匀扫描(US)和 PBS 技术制订的前列腺癌治疗计划的剂量分布比较。红色虚线分别代表了在 US 计划中扩展的布拉格峰(SOBP)(展宽调制)和 PBS 计划中的束斑位置

19.6 计划参数

- 前列腺癌质子治疗计划的靶区覆盖目标和正常组织剂量限制见表 19.1。治疗医师确定治疗计划时需权衡靶区覆盖和正常组织剂量限制；对于个别病例，主诊医师在确定治疗计划时还需考虑其特殊的临床因素。

表 19.1　前列腺癌质子治疗计划的靶区覆盖目标和正常组织剂量限制

靶区名称		推荐剂量覆盖		
PTV-EVAL V98		$\geqslant$99.5%		
PTV-EVAL V100		$\geqslant$95%		
危及器官	正常组织限量	处方		
		所有处方	$\leqslant$60 Gy(RBE)	>60 Gy(RBE)
		Gy(RBE)		硬性限制
膀胱	膀胱 V81 Gy(RBE)	<1 cm³		
	膀胱 V70 Gy(RBE)	<25%		
膀胱(前列腺切除术后)	膀胱 V65 Gy(RBE)	<40%		
	膀胱 V40 Gy(RBE)	<60%		
直肠	计划评估直肠 V70 Gy(RBE)	<13%		<70 Gy(RBE)
	直肠 V70 Gy(RBE)	<10%		
	直肠 V65 Gy(RBE)	<17%		
	直肠 V81 Gy(RBE)	<1 cm³		
	直肠 V50 Gy(RBE)	<55%		
直肠(前列腺切除术后)	直肠 V65 Gy(RBE)	<25%		
	直肠 V40 Gy(RBE)	<45%		
尿道球部	平均剂量	<52.5 Gy(RBE)		
股骨头	股骨头 V50 Gy(RBE)	<1.0 cm³		
肠	肠 1.0 cm³		$\leqslant$55 Gy(RBE)	$\leqslant$60 Gy(RBE)
	肠 0.03 cm³			$\leqslant$64 Gy(RBE)

（李萍　译，章青　审校）

参考文献

1. Siegel RL, Miller KD, Jemal A. Cancer statistics, 2016. CA Cancer J Clin. 2016;66(1):7-30.

2. Zumsteg ZS, Zelefsky MJ. Short-term androgen deprivation therapy for patients with intermediate-risk prostate cancer undergoing dose-escalated radiotherapy: the standard of care? Lancet Oncol. 2012;13(6): e259-69.

3. Zelefsky MJ, et al. High dose radiation delivered by intensity modulated conformal radiotherapy improves the outcome of localized prostate cancer. J Urol. 2001;166(3):876-81.

4. Sharifi N, Gulley JL, Dahut WL. Androgen deprivation therapy for prostate cancer. JAMA. 2005;294(2):238-44.

5. Arcangeli G, et al. A prospective Phase III randomized trial of hypofractionation versus conventional fractionation in patients with high-risk prostate cancer. Int J Radiat Oncol Biol Phys. 2010;78(1):11-8.

6. Cahlon O, et al. Ultra-high dose (86.4 Gy) IMRT for localized prostate cancer: toxicity and biochemical outcomes. Int J Radiat Oncol Biol Phys. 2008;71(2):330-7.

7. Robinson JW, Moritz S, Fung T. Meta-analysis of rates of erectile function after treatment of localized prostate carcinoma. Int J Radiat Oncol Biol Phys. 2002;54(4):1063-8.

8. Zelefsky MJ, et al. Incidence of late rectal and urinary toxicities after three-dimensional conformal radiotherapy and intensity-modulated radiotherapy for localized prostate cancer. Int J Radiat Oncol Biol Phys. 2008;70(4):1124-9.

9. Mouw KW, et al. Clinical controversies: proton therapy for prostate cancer. Semin Radiat Oncol. 2013;23(2):109-14.

10. Fang P, et al. A case-matched study of toxicity outcomes after proton therapy and intensity-modulated radiation therapy for prostate cancer. Cancer. 2015;121(7):1118-27.

11. Habermehl D, et al. Evaluation of different fiducial markers for image-guided radiotherapy and particle therapy. J Radiat Res. 2013;54(suppl 1): i61-8.

12. Giebeler A, et al. Dose perturbations from implanted helical gold markers in proton therapy of prostate cancer. J Appl Clin Med Phys. 2009;10(1):2875.

13. Coen JJ, et al. Acute and late toxicity after dose escalation to 82 Gy RBE using conformal proton radiation for localized prostate cancer: initial report of American College of Radiology Phase II study 03-12. Int J Radiat Oncol Biol Phys. 2011;81(4):1005-9.

14. Moon DH, Efstathiou JA, Chen RC. What is the best way to radiate the prostate in 2016? Urol Oncol. 2017;35(2):59-68.

15. Tang S, et al. Impact of intrafraction and residual interfraction effect on prostate proton pencil beam scanning. Int J Radiat Oncol Biol Phys. 2014;90(5):1186-94.

16. Cuaron JJ, et al. Anterior-oriented proton beams for prostate cancer: a multi-institutional experience. Acta Oncol. 2015;54(6):868-74.

17. Michalski JM, et al. Radiation dose-volume effects in radiation-induced rectal injury. Int J Radiat Oncol Biol Phys. 2010;76(3, Supplement): S123-9.

18. Christodouleas JP, et al. The effect of anterior proton beams in the setting of a prostate-rectum spacer. Med Dosim. 2013;38(3):315-9.

19. Tang S, et al. Improvement of prostate treatment by anterior proton fields. Int J Radiat Oncol Biol Phys. 2012;83(1):408-18.

20. Underwood T, et al. Can we advance proton therapy for prostate? Considering alternative beam angles and relative biological effectiveness variations when comparing against intensity modulated radiation therapy. Int J Radiat Oncol Biol Phys. 2016;95(1):454-64.

20

成人颅内肿瘤
Adult Intracranial Tumors

Natalie A. Lockney, Zhiqiang Han, Patel, Kevin Sine, Dominic Maes, Yoshiya Yamada

20.1　引言

- 在美国,中枢神经系统肿瘤的发病率为 0.6%,约占新发肿瘤的 1.4%。成人较常见的原发中枢神经系统肿瘤分别为脑膜瘤(24%)、胶质母细胞瘤(23%)和星形细胞瘤(14%)。脑膜瘤是最常见的颅内良性肿瘤,胶质母细胞瘤为最常见的颅内恶性肿瘤。近 10 年来,中枢神经系统肿瘤的 5 年生存率介于 23%～36% 的相对稳定范围中[1]。放射治疗在中枢神经系统肿瘤中根据肿瘤病理类型和临床情况不同而被用于根治性、术后辅助及姑息性治疗。

- 粒子射线尤其是基于质子射线的放射治疗在颅内良性肿瘤及恶性肿瘤如胶质瘤[3-7]、脑膜瘤[8-12]、听神经瘤[13, 14] 和垂体瘤[15-18] 的治疗中均有应用。大部分评估粒子射线放射治疗临床疗效和毒副反应的临床研究为回顾性研究。虽然已有少量前瞻性研究的结果,但迄今尚无随机对比光子和粒子射线治疗疗效的临床研究结果。

- 由于部分颅内重要危及器官如脑干及视神经的剂量限制,颅内肿瘤放射治疗往往无法达到有效的肿瘤控制剂量。然而,粒子射线放疗具有有效降低危及器官剂量的优势并使靶区剂量提升成为可能。给予脑膜瘤更高的相对生物学剂量(RBE)可提高其局部控制率[19]。早期研究也表明胶质母细胞瘤的复发模式多为野内复发[20],在这些恶性肿瘤中进行剂量递增研究,其结果尤其值得期待。质子射线治疗的剂量递增研究已经在脑

N. A. Lockney · Y. Yamada (✉)
Memorial Sloan Kettering Cancer Center, New York, NY, USA
e-mail: yamadaj@mskcc.org

Z. Han · K. Sine · D. Maes
ProCure Proton Therapy Center, Somerset, NJ, USA

© Springer International Publishing Switzerland 2018
N. Lee et al. (eds.), *Target Volume Delineation and Treatment Planning for Particle Therapy*, Practical Guides in Radiation Oncology, https://doi.org/10.1007/978-3-319-42478-1_20

膜瘤[21]、低级别胶质瘤[3]和高级别胶质瘤中开展[4,5]。然而,在低级别胶质瘤中的结果显示,增加治疗剂量的同时增加了毒性反应,并未带来疗效上的获益。

- 高级别脑胶质瘤在放射治疗期间应使用替莫唑胺同步化疗。

20.2 模拟定位、靶区勾画和放疗剂量(分割)

- 在无检查禁忌证的情况下,CT模拟定位应使用碘造影增强。但在质子治疗的剂量递增研究中应使用平扫CT定位用于质子治疗计划(详见第3章)。
- 在无检查禁忌证的情况下,增强MRI检查有助于识别软组织中的肿瘤侵犯范围以及水肿的范围。手术切除后的脑肿瘤患者,还需手术前后的MRI资料。MRI还有助于正常组织如视交叉的勾画。MRI的T1增强序列和T2 FLAIR影像应与平扫的定位CT影像融合,以提高靶区勾画的准确性。制订治疗计划全程中,应考虑与图像融合有关的不确定性因素(详见第3章)。
- 表20.1罗列了推荐的靶区剂量和分割次数,依据临床情况的不同而有区别。
- 临床靶区(CTV)边界外扩的范围由各医疗机构自己的标准确定,通常为3～5 mm,构成计划靶区(PTV)[22]。

表20.1 推荐的靶区范围和质子射线放疗剂量

临床情况	靶区名称	靶区定义[a]	剂量和分次
胶质瘤,高级别,术后放疗 *vs.* 无法手术或无法切除的根治放疗	GTV$_1$	T1 增强序列上的病灶,减瘤术后的瘤床以及FLAIR序列	GTV/CTV$_1$:46 Gy(RBE)和GTV/CTV$_2$:14 Gy(RBE)至总剂量60 Gy(RBE)[b] 分割剂量:2 Gy(RBE)
	CTV$_1$	GTV$_1$+2 cm	
	GTV$_2$	T1 增强序列上的病灶	
	CTV$_2$	GTV$_2$+2 cm	
胶质瘤,低级别,STR次全切除或高风险	GTV	T1 增强序列病灶或不增强肿瘤的FLAIR序列	50.4 *vs.* 54 Gy(RBE) 分割剂量:1.8 Gy(RBE)
	CTV	GTV+1 cm	
脑膜瘤,低级别,不可切除,无法手术,或者复发	GTV	T1 增强病灶包含脑膜尾和手术床	50.4 *vs.* 54 Gy(RBE) 分割剂量:1.8 Gy(RBE)
	CTV	GTV+0.5 cm	
脑膜瘤,高级别,术后放疗 *vs.* 无法手术或无法切除的根治放疗	GTV	T1 增强病灶包含脑膜尾和手术床	60 Gy(RBE) 分割剂量:2 Gy(RBE)
	CTV	GTV+0.5 cm	
听神经瘤	GTV	T1 增强序列病灶	54 Gy(RBE) 分割剂量:1.8 Gy(RBE)
	CTV	GTV	

续　表

临床情况	靶区名称	靶区定义[a]	剂量和分次
颅咽管瘤,次全切除	GTV	T1　增强序列病灶	54 Gy(RBE) 分割剂量:1.8 Gy(RBE)
	CTV	GTV+1.0 cm	
垂体腺瘤,无功能型	GTV	T1　增强序列病灶	45~50 Gy(RBE) 分割剂量:1.8 Gy(RBE)
	CTV	GTV+0.5 cm	
垂体腺瘤,功能型	GTV	T1　增强序列病灶	50.4~54 Gy(RBE) 分割剂量:1.8 Gy(RBE)
	CTV	GTV+0.5 cm	

注:GTV:肿瘤靶区,CTV:临床靶区,RBE:相对生物效应。
　[a]依据 MRI 影像融合。
　[b]可选方案,GTV=T1 增强病灶和邻近可适用的手术床区域及 CTV=GTV+1.5 cm 包含所有的 FLAIR 区域,所有的
　　范围照射到 60 Gy(RBE)没有加量照射。

20.3　患者体位、固定和治疗验证

- 模拟定位和治疗应选择仰卧位,并采用 3 点面罩固定。摆位的准确性应该通过每日行正交 X 射线成像或容积成像以确认。

- 三维成像技术(如锥形束 CT)是最佳的治疗体位验证方式,当治疗室没有配备相关设备时,推荐治疗期间进行治疗体位下的 CT 验证以评估解剖结构的潜在变化(如积液减少等)及其导致的剂量学分布的改变(图 20.1)。在条件许可的情况下,应每周进行治疗室内的三维成像技术验证。治疗体位下的验证 CT 是根据患者的病情如积液腔缩小或明显的解剖结构改变的情况决定。

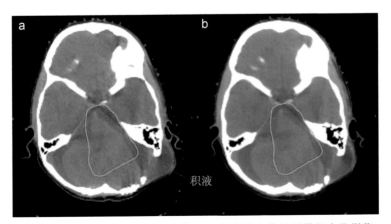

图 20.1　质子治疗中解剖结构改变。a. 颅窝肿瘤的计划模拟定位影像;
　　　　　b. 每周的验证 CT 影像显示积液明显吸收,需重新制订计划以确
　　　　　保计划的准确性

- 在颅咽管瘤的治疗中,依据患者病情变化,需每周至每月行 MRI 以监测囊液的增加情况。若解剖结构明显变化,需考虑重新制订计划以确定囊液的范围有无超出治疗区域及确认正常组织剂量分布是否存在偏差(图 20.2)。

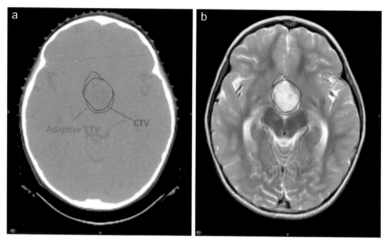

图 20.2　质子治疗中解剖结构改变。a. 鞍区肿瘤的计划模拟定位影像;b. 4 周后的 MRI 检查提示囊液明显增加,需重新制订计划以确保计划的准确性

20.4　三维质子放射治疗计划

20.4.1　均匀扫描技术

- 三野计划为最常使用(使用 2～4 射野,图 20.3)的设野设置,尤其是射线入射的最短距离在各方向均近似时,三野计划剂量的分布最佳。

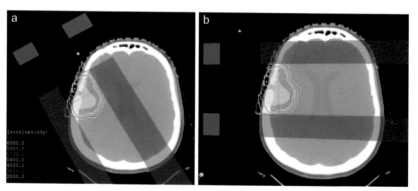

图 20.3　右侧额叶不典型脑膜瘤的均匀扫描技术的质子治疗计划采用两个射野:前斜野(a)和侧野(b)

- 不应使两个或以上照射野的远端部分重叠,尤其是任何危及器官都不应接受超过一个射野的远端剂量。为更好地显示射野的远端剂量,每个射野在射线方向末端外扩

0.5 cm，90%的等剂量线覆盖用于评估。若显示有过多的远端剂量重叠，应考虑改变射野方向或者使用周期性射程边界变距(feathering)技术。图 20.4 展示了利用不同射野方向以降低远端重合的三野计划。

- 计划的鲁棒性需根据各中心相关射线范围不确定性的波动范围进行评估。在评估计划鲁棒性时，需满足所有关键的危及器官应该在各自的剂量限定范围内，以及覆盖 CTV 的靶区剂量应当在计划波动范围内。

- 在治疗听神经瘤时，需要避开同侧的耳蜗，应在确保 100%的 GTV 被 V95 覆盖的同时，尽可能地降低耳蜗平均剂量。在这种情况下应使用小型限光筒以降低影响耳蜗的侧向散射剂量(图 20.5)。

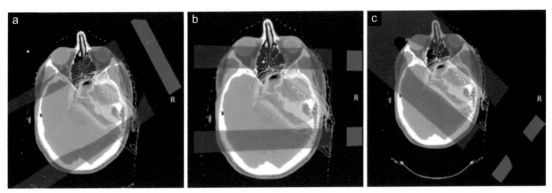

图 20.4　右侧颅底不典型脑膜瘤的均匀扫描技术的质子治疗计划采用三个射野：后斜野(a)、前斜野(b)和侧野(c)

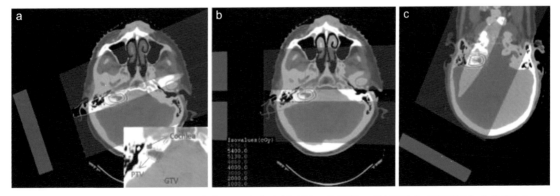

图 20.5　听神经瘤的均匀扫描技术的质子治疗计划采用三个射野：后斜野(a)、侧野(b)和上斜野(c)

20.4.2　笔形束扫描技术

- 图 20.4 所示的 2～4 野的设野方案同样适用于 PBS 计划。然而，在一些 PBS 计划中，两野计划已足可使靶区得以足够覆盖。同均匀扫描技术一样，PBS 也需尽量确保尾端剂量重叠最小。

- PBS 计划的优化同光子调强放射治疗计划相类似，使用逆向优化靶区和危及器官的容积的方式。容积的优化是剂量师根据质子射线的不确定性而定的。一些治疗计划系统带有计划鲁棒性的优化功能,已考虑到了这些布野角度的不确定性。在使用不含计划鲁棒性功能的计划系统时,可利用正常组织的容积和靶区优化容积的方式以达到类似的结果。

- PBS 较 US 技术的计划适形性更佳,尤其在靶区未包括表层的皮肤时,对皮肤保护更为有效。在大部分病例中,PBS 在入射方向上浅表区域具更好的适形性。可通过勾画剂量限定组织以降低表层皮肤剂量。然而,在很多情况下,治疗体积外扩时包括了患者体表组织,PBS 保护皮肤的优势受限(图 20.6)。

- 由于单野均匀剂量照射(SFUD)技术的计划鲁棒性最佳,故中枢神经系统肿瘤计划多采用该方式(图 20.7 和 20.8)。先单独评估每个射线确保靶区覆盖,再叠加起来以评估危及器官剂量的限定情况和热点。在剂量鲁棒性优化日益成熟的情况下,粒子射线调强技术(IMPT)可能会被广泛应用以带来更多的剂量学获益。

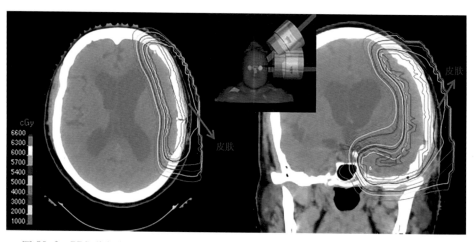

图 20.6 PBS 联合 SFUD 计划保护邻近区域皮肤的同时治疗左侧额颞叶非典型脑膜瘤

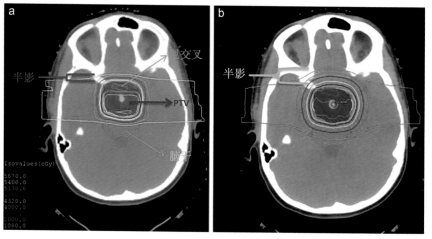

图 20.7 颅咽管瘤的靶区剂量覆盖,使用均匀扫描野中野技术(a)对照笔形束扫描的 SFUD 技术(b)。在该类病例中,PBS 技术在保证 PTV 被 V95 覆盖的前提下,更好地保护正常组织在限定剂量范围内。然而,与可使用较小的束斑及限光筒的均匀扫描相比,PBS 计划因为未使用限光筒,故半影范围更大

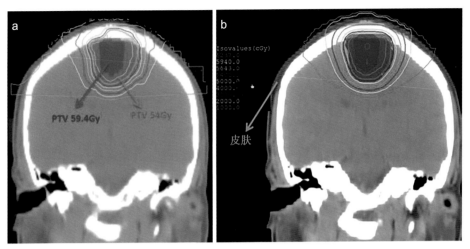

图 20.8 中线区域的脑膜瘤靶区剂量覆盖,使用均匀扫描(US)技术(a)对照 PBS 的 SFUD 技术(b)使用同样的布野方案。在该类病例中,PBS 技术经常可更好地保护脑组织和皮肤

- IMPT 是保护被肿瘤环绕的危及器官(如脑干、视交叉)的首选治疗方案。在大部分的病例中,可单独使用 SFUD 技术;然而,仍有部分病例需要 IMPT 或两种混合技术以达到在保证计划鲁棒性的同时满足靶区覆盖及危及器官的限定剂量(表 20.2)。

表 20.2 颅内肿瘤质子射线治疗的剂量限值

危及器官	剂量
脑干	0.05 ml≤60 Gy/最大剂量 64 Gy
耳蜗	最大剂量<50 Gy
视神经和视交叉	0.05 ml<60 Gy
脊髓	0.1 ml≤50 Gy/表面最大剂量≤64 Gy
视网膜	0.1 ml≤45 Gy/最大剂量≤60 Gy
晶体	最大剂量≤10 Gy 或者 ALARA

注:上述推荐剂量基于中心的光子/IMRT 的剂量限值换算而来。质子治疗剂量单位使用 Gy(RBE)(RBE=1.1)。

20.5 均匀扫描对比笔形束扫描

20.5.1 质子立体定向放疗技术

- 质子射线立体定向放射治疗(SRS)可给予靶区适形的高剂量治疗。与光子治疗不同的是,质子射线治疗可提供高度适形的靶区覆盖,尤其适合体积较大而不适用光子立体定向放疗的病灶。

20.5.2 剂量学和毒性反应比较

- 颅内危及器官包括视觉结构、脑干、耳蜗、运动和语言中枢。毋庸置疑的是,视觉、听觉和认知功能对患者的生活质量至关重要。

- 颅内肿瘤的质子放射治疗同光子治疗相比可更好地保护危及器官,尤其是距离靶区较近的危及器官[24, 25]。3D-CRT、立体定向放疗及光子 IMRT 与基于笔形束扫描技术(PBS)或被动散射技术(PS)的质子射线治疗相比,治疗颅内肿瘤时 PBS 和 PS 技术可更好地降低脑干、同侧视神经和眼球的平均照射剂量[26]。
- 虽然研究表明,同光子治疗相比,质子射线放射治疗可更好地保护危及器官,但需进一步研究这一优势是否可在临床明显减少患者主诉的毒性反应和脑功能。

20.6 展望

- 今后研究的方向将进一步阐明在 IMPT 治疗发展成熟并广泛应用于临床时,粒子射线放射治疗在剂量学上的优势是否能在提高疗效的同时为脑功能的保护带来获益。

(高晶 译,陆嘉德 审校)

参考文献

1. Howlader N、Noone AM、Krapcho M、et al.，editors. SEER Cancer Statistics Review，1975-2013. Bethesda，MD: National Cancer Institute. http://seer. cancer. gov/csr/1975_2013/，based on November 2015 SEER data submission，posted to the SEER web site，April 2016
2. Surawicz TS、McCarthy BJ、Kupelian V、et al. Descriptive epidemiology of primary brain and CNS tumors: results from the Central Brain Tumor Registry of the United States，1999-1994. Neuro-Oncology. 1999；1：14-25.
3. Fitzek MM、Thornton AF、Harsh G、et al. Dose-escalation with proton/photon irradiation for Daumas-Duport lower-grade glioma: results of an institutional phase I/II trial. Int J Radiat Oncol Biol Phys. 2001；51：131-7.
4. Fitzek MM、Thornton AF、Rabinov JD、et al. Accelerated fractionated proton/photon irradiation to 90 cobalt gray equivalent for glioblastoma multiforme: results of a phase II prospective trial. J Neurosurg. 1999；91：251-60.
5. Mizumoto M、Tsuboi K、Igaki H、et al. Phase I/II trial of hypofractionated concomitant boost proton radiotherapy for supratentorial glioblastoma multiforme. Int J Radiat Oncol Biol Phys. 2010；77：98-105.
6. Tatsuzaki H、Urie MM、Linggood R. Comparative treatment planning: proton vs. X-ray beams against glioblastoma multiforme. Int J Radiat Oncol Biol Phys. 1992；22：265-73.
7. Shih HA、Sherman JC、Nachtigall LB、et al. Proton therapy for low-grade gliomas: results from a prospective trial. Cancer. 2015；121：1712-9.
8. Slater JD、Loredo LN、Chung A、et al. Fractionated proton radiotherapy for benign cavernous sinus meningiomas. Int J Radiat Oncol Biol Phys. 2012；83：633-7.
9. Boskos C、Feuvret L、Noel G、et al. Combined proton and photon conformal radiotherapy for intracranial atypical and malignant meningioma. Int J Radiat Oncol Biol Phys. 2009；75：399-406.
10. Wenkel E、Thornton AF、Finkelstein D、et al. Benign meningioma: partially resected，biopsied，and recurrent intracranial tumors treated with combined proton and photon radiotherapy. Int J Radiat Oncol Biol Phys. 2000；48：1363-70.
11. Combs SE、Welzel T、Habermehl D、et al. Prospective evaluation of early treatment outcome in patients with meningiomas treated with particle therapy based on target volume definition with MRI and 68Ga-DOTATOC-PET. Acta Oncol. 2013；52：514-20.
12. Weber DC、Schneider R、Goitein G、et al. Spot scanning-based proton therapy for intracranial meningioma: long-term results from the Paul Scherrer Institute. Int J Radiat Oncol Biol Phys. 2012；83：865-71.
13. Harsh GR、Thornton AF、Chapman PH、et al. Proton beam stereotactic radiosurgery of vestibular schwannomas. Int J Radiat Oncol Biol Phys. 2002；54：35-44.
14. Bush DA、McAllister CJ、Loredo LN、et al. Fractionated proton beam radiotherapy for acoustic neuroma. Neurosurgery.

2002;50:273-5.

15. Kjellberg RN, Shintani A, Frantz AG, et al. Proton-beam therapy in acromegaly. N Engl J Med. 1968;278:689-95.

16. Petit JH, Biller BM, Yock TI, et al. Proton stereotactic radiotherapy for persistent adrenocorticotropin-producing adenomas. J Clin Endocrinol Metab. 2008;93:393-9.

17. Petit JH, Biller BM, et al. Proton stereotactic radiosurgery in management of persistent acromegaly. Endocr Pract. 2007; 13:726-34.

18. Ronson BB, Schulte RW, Han KP, et al. Fractionated proton beam irradiation of pituitary adenomas. Int J Radiat Oncol Biol Phys. 2006;64:425-34.

19. McDonald MW, Plankenhorn DA, McMullen KP, et al. Proton therapy for atypical meningiomas. J Neuro-Oncol. 2015; 123:123-8.

20. Milano MT, Okunieff P, Donatello RS, et al. Patterns and timing of recurrence after temozolomide-based chemoradiation for glioblastoma. Int J Radiat Oncol Biol Phys. 2010;78:1147-55.

21. Chan AW, Bernstein KD, Adams JA, et al. Dose escalation with proton radiation therapy for high-grade meningiomas. Technol Cancer Res Treatment. 2012;11:607-14.

22. ICRU. Prescribing, recording, and reporting proton-beam therapy (ICRU Report 78). J ICRU. 2007;7:1-210. https:// doi. org/10. 1093/jicru/ndm021.

23. Stupp R, Mason WP, van den Bent MJ, et al. Radiotherapy plus concomitant and adjuvant temozolomide for glioblastoma. N Engl J Med. 2005;352:987-96.

24. Baumert BG, Lomax AJ, Miltchev V, et al. A comparison of dose distributions of proton and photon beams in stereotactic conformal radiotherapy of brain lesions. Int J Radiat Oncol Biol Phys. 2001;49:1439-49.

25. Miralbell R, Cella L, Weber D, et al. Optimizing radiotherapy for orbital and paraorbital tumors: intensity-modulated X-ray beams vs. intensity-modulated proton beams. Int J Radiat Oncol Biol Phys. 2000;47:1111-9.

26. Bolsi A, Fogliata A, Cozzi L. Radiotherapy of small intracranial tumours with different advanced techniques using photon and proton beams: a treatment planning study. Radiother Oncol. 2003;68:1-14.

原发性脊柱肿瘤
Primary Spine Tumors

Anuradha Thiagarajan，Yoshiya Yamada

21.1 引言

- 放射治疗是治疗原发性脊柱肿瘤的重要方法，但许多不同类型的肿瘤对放射治疗相对抵抗，需行高剂量的照射以期达到肿瘤的长期控制。一般而言，控制肉眼可见病灶的剂量需达 70 Gy 以上；治疗镜下切缘阳性病灶的剂量需大于 60 Gy（分割剂量 2 Gy），且最好高于 66 Gy。传统认为脊髓的放射耐受量 TD5/5（指所有用标准治疗条件的肿瘤患者中，治疗后 5 年，因放射治疗造成严重放射损伤的患者不超过 5% 的照射剂量）在 45～54 Gy（分割剂量 2 Gy）之间，超过这一范围的剂量可显著增加放射性脊髓炎的发生概率[1]。除脊髓外，脊柱放射治疗也必须考虑对脊柱旁结构的毒性，如小肠、大肠、肾脏、食管等；但这些器官的放射耐受量波动在 23～65 Gy 之间。在满足这些正常组织耐受剂量的要求下，采用常规放射治疗技术覆盖肿瘤的剂量会明显受限，并因此降低达到肿瘤长期控制或治愈的可能性。为了实现提高放射治疗剂量的同时尽可能减少治疗相关疾病的发生率，许多新型放射治疗技术得以发展，如图像引导的调强放射治疗（IG-IMRT）。此外，粒子放射治疗也再次得到关注，尤其是本章节将介绍的质子治疗。
- 粒子射线治疗脊柱肿瘤的主要优势在于其剂量分布。常规放射治疗的光子射线在进入

A. Thiagarajan (✉)
Department of Radiation Oncology, National Cancer Centre Singapore,
11 Hospital Drive, Singapore 169610, Singapore
e-mail: anu_thiagarajan@hotmail.com

Y. Yamada
Department of Radiation Oncology, Memorial Sloan-Kettering Cancer Center,
1275 York Ave, New York, NY 10021, USA

© Springer International Publishing Switzerland 2018
N. Lee et al. (eds.), *Target Volume Delineation and Treatment Planning for Particle Therapy*, Practical Guides in Radiation Oncology, https://doi.org/10.1007/978-3-319-42478-1_21

组织后会形成短的剂量建成区,之后的能量释放随组织深度呈指数性递减;而粒子射线的物理学特性决定了其在进入组织后的能量沉积随组织深度上升,并大部分集中释放在射线行径的末端区域,这种在带电粒子即将停止时才将大部分能量释放出来所形成的高剂量峰称之为布拉格峰[2](图 21.1)。布拉格峰的位置主要由射线能量决定,布拉格峰之后的区域几乎没有放射剂量分布。通过调整各射束的方向可使布拉格峰的高剂量区域落在肿瘤靶区内,形成高度适形的高剂量区域,降低累积剂量 50%~60%[3,4]。因具有更陡剂量梯度和更低累积剂量的特点,粒子射线放射治疗被认为是治疗脊柱恶性肿瘤的具有高度吸引力的方法。

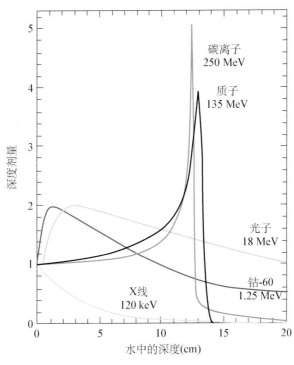

图 21.1 光子、质子和碳离子的深度剂量曲线

- 尽管粒子射线放射治疗具有公认的优势,但仍存在一些未解决的问题和不确定性。首要的一点是带电粒子(包括质子和其他带电粒子)放射治疗未知的生物学性质[5]。粒子射线的一个基本挑战是 RBE 的不确定性[6]。比如,临床实践中通常将 1.1 作为质子固定的 RBE 值,但目前越来越多的实验室证据表明质子的 RBE 随深度而变化。克隆形成的细胞存活数据分析显示,质子(分割剂量 2 Gy)的 RBE 值在近端到扩展布拉格(spread out Bragg peak,SOBP)中心为 1.1~1.15,在远端边缘和远端衰减区分别上升为 1.5 和 1.7[7]。除了剂量、线性能量传递(linear energy transfer,LET)等物理学性质外,生物学性质如组织类型、细胞周期、氧水平及 α/β 等也是影响 RBE 值的因素[2,8,9],如 RBE 值随 α/β 的下降而上升 20%[10]。已有文献[11]报道了数种降低 RBE 不确定性的策略,包括缩小 SOBP 远端边缘(降低质子 SOBP 末端数毫米内的物理剂

量），概率和最差计划的鲁棒优化（probabilistic and worst-case robust optimization），设计对射程和 RBE 不确定性不敏感的治疗计划，以及优先 LET 优化的治疗计划使 LET 热点落在肿瘤靶区内并远离治疗边界及危及器官。

21.2 模拟定位，治疗计划思考

- 在无禁忌证的情况下，需行增强 CT 模拟定位以利于解剖结构的勾画。为了准确地计算剂量，质子治疗的计划设计也需使用平扫 CT 图像。

- 推荐使用 MR 成像以准确勾画肿瘤累及的范围。不同的 MR 成像序列可用于辅助勾画正常组织和靶区。MR 增强图像可用于骨外脊柱旁病灶和硬膜病灶的勾画；T2 加权和 T2 脂肪抑制加权图像有助于确定脊柱原发肿瘤的浸润区域；在脊柱旁有金属植入物的情况下，T2 加权成像可用于评估硬膜空间的状态。多平面重建是 MR 成像的标志，应被用于脊柱肿瘤评估。

- 需将 MR 与计划 CT 图像融合以准确地勾画靶区，在计划设计中也需考虑到图像融合相关的不确定性。

- 脊柱肿瘤的粒子射线治疗计划设计有其特殊的考虑。接受脊柱内固定术患者体内的高密度金属植入物，例如钛制植入物，为治疗计划的设计造成了不可忽视的不确定性。这些不确定性主要与粒子射线的射程相关，可能造成治疗靶区的剂量不足和/或使邻近关键器官的照射剂量超量。因此，肿瘤放疗临床医师在评估治疗计划时需仔细考量这类效应对剂量分布和大小的影响。实际上，最近关于脊索瘤质子治疗的研究[12]表明，肿瘤的局部控制与手术部位钛金属固定植入物存在负相关。尽管存在其他可能影响肿瘤控制效果的因素，但金属植入物对剂量的影响必须进行考虑。

- 首先，CT 值用于确定粒子射线在组织中的阻止本领。因此，重建 CT 图像上的金属条索状伪影会在计算质子射线的射程时引入误差。尽管可以手动调整束束的阻止本领以减少上述误差，但在受伪影影响的图像上无法直接确定组织的解剖结构和密度而影响到手动调整的准确性。随着 CT 图像重建方法的改进，源自 CT 金属伪影的射程误差也可能减少，这些方法正逐渐被商业化。在这一方面，使用可准确分割金属植入物和周围组织，并将金属伪影引起图像质量退化的影响降至最低的方法至关重要。

- 其次，笔形束算法是以水作为参考介质，可能无法准确模拟束流通过钛金属的传输过程，从而低估这些植入物远端剂量的不均匀性和射程的降级。剂量分析研究[12]证明金属植入物的密度越高，影响质子和重离子的射程可达 10 mm，对高剂量区的剂量影响大小可达 10%。考虑到脊髓与高剂量区的距离通常仅有数个毫米，金属移植物引起的剂量不确定性是无法接受的。一种对这类不确定性的解决方案是使用更多的射野方向和更保守的射程边界范围。但更理想的解决方案是使用剂量算法更好地模拟质子与高密度金属植入物的物理作用过程，尤其是对多库伦散射效应的模拟。在这一方面，蒙特卡罗模拟算法已被证明可在脊柱固定装置存在的条件下提供更准确的剂量计算。

- 患者/肿瘤的位移及照射过程中解剖部位的变化是造成位置不准确和非预期毒副作用

的主要因素。相较于常规的光子放疗技术,粒子射线因其独特的束流传输特性和快速的剂量跌落,对上述因素的影响更为敏感[14]。相较于高度动态变化的肺部和腹部肿瘤,脊柱/脊柱旁肿瘤的位置相对静止,故移动度并非关键。但也要求严格固定以确保稳定的、可重复的患者日常摆位。外放射治疗的体位固定主要目的在于最大限度地减少分次和分次内患者的运动误差,但粒子射线治疗还需考虑其他方面的因素,主要是准确确定和维持沿射束轴方向上靶区的水当量深度。为此,已有不同医疗机构内部开发和商业销售的固定装置适用于粒子射线束流独特的穿射特性,维持在大多数不同射野角度下束流射程的稳定。此外,因粒子射线对患者和肿瘤的解剖变化高度敏感,若预期肿瘤会发生明显退缩,需在治疗过程中考虑重新设计计划。这与邻近或紧靠脊髓的较大肿瘤密切相关,因这类肿瘤在治疗过程中可能出现较大变化,若未及时调整计划可能会引起关键器官的剂量非预期升高。但关于重新计划的标准、实行时间和频率的准确数据目前尚未见报道。

- 正常组织限量。表 21.1 总结了邻近脊柱的危及器官的最大耐受量。在临床实践中,可接受一个剂量范围。

表 21.1　剂量限制

危及器官	推荐剂量限制(分割剂量为 2 Gy 等效剂量)
脊髓	54 Gy
马尾	60 Gy
脑干	60 Gy
食管	65 Gy
臂丛	60 Gy
肠道	60 Gy
直肠	70 Gy

21.3　原发脊柱肿瘤的质子治疗经验

21.3.1　骨巨细胞瘤

- 骨巨细胞瘤(giant cell tumors,GCT)相对少见,多为良性的骨骼肿瘤,主要发病于年轻成人,在 30～40 岁更为常见。尽管该病最常见的部位是长骨的骨骺,但也可见于中轴骨并以局部疼痛和神经症状为临床表现。位于脊柱的骨巨细胞最常见于骶骨,其次是脊柱活动节段(颈椎、胸椎、腰椎的发病率相当)。治疗骨巨细胞瘤的挑战主要在于肿瘤靠近关键的神经结构及肿瘤的富血管性。脊柱活动节段和骶骨 GCT 的标准治疗为整块切除。普遍认为肿瘤切缘是预测 GCT 预后的最佳指标。接受大边界完全切除后,肿瘤的局部控制率可达 85%～90%。然而,完成不全切除者的肿瘤复发率高达 50%,故建议放射治疗作为边缘切除或瘤内切除术后的辅助治疗,或作为脊柱肿瘤无法切除或切除可能引起严重功能障碍患者的替代治疗方法。尽管过去存在对放射治疗副作用（尤其是恶性转化）的担心，但放射治疗技术的进展已可实现靶区高剂量覆盖的同时较好地保护关键结构，这极大缓解了过去的担忧。文献报道了多种不同的放射治疗剂量，将放射治疗作为主要治疗方法的疗效也令人满意。

- 关于脊柱粒子射线治疗应用的文献报道较少。然而，考虑到放射诱导第二原发肿瘤主要发生于年轻成人，粒子射线治疗直观上似乎为更好的治疗选择。散射和扫描粒子射线治疗相较于光子放射治疗可降低累积剂量达 50%，对儿童患者的数学模型研究预测可降低放射治疗诱导性恶性肿瘤的发病率达 2 倍以上[15]。Hug 等[16]发表的一项研究中，8 例罹患中轴骨原发性或复发性骨巨细胞瘤患者在美国哈佛大学附属麻省总医院回旋加速器实验室接受了高剂量的质子联合光子放射治疗，靶区平均剂量为 61.8 CGE。结果显示这些患者的 5 年局部控制率达 83%，毒副作用亦可耐受。

21.3.2 脊膜瘤

- 尽管脊膜瘤相较于颅内脑膜瘤明显少见，但仍占所有脊柱肿瘤的 25%～45%，也是继神经鞘瘤后第二常见脊柱硬膜内肿瘤。脊膜瘤最常发生于胸椎（80%），其次是颈椎（15%），腰椎罕见（<3%）。脊膜瘤主要见于中年女性，与颅内脑膜瘤类似，大部分脊膜瘤为良性（>90%）。非典型脊膜瘤和间变型/恶性脊膜瘤分别约占所有脊膜瘤的 5% 和 3%～5%。

- 脊柱脊膜瘤的标准治疗为手术切除。手术通常可完全切除肿瘤及硬膜附着物。手术可能需要切除胸椎神经根，但颈椎和腰椎神经根可得保留。次全切除病灶的进一步治疗通常难以避免，有症状的肿瘤复发常通过手术进行处理。同颅内脑膜瘤类似，对因技术难度或其他并发症无法手术的有症状的原发或复发肿瘤可考虑行根治性放射治疗。广泛推荐放射治疗用于非典型和间变型脊膜瘤（Ⅱ级和Ⅲ级）的辅助治疗，考虑到侵袭性、复发倾向及肿瘤复发相关的神经障碍，这类肿瘤无论接受何种程度的手术切除均需接受进一步的辅助治疗。

- 颅内脑膜瘤的常规光子放疗剂量为 50～60 Gy。基于邻近正常脑组织的最大安全剂量，非典型和间变型脑膜瘤的推荐剂量为 60 Gy。但即使在这一剂量，肿瘤的局部复发也并非少见，这提示在安全范围内进一步提高剂量的治疗方法（如采用质子治疗）可有望进一步改善预后。这一情况对脊膜瘤可能更为突出，因脊髓对放射治疗耐受性较脑组织更低。

- 因脊膜瘤发病率低，目前有关脊膜瘤质子治疗的文献报道有限。但颅内和颅底脑膜瘤的质子治疗较为成功（表 21.2）。Hug 等[17]报道了 31 例接受光子或质子联合光子放射治疗的 WHO Ⅱ级和Ⅲ级脑膜瘤的结果。WHO Ⅱ级和Ⅲ级脑膜瘤的总剂量分别为 50～68 Gy（RBE）和 40～72 Gy（RBE），质子联合光子放射治疗较单独光子放射治疗显著提高了肿瘤的局部控制（$P=0.025$），质子治疗和总剂量>60 Gy（RBE）显著提高了 WHO Ⅲ级脑膜瘤的总生存率。类似的，Boscos 等[18]发表的一项纳入了 24 例Ⅱ级和Ⅲ级脑膜瘤的研究中，患者接受中位剂量为 65.1 Gy（RBE）的质子和光子放射治疗，结果显示生存期与总剂量显著相关。Chan 等[19] 近期报道了 6 例 WHO Ⅱ 级和 Ⅲ 级脑膜瘤的结果，Ⅱ 级和 Ⅲ 级脑膜瘤的治疗剂量分别为 68.4 Gy（RBE）和 72.0 Gy（RBE），有 1 例 Ⅲ 级脑膜瘤患者发生局部复发，所有患者均未观察到严重的治疗相关毒性。

- 此外，在最近的一项研究中，Arvold 等[20] 基于光子放射治疗和质子放射治疗的剂量比较预测了良性脑膜瘤患者接受放射治疗后第二原发肿瘤的发生率，结果发现质子放射治疗可降低放射治疗相关第二原发肿瘤的风险达 50%。

表 21.2　脑膜瘤质子治疗发表的数据

作者	患者数量	放射治疗方式	总生存率	局部控制	毒性
Wenkel 等[43]	46	质子和光子，59.0 Gy（RBE）	5 年：95% 10 年：77%	5 年：100% 10 年：88%	20% 严重副反应
Vernimmen 等[44]	27	质子 54～61.6 Gy（RBE），16～27 分割次数	未报道	88%	11% 晚期副反应：同侧部分听力减退，颞叶癫痫
Noël 等[45]	51	质子和光子 60.6 Gy（RBE）	4 年：100%	4 年：98%	4% Ⅲ度毒性。单侧听力减退，垂体完全缺陷
Boskos 等[18]	24	34.05 Gy（RBE）光子和 30.96 Gy（RBE）质子［总剂量 65.01 Gy（RBE）］	5 年：53.2% 8 年：42.6%	5 年：46.7% 10 年：46.7%	放射治疗后 16 个月：4%的放射性坏死
Pasquier 等[46]	39	质子 52.2～66.6 Gy（RBE）	5 年：81.8%	5 年：84.8%	15.5%＞Ⅲ度

21.3.3　神经鞘瘤

- 脊柱神经鞘瘤是最常见的髓外硬膜内肿瘤，占这类部位肿瘤的 30%。脊柱神经鞘瘤最常发生于颈椎和腰椎，在胸椎中较为罕见。

- 尽管从影像学上无法区分神经鞘瘤和神经纤维瘤，但神经鞘瘤更易发生出血、血管内改变（血栓、静脉窦扩张）、囊性变和脂肪变。因脊柱神经鞘瘤常起源于背侧神经根，患者常伴有神经根病表现。呈神经节分布的感觉变化亦为常见的临床表现。肌力减退并非常见的症状。若病灶较大，患者也可伴脊髓病表现。因此，尽管这类肿瘤生长较慢且几乎不发生恶变，但脊柱神经鞘瘤可导致肌力下降。手术切除是治疗的选择方案之一，对患散发肿瘤患者而言，肿瘤的完全切除可达治愈效果。限制完全切除的障碍包括因出血、炎症使肿瘤紧贴脊髓，肿瘤位于软膜下，肿瘤硬膜外部分紧贴重要结构如椎动脉等。

- 一般而言，不推荐放射治疗作为脊柱良性肿瘤（如神经鞘瘤）的主要治疗手段。已发表的少量文献亦不足以支持放射治疗作为神经外科切除术后辅助治疗。目前放射治疗在脊柱神经鞘瘤治疗中的应用主要为因技术原因无法切除，或因全身并发症无法耐受手术或拒绝手术而需选择无创性治疗方法（尤其是肿瘤复发）的情况。尽管目前关于放射治疗作为脊柱神经鞘瘤主要或辅助方法的证据不足,高度适形的光子放射治疗及粒子射线治疗已成功应用于听神经瘤的治疗。根据一项包含 88 例在美国哈佛大学附属麻省总医院回旋加速器实验室接受质子立体放射外科治疗的听神经瘤患者的报道[21],肿瘤 2 年和 5 年的局部控制率分别高达 95% 和 94%,面神经和三叉神经功能的保留率良好。然而,仅 33% 患者的听力功能在接受粒子射线治疗后得以维持,这一结果也促使研究者认为使用多次分割的带电粒子射线治疗有望降低对听神经的毒性。鉴于听神经瘤和脊柱神经鞘瘤在病理学的相似性,粒子射线放射治疗在脊柱神经鞘瘤的效用可能更大,尤其是考虑到对邻近脊柱神经鞘瘤脊髓的放射耐受性要求更为严格。

21.3.4 脊索瘤

- 脊索瘤是起源于胚胎残留脊索组织的生长缓慢但具局部侵袭性的罕见骨肿瘤[22]。脊索瘤好发于男性,发病的高峰年龄为 50~60 岁。在成人中,50% 的脊索瘤发生于骶骨,35% 的脊索瘤发生于颅底,其余 15% 发生于颈椎、胸椎和腰椎。

- 临床上,骶骨和脊柱活动节段的脊索瘤可表现为局部疼痛或病变相关脊髓水平的神经症状。但这些症状发作的非特异性和隐匿性可能会导致疾病的延误诊断。

- 与其他复杂疾病类似,脊索瘤的治疗最好在具备多学科治疗模式的学术性医疗中心进行。鉴于该类肿瘤的罕见性,迄今尚无随机临床试验或大型前瞻性临床研究以明确其最佳的治疗方式。Fuchs 等[23]开展的一项标志性研究证明,接受根治性整块切除及次全切除的骶骨脊索瘤患者的肿瘤复发率具显著差异,肿瘤复发时间分别为 2.3 年和 8 个月。这一结果与其他多项研究的结果均支持需对骶骨、脊柱活动节段、颅底脊索瘤行广泛的手术切除[24,25]。然而,尽管手术技术取得了巨大进步,但仍只有不及一半的骶骨脊索瘤患者可完成肿瘤的整块切除,而其他部位的脊索瘤的完全切除率更低。不完全或次全切除的脊索瘤通常以脊髓硬膜外病变表现起病,并与肿瘤高复发率相关。多项小样本的回顾性研究结果推荐最大范围的手术切除联合辅助放疗以降低脊索瘤的复发概率。

- 既往有关常规光子放射治疗颅底脊索瘤的研究显示肿瘤的预后较差,肿瘤 5 年局部控制率不及 25%。但对上述结果需谨慎解读,因大部分数据基于过去陈旧的手术和放射治疗技术,且发表于 MRI 广泛使用之前。过去的 10 年里,手术技术的进步及精确放射治疗如调强放射治疗和 IG-IMRT 的实现,促进了脊索瘤 5 年局部控制率及总生存率的提高[26]。纽约纪念医院史隆-凯特琳癌症中心通过 IG-IMRT 行单分割 SRS 治疗脊索瘤,发现 3 年和 5 年肿瘤局部控制率分别为 71% 和 59.1%,且未见严重的副反应。与之类似的,加拿大的 Princess Margaret 癌症中心分析了 24 例接受 IG-IMRT 的颅底脊索瘤患者,中位随访时间 36 个月后的结果显示,患者 5 年总生存率和局部控制率分别为 85.6% 和 65.3%[27],这些患者的中位剂量为 76 Gy(分割剂量为 2 Gy),该项目研究者认为需进一步随访以确认长期疗效。

- 质子放射治疗也是骶骨脊索瘤可选择的放射治疗方法(表 21.2、21.3),且疗效与放射治疗剂量相关。Park 等[28]发表的一项研究报道了 27 例骶骨脊索瘤患者(16 例原发

表 21.3 脊索瘤质子治疗发表的数据

作者	患者数量	放射治疗方式	局部控制	毒性
Santoni 等[47]	96	质子 66.6 Gy（RBE）或 72 Gy（RBE）	—	2 年颞叶坏死率：7.6% 5 年颞叶坏死率：13.2%
Terahara 等[48]	115	质子 66.6～79.2 Gy（RBE）	5 年：59% 10 年：44%	—
Hug 等[49]	33	质子 50.4～78.6 Gy（RBE）	5 年：59%	7% 的 Ⅲ、Ⅳ 度毒性反应
Colli 和 Al-Mefty 等[50]	53	质子对比常规放射治疗	4 年：90.0% vs.19.4%	—
Igaki 等[51]	13	质子或质子＋光子，72 Gy（RBE）	5 年：50%	—
Weber 等[52]	18	质子 74 Gy（RBE）	3 年：87.5%	3 年无并发症生存率 82.2%
Noel 等[53]	100	光子 vs.质子，67 Gy（RBE）	2 年：86.3% 4 年：53.8%	8 例视力受损，1 例症状性颞叶坏死；22 例听力受损；16 例激素受损
Ares 等[54]	42	质子 73.5 Gy（RBE）	5 年：81%	6% 的高级别毒性

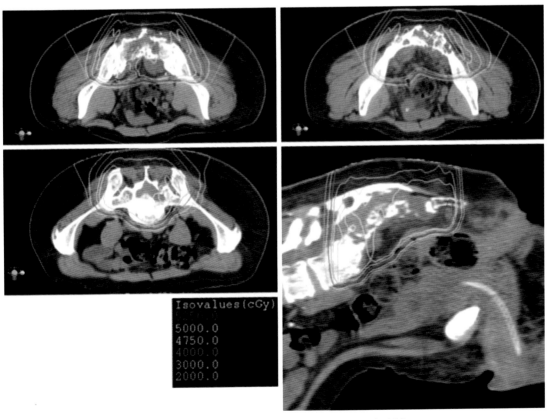

图 21.2 一例骶骨脊索瘤患者术前的质子治疗计划

和 11 例复发)接受光子/质子放射治疗的结果,大部分患者接受手术切除(78%),平均随访时间为 8.8 年,原发肿瘤和复发肿瘤在手术和放射治疗后局部控制率分别为 86% 和 14%,对接受根治性放射治疗的患者,剂量达 73 Gy 以上的局部控制率更好,研究者总结推荐治疗未切除肿瘤和残留肿瘤的剂量为 77.4 Gy。

- 一项关于颅底脊索瘤质子放射治疗的系统评价分析了源自 7 项回顾性研究[29]的 416 例接受全质子或质子联合光子照射的颅底脊索瘤患者的结果,大部分患者的病灶为进展性无法切除或不完全切除。尽管放射治疗剂量和放射治疗时间存在异质性,但大部分患者的总放射治疗剂量为 70 Gy(RBE)或以上,中位随访时间为 46 个月,肿瘤的 5 年局部控制率和患者总生存率分别为 69% 和 80%。

- 总结而言,现代质子放射治疗和光子放射治疗的临床数据表明两者对脊柱脊索瘤的效果类似,治疗选择主要取决于粒子射线治疗设备的地理和经济可及性。目前尚无支持优先推荐质子治疗的具有压倒性的高级别证据[30,31]。

21.3.5 骨肉瘤

- 骨肉瘤是一类以肿瘤细胞直接产生肿瘤性骨样组织或不成熟骨为特点的原发恶性骨肿瘤。尽管骨肉瘤是第二常见的骨原发恶性肿瘤,累及脊柱的情况却较为少见,概率不及 5%。

- 脊柱骨肉瘤最常发生于骶骨,其次为胸椎和腰椎节段,再次为颈椎。临床上,脊柱骨肉瘤患者普遍表现为渐进性疼痛,2/3 的患者可有不同程度的神经损伤症状。

- 与四肢骨肉瘤类似,脊柱骨肉瘤也需行综合治疗,包括新辅助化疗、扩大肿瘤整块切除术(若可行)及进一步的系统治疗。在脊柱手术中获得足够的安全边界极具挑战性。一项研究脊柱骨肉瘤手术切缘状态和局部复发关系的研究[32]将手术范围分为广泛切除、边缘切除和瘤内切除,所占比例分别为 23%、10% 和 67%。组织学切缘阳性者达 60%,这类患者的局部复发风险为其他患者的 5 倍。此外,若肿瘤紧贴或侵犯硬膜,尽管可实现肿瘤整块切除(椎骨切除术)和脊柱固定融合,手术切除仍有使肿瘤播散至脑脊液的风险。骶骨骨肉瘤患者的预后尤其欠佳。一项包含 12 例骶骨原发高级别肉瘤患者的研究[33]中,仅 2 例接受广泛切除者的切缘为阴性。虽然骶骨完全切除术可能提高局部控制,但该术式的代价过大,神经功能障碍和新功能障碍的发生几乎无法避免[34]。

- 拒绝手术或手术无法保留功能的患者可选择目的旨在肿瘤局部控制的放射治疗。放射治疗也可用于骨肉瘤不完全切除术后的辅助治疗。

- 历史上,脊柱骨肉瘤的预后较相同分期的四肢骨肉瘤更差,患者的 5 年生存率为 30%～40%。造成这种不良预后的部分因素在于过去的放射治疗未采用三维图像的引导和适形放疗技术,故照射剂量不足。目前较为新型的放射治疗技术和方法,如 IG-IMRT、质子放射治疗及碳离子放射治疗等,在实现提高靶区剂量的同时可更好地限制脊髓的剂量,这些新型放射治疗技术的初步效果也令人鼓舞。

- Ciernik 等[35]完成并报道的一项研究中,55 例未行手术切除或不全切除的发生于不同部位(包含脊柱)骨肉瘤患者接受了质子为主的放射治疗,平均照射剂量为 68.4 Gy,总剂量中的 58.2%（11%～100%）采用质子射线照射。研究结果显示,3 年和 5 年肿瘤局部控制率分别为 82% 和 72%,5 年无进展生存率和总生存率分别为 65% 和 67%。

21.3.6 软骨肉瘤

- 软骨肉瘤系起源于软骨的恶性肿瘤,约占所有原发骨肿瘤的 10%。若不考虑骨的恶性血液病,软骨肉瘤是继骨肉瘤和尤因肉瘤之后的第三常见的原发恶性骨肿瘤。然而,脊柱软骨肉瘤相对少见,仅占所有软骨肉瘤的 10% 以下和所有脊柱肿瘤的 5%。脊柱软骨肉瘤好发于胸椎,通常起源于椎体并可侵入椎管及椎旁软组织。该病最常见的临床表现为疼痛,另外 50% 的患者也可表现为可触及肿块和神经障碍症状。

- 软骨肉瘤对放化疗相对抵抗,广泛的肿瘤整块切除是治疗的首选方案[36]。几乎所有肿瘤在非完全切除后均难以避免复发。IG-IMRT 和质子放射治疗目前已经被用于不全切除术后的辅助治疗且效果良好。最近的一项研究[27]报道了高剂量 IG-IMRT 治疗后的初步结果,18 位颅底软骨肉瘤患者接受了中位剂量为 70 Gy 的放射治疗,中位随访时间达 67 个月后,患者的 5 年总生存率和局部控制率良好(分别为 87.8% 和 88.1%),治疗相关的不良反应发生率也可接受。

- 然而,目前已报道的软骨肉瘤放射治疗相关的最大规模的临床数据源自质子射线放射治疗(表 21.4)。迄今最大规模的研究[37]分析了 200 例接受质子射线照射的颅底软骨肉瘤患者的疗效,结果发现 10 年局部控制率和生存率分别高达 98% 和 99%,这些患者的中位放射治疗剂量为 72 Gy(RBE)。随后的一项系统评价[38]也验证了类似的效果。

表 21.4　已发表的软骨肉瘤质子射线治疗的临床数据

作者	患者数量	放射治疗方式	局部控制	毒性
Hug 等[49]	25	质子 70.7 Gy(RBE)	5 年：75%	7% 的Ⅲ、Ⅳ度毒性反应
Noel 等[53]	18	质子＋光子,67 Gy(RBE)	3 年：85%	—
Weber 等[52]	11	质子 68 Gy(RBE)	3 年：100%	3 年无并发症生存率 82.2%
Ares 等[54]	22	质子 68.4 Gy(RBE)	5 年：94%	6% 的高级别毒副反应
Rosenberg 等[51]	200	质子＋光子,72.1 Gy(RBE)	5 年：98%	—

- 一项比较椎旁肉瘤质子治疗和光子调强放射治疗计划的研究[39]结果显示,光子调强放射治疗和质子调强放射治疗的肿瘤适形性相当,但质子治疗的非靶区累积剂量更低。这种区别具有两重意义。首先,质子治疗有望改善副作用,尤其是放射治疗诱导的第二原发肿瘤,此外,OAR 累积剂量在再程放射治疗、术前放射治疗及同期和序贯放化疗方面有关键作用;第二,借助更低的非靶区累积剂量有望进一步提高靶区剂量。上述研究显示,在不考虑肿瘤大小、位置和形状的条件下,有望实现将所有患者靶区剂量递增至 93 CGE,但高剂量是否可转化为肿瘤控制率的提升尚有待观察。简言之,目前尚无比较不同放射治疗技术对脊柱软骨肉瘤疗效差异的随机临床试验,粒子射线治疗的优

势目前尚停留于理论与回顾性研究结果。

21.3.7 血管外皮细胞瘤/孤立性纤维性肿瘤

- 血管外皮细胞瘤是较为罕见的中枢神经系统(CNS)肿瘤,约占所有 CNS 肿瘤的 1%。最早认为这类肿瘤起源于毛细血管周细胞,但更新的 WHO 分类系统中,该肿瘤被归为纤维性肿瘤而缺乏周细胞分化的证据,目前认为这类肿瘤与孤立性纤维性肿瘤属同一谱系。CNS 内血管外皮细胞瘤的分布与脑膜瘤类似。血管外皮细胞瘤主要起源于颅内,脊柱血管外皮细胞瘤极为少见,全球已报道的患者不足 100 例。大部分脊柱血管外皮细胞瘤位于硬膜内髓外,可发生于脊柱的任何节段,但具有发生于颈椎和胸椎的倾向性。若条件允许,肿瘤及硬膜的整块切除是治疗的主要方法。因该类肿瘤通常富含血管,推荐行术前栓塞以减少术中失血。鉴于该病极为罕见,有关该肿瘤辅助放射治疗的文献极少,大部分相关证据源自回顾性研究,故具有无法避免的偏差。目前的研究就术后放射治疗是否有利于改善无进展生存期和/或总生存期尚未达成一致的结果。因此,需就每位患者行多学科讨论以决定是否采用放射治疗,放射治疗主要适用于存在高危因素(如组织学高级别)的次全切除术后的肿瘤,或手术致残风险较高者(尤其是复发肿瘤)(表 21.4)。

- Combs 等[40]分析了高精度光子放射治疗血管外皮细胞瘤患者的疗效,其中包含了 2 例罹患脊柱原发血管外皮细胞瘤者。患者的中位照射剂量为 54 Gy,结果显示接受手术和放疗联合治疗患者的 5 年和 10 年总生存率分别为 100%和 64%,放射治疗后 3 年和 5 年的肿瘤无进展生存率分别为 80%和 61%。

- 质子射线治疗对脊柱血管外皮细胞瘤的作用尚待明确。然而,质子治疗的物理学优势,包括有望提高靶区剂量的同时降低 OAR 的剂量,为将来开展剂量-效应研究以分析是否更高剂量可提高肿瘤局部控制率和生存期,以及开展研究评估远期副作用如第二原发肿瘤提供了机会。

21.3.8 尤因肉瘤

- 尤因肉瘤(Ewing sarcomas)为起源于骨和软组织的低分化的恶性小圆蓝细胞肿瘤,最常发生于 10~20 岁的患者,且具轻度的男性倾向性(男女发病比例为 1.5∶1)。该肿瘤主要见于高加索人群,在非洲裔和亚裔人群中较为少见。尤因肉瘤通常起源于四肢长骨及骨盆。尽管脊椎是尤因肉瘤最常见的骨转移部位,但原发性脊柱尤因肉瘤相对少见,仅占 5%~8%。骶骨和腰椎是脊柱尤因肉瘤最常侵犯的部位,其次是胸椎,再次为颈椎。在脊椎的活动节段,大肿块肿瘤的中心可位于后部并侵入椎体。骶骨中最常受累的部位是骶骨翼。此外,大部分脊柱尤因肉瘤可有明显的椎管侵犯。临床上,近 3/4 的患者表现为局部病灶侵犯。然而,尤因肉瘤被认为是一种系统性疾病,大多数患者伴亚临床的转移灶。在 20%~25%的伴广泛转移的患者中,常见的转移部位包括肺和骨/骨髓。

- 尤因肉瘤的典型表现包括局部疼痛和神经功能障碍,偶尔有可触及肿块或肿胀的表现。

有 10%～20% 的患者在发病时表现为有持续性症状如发热、萎靡/疲惫、体重下降或恶心,这些症状通常预示为进展期肿瘤。

- 鉴于尤因肉瘤为系统性疾病,目前的治疗策略通常采用诱导化疗,继以局部治疗及进一步化疗。其他部位尤因肉瘤的治疗原则也适用于脊柱的尤因肉瘤。对神经症状稳定的脊柱尤因肉瘤患者,活检后在任何根治性局部治疗前应首先推荐化疗。根治性局部治疗可采用完全肿瘤整块切除或放射治疗。经典的新辅助化疗药物包括长春新碱、更生霉素、环磷酰胺(即 VAC 方案)。在完成化疗后,若肿瘤分期检查中未发现转移证据,应需考虑行根治性整块全脊椎切除术。因整块全脊椎切除术较瘤内切除或单纯放射治疗后肿瘤复发的风险更低。但对诱导化疗后仍无法切除或因肿瘤部位/大小无法行功能保留切除术的患者而言,单纯的根治性放射治疗也可推荐。一般而言,所有的脊柱尤因肉瘤患者的局部治疗需选择手术或者放射治疗,而非手术和放射治疗的联合应用,因二者联合应用可能提高患者发生治疗性致残的风险。然而,对术后伴肉眼或镜下肿瘤残留的患者而言,术后辅助放射治疗为可行的治疗方案。局部治疗后,患者通常还需接受数月的进一步巩固化疗。

- 对神经症状逐渐恶化和即将发生脊髓压迫所致瘫痪的患者,或已有(即将有)骨骼不稳症状的患者而言,必须考虑在系统治疗前尽快行减压手术和/或固定术。这些患者后续也需接受放射治疗。

- 有关粒子射线放射治疗是否可作为脊柱尤因肉瘤治疗方案的一部分迄今尚未获深入研究。但粒子射线治疗对起源于脊柱的尤因肉瘤的获益可能较为突出,原因在于:首先,治疗侵犯椎体原发肿瘤的光子放射治疗的剂量通常受限于 45 Gy(距脊髓较近),而控制未切除肿瘤至少需 55.8 Gy 以上的照射剂量,而对接受术后放射治疗的患者,45～50.4 Gy 仅是推荐治疗镜下残留的剂量,粒子射线治疗可安全地提高靶区剂量。其次,研究发现尤因肉瘤患者完成治疗后发生第二原发肿瘤的风险较高,基因因素、化疗和放射治疗均为第二原发肿瘤的诱因,粒子射线治疗可降低非靶区组织的累积剂量达50%,因此可明显降低放射治疗诱导性肿瘤发生的风险[41]。实际上,美国儿童肿瘤协作组织(Children's Oncology Group,COG)的治疗指南已批准质子放射治疗用于儿童肿瘤。

- Rombi 等[42]分析了 30 例在美国麻省总医院质子治疗中心接受治疗的尤因肉瘤儿童患者的初步疗效,中位放射治疗剂量为 54 Gy。中位随访38.4 个月后发现,患者的 3 年无进展生存率、局部控制率和总生存率分别为 60%、86% 和 89%。质子射线放射治疗的可耐受性好,大部分不良反应为轻到中度。截止文章发表,仅有的严重远期副反应为 4 例血液系统肿瘤,而血液系统肿瘤的危险因素包括拓扑异构酶和蒽环霉素类药物的使用。该研究中的质子治疗采用了被动散射技术。目前,笔形束扫描照射的应用日趋广泛,可提供更好的靶区适形性,并可进一步降低皮肤剂量、非靶区累积剂量,从而降低放射治疗诱导性第二原发肿瘤的风险。

(邱献新　译,赵静芳　陆嘉德　审校)

参考文献

1. Emami B, et al. Tolerance of normal tissue to therapeutic irradiation. Int J Radiat Oncol Biol Phys. 1991, 21:109-22.
2. Newhauser WD, Zhang R. The physics of proton therapy. Phys Med Biol. 2015, 60:R155-209.
3. Mitin T, Zietman AL. Promise and pitfalls of heavy-particle therapy. J Clin Oncol Off J Am Soc Clin Oncol. 2014, 32: 2855-63.
4. DeLaney TF. Proton therapy in the clinic. Front Radiat Ther Oncol. 2011, 43:465-85.
5. McGowan SE, Burnet NG, Lomax AJ. Treatment planning optimisation in proton therapy. Br J Radiol. 2013, 86:20120288.
6. Paganetti H, van Luijk P. Biological considerations when comparing proton therapy with photon therapy. Semin Radiat Oncol. 2013, 23:77-87.
7. Paganetti H. Relative biological effectiveness (RBE) values for proton beam therapy. Variations as a function of biological endpoint, dose, and linear energy transfer. Phys Med Biol. 2014, 59:R419-72.
8. Tommasino F, Durante M. Proton radiobiology. Cancers. 2015, 7:353-81.
9. Engelsman M, Schwarz M, Dong L. Physics controversies in proton therapy. Semin Radiat Oncol. 2013, 23:88-96.
10. Paganetti H. Significance and implementation of RBE variations in proton beam therapy. Technol Cancer Res Treat. 2003, 2:413-26.
11. Underwood T, Paganetti H. Variable proton relative biological effectiveness: how do we move forward? Int J Radiat Oncol Biol Phys. 2016, 95:56-8.
12. Verburg JM, Seco J. Dosimetric accuracy of proton therapy for chordoma patients with titanium implants. Med Phys. 2013, 40:071727.
13. Paganetti H. Range uncertainties in proton therapy and the role of Monte Carlo simulations. Phys Med Biol. 2012, 57:R99-117.
14. De Ruysscher D, Sterpin E, Haustermans K, Depuydt T. Tumour movement in proton therapy: solutions and remaining questions: a review. Cancers. 2015, 7:1143-53.
15. Miralbell R, Lomax A, Cella L, Schneider U. Potential reduction of the incidence of radiation-induced second cancers by using proton beams in the treatment of pediatric tumors. Int J Radiat Oncol Biol Phys. 2002, 54:824-9.
16. Hug EB, Fitzek MM, Liebsch NJ, Munzenrider JE. Locally challenging osteo- and chondro-genic tumors of the axial skeleton: results of combined proton and photon radiation therapy using three-dimensional treatment planning. Int J Radiat Oncol Biol Phys. 1995, 31:467-76.
17. Hug EB, et al. Management of atypical and malignant meningiomas: role of high-dose, 3D-conformal radiation therapy. J Neuro-Oncol. 2000, 48:151-60.
18. Boskos C, et al. Combined proton and photon conformal radiotherapy for intracranial atypical and malignant meningioma. Int J Radiat Oncol Biol Phys. 2009, 75:399-406.
19. Chan AW, Bernstein KD, Adams JA, Parambi RJ, Loeffler JS. Dose escalation with proton radiation therapy for high-grade meningiomas. Technol Cancer Res Treat. 2012, 11:607-14.
20. Arvold ND, et al. Projected second tumor risk and dose to neurocognitive structures after proton versus photon radiotherapy for benign meningioma. Int J Radiat Oncol Biol Phys. 2012, 83:e495-500.
21. Weber DC, et al. Proton beam radiosurgery for vestibular schwannoma: tumor control and cranial nerve toxicity. Neurosurgery. 2003, 53:577-86. discussion 586-8
22. George B, Bresson D, Herman P, Froelich S. Chordomas: a review. Neurosurg Clin N Am. 2015, 26:437-52.
23. Fuchs B, Dickey ID, Yaszemski MJ, Inwards CY, Sim FH. Operative management of sacral chordoma. J Bone Joint Surg Am. 2005, 87:2211-6.
24. Osaka S, Osaka E, Kojima T, Yoshida Y, Tokuhashi Y. Long-term outcome following surgical treatment of sacral chordoma. J Surg Oncol. 2014, 109:184-8.
25. Ruggieri P, Angelini A, Ussia G, Montalti M, Mercuri M. Surgical margins and local control in resection of sacral chordomas. Clin Orthop Relat Res. 2010, 468:2939-47.
26. Yamada Y, et al. Preliminary results of high-dose single-fraction radiotherapy for the management of chordomas of the spine and sacrum. Neurosurgery. 2013, 73:673-80. discussion 680
27. Sahgal A, et al. Image-guided, intensity-modulated radiation therapy (IG-IMRT) for skull base chordoma and chondrosarcoma: preliminary outcomes. Neuro-Oncology. 2015, 17:889-94.
28. Park L, et al. Sacral chordomas: impact of high-dose proton/photon-beam radiation therapy combined with or without sur-

gery for primary versus recurrent tumor. Int J Radiat Oncol Biol Phys. 2006, 65: 1514-21.

29. Amichetti M, Cianchetti M, Amelio D, Enrici RM, Minniti G. Proton therapy in chordoma of the base of the skull: a systematic review. Neurosurg Rev. 2009, 32: 403-16.

30. Jahangiri A, et al. Factors predicting recurrence after resection of clival chordoma using variable surgical approaches and radiation modalities. Neurosurgery. 2015, 76: 179-85. discussion 185-176

31. Combs SE, Laperriere N, Brada M. Clinical controversies: proton radiation therapy for brain and skull base tumors. Semin Radiat Oncol. 2013, 23: 120-6.

32. Talac R, et al. Relationship between surgical margins and local recurrence in sarcomas of the spine. Clin Orthop Relat Res. 2002, 397: 127-32.

33. Ozaki T, et al. Osteosarcoma of the spine: experience of the Cooperative Osteosarcoma Study Group. Cancer. 2002, 94: 1069-77.

34. Wuisman P, Lieshout O, Sugihara S, van Dijk M. Total sacrectomy and reconstruction: oncologic and functional outcome. Clin Orthop Relat Res. 2000, 381: 192-203.

35. Ciernik IF, et al. Proton-based radiotherapy for unresectable or incompletely resected osteosarcoma. Cancer. 2011, 117: 4522-30.

36. Bloch O, Parsa AT. Skull base chondrosarcoma: evidence-based treatment paradigms. Neurosurg Clin N Am. 2013, 24: 89-96.

37. Rosenberg AE, et al. Chondrosarcoma of the base of the skull: a clinicopathologic study of 200 cases with emphasis on its distinction from chordoma. Am J Surg Pathol. 1999, 23: 1370-8.

38. Amichetti M, Amelio D, Cianchetti M, Enrici RM, Minniti G. A systematic review of proton therapy in the treatment of chondrosarcoma of the skull base. Neurosurg Rev. 2010, 33: 155-65.

39. Weber DC, Trofimov AV, Delaney TF, Bortfeld T. A treatment planning comparison of intensity modulated photon and proton therapy for paraspinal sarcomas. Int J Radiat Oncol Biol Phys. 2004, 58: 1596-606.

40. Combs SE, Thilmann C, Debus J, Schulz-Ertner D. Precision radiotherapy for hemangiopericytomas of the central nervous system. Cancer. 2005, 104: 2457-65.

41. Schneider U, et al. The impact of IMRT and proton radiotherapy on secondary cancer incidence. Strahlenther Onkol. 2006, 182: 647-52.

42. Rombi B, et al. Proton radiotherapy for pediatric Ewing's sarcoma: initial clinical outcomes. Int J Radiat Oncol Biol Phys. 2012, 82: 1142-8.

43. Wenkel E, et al. Benign meningioma: partially resected, biopsied, and recurrent intracranial tumors treated with combined proton and photon radiotherapy. Int J Radiat Oncol Biol Phys. 2000, 48: 1363-70.

44. Vernimmen FJ, et al. Stereotactic proton beam therapy of skull base meningiomas. Int J Radiat Oncol Biol Phys. 2001, 49: 99-105.

45. Noel G, et al. Functional outcome of patients with benign meningioma treated by 3D conformal irradiation with a combination of photons and protons. Int J Radiat Oncol Biol Phys. 2005, 62: 1412-22.

46. Pasquier D, et al. Atypical and malignant meningioma: outcome and prognostic factors in 119 irradiated patients. A multicenter, retrospective study of the Rare Cancer Network. Int J Radiat Oncol Biol Phys. 2008, 71: 1388-93.

47. Santoni R, et al. Temporal lobe (TL) damage following surgery and high-dose photon and proton irradiation in 96 patients affected by chordomas and chondrosarcomas of the base of the skull. Int J Radiat Oncol Biol Phys. 1998, 41: 59-68.

48. Terahara A, et al. Analysis of the relationship between tumor dose inhomogeneity and local control in patients with skull base chordoma. Int J Radiat Oncol Biol Phys. 1999, 45: 351-8.

49. Hug EB, et al. Proton radiation therapy for chordomas and chondrosarcomas of the skull base. J Neurosurg. 1999, 91: 432-9.

50. Colli BO, Al-Mefty O. Chordomas of the skull base: follow-up review and prognostic factors. Neurosurg Focus. 2001, 10: E1.

51. Igaki H, et al. Clinical results of proton beam therapy for skull base chordoma. Int J Radiat Oncol Biol Phys. 2004, 60: 1120-6.

52. Weber DC, et al. Results of spot-scanning proton radiation therapy for chordoma and chondrosarcoma of the skull base: the Paul Scherrer Institut experience. Int J Radiat Oncol Biol Phys. 2005, 63: 401-9.

53. Noel G, et al. Radiation therapy for chordoma and chondrosarcoma of the skull base and the cervical spine. Prognostic factors and patterns of failure. Strahlenther Onkol. 2003, 179: 241-8.

54. Ares C, et al. Effectiveness and safety of spot scanning proton radiation therapy for chordomas and chondrosarcomas of the skull base: first long-term report. Int J Radiat Oncol Biol Phys. 2009, 75: 1111-8.

肉瘤
Sarcoma

Curtiland Deville，Matthew Ladra，Huifang Zhai，Moe Siddiqui，Stefan Both，Haibo Lin

22.1 引言

- 肉瘤是一种起源于间质组织，相对罕见、具有异质性的恶性肿瘤，好发于全身各部位软组织、结缔组织和骨。2016 年，美国预计软组织肉瘤（soft tissue sarcoma，STS）新发和因其死亡的病例数分别为 12 310 例和 4 990 例；骨与关节肉瘤预计新发和死亡病例数分别为 3 300 例和 1 490 例[1]。肉瘤最常见的发病部位为肢体（59%：下肢 46%，上肢 13%）、躯干（18%）、腹膜后（13%）和头颈部（9%）[2]。

- 依据世界卫生组织（WHO）的分类标准，目前肉瘤组织学亚型已超过 100 种，其中，最常见的组织学亚型为未分化/未能分类软组织肉瘤（既往称 malignant fibrous histiocytoma，即恶性纤维组织细胞瘤）、脂肪肉瘤、平滑肌肉瘤、滑膜肉瘤和起源于外

C. Deville (✉)·M. Ladra
Department of Radiation Oncology and Molecular Radiation Sciences,
Johns Hopkins University School of Medicine,
401 N Broadway, Weinberg Suite 1440, Baltimore, MD 21231, USA
e-mail: cdeville@jhmi.edu

H. Zhai·H. Lin
Department of Radiation Oncology, University of Pennsylvania, Philadelphia, PA, USA

M. Siddiqui
Provision Health, Knoxville, TN, USA

S. Both
Department of Radiation Oncology, University Medical Center Groningen,
Groningen, The Netherlands
e-mail: s.both@umcg.nl

© Springer International Publishing Switzerland 2018
N. Lee et al. (eds.), *Target Volume Delineation and Treatment Planning for Particle Therapy*, Practical Guides in Radiation Oncology, https://doi.org/10.1007/978-3-319-42478-1_22

胚层的恶性周围神经鞘瘤（MPNST）。随着分子遗传学的不断发展，软组织肉瘤的组织学分型会进一步不断更新完善[3]。目前已有证据显示，肿瘤大小和分级与远处转移的风险密切相关[4]。初诊时仅 0.9% 的肉瘤表现为孤立的淋巴结受累（N1 M0），最常见的淋巴结受累的肉瘤组织学亚型包括上皮样肉瘤、透明细胞肉瘤、横纹肌肉瘤、滑膜肉瘤和血管肉瘤[5]。

- 随机研究结果显示接受保肢手术联合放射治疗的患者预后与截肢手术相似。因此，目前保肢手术联合放射治疗已成为肢体软组织肉瘤的主要治疗手段，而截肢手术常作为保肢治疗失败后的挽救治疗手段[6,7]。对于非肢体软组织肉瘤，目前数据显示高级别和低级别肢体软组织肉瘤的局部控制率分别为 85%～90% 和 90%～100%[8]，因此，手术联合放疗的治疗模式也已成为非肢体软组织肉瘤的主要治疗方式。

- 针对腹膜后软组织肉瘤，已有的报道[10]显示，术前针对肉瘤高危复发边缘区域集中剂量调强放疗（IMRT）的两年局部控制率可达 80%；而欧洲癌症治疗研究组织（EORTC）也正在进行一项随机研究[9]，旨在探索辅助放疗的疗效。相似的非随机、多中心研究也在进行中，以进一步探索粒子射线调强放疗（IMPT）在软组织肿瘤治疗中的治疗价值[11]。

- 术前放疗可能增加发生伤口愈合并发症的风险，其发生率依据肿瘤生长部位而不同。与术后放疗相比，术前放疗可减少不可逆的放射性纤维化、淋巴水肿、关节僵硬、骨折和其他晚期放疗副反应的发生率[12]。考虑到软组织肉瘤治疗的复杂性，需要多学科专家的共同合作以降低软组织肉瘤的局部复发率[13]。

- 对于大肿瘤（≥8 cm）和高级别肿瘤，采用药物治疗（化疗）获益的依据有限，但考虑到这部分肿瘤发生远处转移的概率超过 50%，因此对于大肿瘤（≥8 cm）和高级别肿瘤仍考虑采用新辅助化疗和辅助化疗[主要为异环磷酰胺和多柔比星（阿霉素）为基础的化疗方案][14]。

- 对于选择性的小肿瘤、低级别肿瘤可以仅采用手术治疗[15]。

- 对于无法切除、局部复发和/或医学上无法手术的患者可采用根治性放射治疗（联合或者不联合化疗）。以往的文献报道中，接受 63 Gy 或以上照射剂量的患者（含质子放射治疗[16]），其 5 年局部控制率、无疾病进展生存率和总生存率分别为 60%、36% 和 52%。此外，基于良好的剂量沉积和剂量增加的优势，既往也有采用粒子射线治疗原发性和复发性软组织肉瘤及骨肉瘤的报道[17,18]。

- 虽然相较于软骨肉瘤，颅底脊索瘤具有更高的局部失败率，但对于未能手术切除的脊索瘤可通过高剂量质子放疗达到局部控制的疗效。因此，对于有意愿保留完好神经功能的骶骨上段脊索瘤或拒绝手术的脊索瘤，质子放疗是一种较为理想的治疗选择[19-21]。

- 对于发生于中轴部位的骨肉瘤，采用以高剂量质子为基础的放射治疗可能提高其局部控制率[22]。当联合 MAP[甲氨蝶呤、多柔比星（阿霉素）、顺铂]方案化疗时，考虑到神经和肠道毒性，骨肉瘤的靶区剂量和危及器官耐受剂量通常需要低于脊索瘤或软骨肉瘤[19]。

- 碳离子放射治疗具有高线性能量传递（LET）射线的优势，从而提高了生物等效剂量。

碳离子线在亚洲用于治疗各种类型的肉瘤,临床结果令人瞩目[23,24]。但因美国目前尚不具备碳离子放射治疗技术,故未在本章专门阐述。

22.2　模拟定位、靶区勾画、照射剂量与分割次数

- CT 模拟定位时可采用/不采用碘静脉增强造影,对于无造影剂禁忌者,采用增强扫描有助于解剖学靶区勾画。质子治疗计划时,应采用平扫模拟 CT 定位以进行剂量计算(详见第 3 章)。上腹部肉瘤建议同时行 4D-CT 定位。
- 靶区勾画时建议参考 MRI 中 T1 增强图像以明确实体肿瘤的侵犯范围,并采用 T2 像或液体衰减反转恢复序列(FLAIR)以明确肿瘤相关水肿区域的大小。注意,MRI 以及模拟 CT 图像融合时需避免采用增强 CT 图像。
- 正电子发射断层扫描(PET)有助于鉴别代谢活跃的病灶部位,并有助于识别阳性或可疑淋巴结。
- 建议将 PET 和 MR 图像导入到定位 CT 中,以有助于靶区的准确勾画。但在制订治疗计划过程中应充分考虑与图像融合相关的不确定因素(参见第 3 章)。
- 依照表 22.1 所示,应根据临床情况变化确定照射剂量和分割方法。

表 22.1　靶区勾画和照射剂量推荐

内容	靶区	定义	剂量
四肢和躯干(引自文献[7])			
术前	GTV	MRI 增强 T1 加权像上大体可见肿瘤	
术前	CTV	在筋膜和未受累的骨骼基础上长轴方向外扩 4 cm,横向边界外扩 1.5 cm,包括在 MRI T2 加权像上显示的任何可疑的肿瘤相关水肿区域	45～50.4 Gy,单次剂量为 1.8 Gy 或 2 Gy(考虑针对阳性切缘予以推量照射 16～18 Gy)
术前	PTV	根据每日 IGRT 和机构标准外扩 5～10 mm	
术后	CTV₁	瘤床长轴方向外扩 4 cm,横向边界外扩 1.5 cm,包括骨、手术区、瘢痕和引流部位(如果可行)以及在 MRI T2 加权像上显示的任何可疑的肿瘤相关水肿区域	45～50.4 Gy,单次剂量 1.8 Gy 或 2 Gy
术后	CTV₂	瘤床边缘外扩 1.5 cm	60～61.2 Gy(R0 切除) 66～66.6 Gy(R1 切除) 74～74.8 Gy(R2 切除;术后大体肿瘤残留)
术后	PTVs	根据每日 IGRT 和机构标准外扩 5～10 mm	

续 表

内容	靶区	定义	剂量
腹膜后(引自文献[35])			
术前	iGTV	结合 4D 运动勾画 GTV,以考虑呼吸引起的边界位置变化	
	ITV	iGTV+1.5 cm(CTV 外扩): ● 若肿瘤向腹股沟方向侵犯,iGTV 向下外扩 3 cm ● ITV 间隔调整: -0 mm:腹膜后、骨、肾、肝 -3 mm:皮下 -5 mm:肠和肠腔	45~50.4 Gy(RBE),单次剂量 1.8 或 2 Gy(RBE)
	HRITV	腹膜后高危边缘[36]: ● 术后高危复发的阳性手术切缘区域 ● 轴向定位 CT 逐层勾画,层厚约 1.5 cm ● 一般包括位于腹膜后的肌肉组织、后外侧腹壁、同侧椎旁和椎前间隙、主要血管或外科医生保留在原瘤床区域的器官	照射野推量照射: 2.3 Gy(RBE)×25=57.5 Gy(RBE)(引自[10]) 正在研究的剂量增加方案(引自[11]) 2.15 Gy(RBE)×28=60.2 Gy(RBE) 2.2 Gy(RBE)×28=61.6 Gy(RBE) 2.25 Gy(RBE)×28=63 Gy(RBE)
	PTVs	5 mm(若有多次 3D IGRT) 9~12 mm(若未行 3D IGRT)	
术后	ITV	瘤床+1.5 cm(CTV 外扩如上述)	45~50.4 Gy(RBE),单次剂量 1.8 或 2 Gy(RBE)
	HRITV	瘤床、腹膜后高危复发区及阳性切缘	60~66.6 Gy(RBE)
	PTVs	外扩 5 mm(若有多次 3D IGRT) 外扩 9~12 mm(若未行 3D IGRT)	
骨盆和脊柱脊索瘤和骨肉瘤质子治疗指南(引自[19-20])			
根治性	GTV	MRI 增强 T1 加权像上大体可见肿瘤	
	CTV$_1$	在筋膜外和未受累骨基础上外扩 1~2 cm,包括在 MRI T2 加权像上任何可疑的肿瘤相关水肿区域。对于脊柱病变,靶区包括高于或低于该病变水平的椎体	45~50.4 Gy(RBE),单次剂量 1.8 Gy(RBE)
	CTV$_2$	外扩 0.5~1 cm,除外未受累的骨或器官	64.8(骨)~72 Gy(RBE)(脊索瘤),单次剂量 1.8 Gy(RBE)
	CTV$_3$	仅包括 GTV	72(骨)~77.4 Gy(RBE)(脊索瘤),单次剂量 1.8 Gy(RBE)
	PTV	按照机构标准	

续　表

内容	靶区	定义	剂量
术后	CTV₁	瘤床外扩 1.5～2 cm,包括手术区域组织如瘢痕、引流区	45～50.4 Gy(RBE),单次剂量 1.8 Gy(RBE)
	CTV₂	瘤床外扩 5 mm	70.2～72 Gy(RBE),单次剂量 1.8 Gy(RBE)
	CTV₃	任何残留肿瘤	72～77.4 Gy(RBE),单次剂量 1.8 Gy(RBE)
	PTV	按照机构标准	

- 质子的相对生物效应(RBE)值为 1.1(相对钴-60),以下质子剂量单位采用 Gy(RBE)表示。
- 应根据各放疗中心采用的体位固定方式及图像引导技术,来确定计划靶区(PTV)外扩标准(如表 22.1 所示)[25]。
- 制订四肢肉瘤治疗计划时,为降低淋巴水肿和功能缺失的风险,应避免照射四肢的全周径。
- 基于非皮肤防护效应的存在,为减少皮肤损伤,应避免在肘部、膝部、胫骨等部位使用全处方剂量照射,尤其在采用被动散射质子治疗技术时。
- 若无放疗后活检瘢痕切除计划,照射区域应包含整个活检后瘢痕。
- 术前照射时建议咨询骨科或肿瘤外科医师以定义肿瘤侵犯的高危区域[36]或首选需要保留的正常组织[26];术后同样建议咨询骨科或肿瘤外科医师以明确术后瘤床、切缘阳性和显微镜下肿瘤残留的区域。

22.3　危及器官剂量限制

- 四肢和躯干:引自 RTOG 0630[27]。
- 射线束照射方向应尽量避免
  - 肢体的全周径。
  - 肛门、外阴、阴囊、肺。
  - 肘部、膝部和胫骨等易受损部位皮肤,以及股骨头/颈部达到全处方剂量照射。
- 当肿瘤靠近以下结构时
  - 肛门部位接受 30 Gy(RBE)的体积($V30$)<50%。
  - 外阴 $V30$<50%。
  - 如果患者倾向保留生育能力,睾丸 $V3$<50%。
  - 全肺 $V20$<20%。
  - 股骨头/颈部 $V60$<5%或 Dmax=59 Gy(RBE)。
  - 任何关节(包括肩、肘、膝)的 $V50$<50%。

- 肾 $V14<50\%$。
- 肢体长轴方向(1～2 cm)皮肤和皮下组织的 $V20<50\%$。
- 承重骨 $V50<50\%$Gy(RBE),除了以下情况:
  ○ 肿瘤已侵犯这部分骨。
  ○ 肿瘤侵犯范围超过 1/4 骨周径。
  ○ 计划放疗后行手术切除这部分骨。
- 腹膜后肉瘤(引自参考文献[35])
  - 肝脏平均剂量<26 Gy(RBE)(计划残余肝)。
  - 胃和十二指肠 $V45<100\%$;$V50<50\%$,Dmax56 Gy(RBE)。
  - 一侧肾切除,残余肾 $V18<15\%$。
  - 双肾平均剂量<15 Gy(RBE),$V18<50\%$。
  - 脊髓最大剂量 50 Gy(RBE)。
  - 腹腔(小肠及大肠袋)$V15<830$ cm^3,$V45<195$ cm^3。
  - 小肠(如勾画为单个肠袢)$V15<120$ cm^3,$V55<20$ cm^3。
  - 大肠(如勾画为单个肠袢)$V60<20$ cm^3。
  - 直肠 $V50<50\%$。
  - 睾丸 ALARA:若要保留生育能力,$V3<50\%$,Dmax<18 Gy(RBE);建议对于年轻男性考虑采用精子低温保存技术。
  - 卵巢,若要保留生育能力,Dmax<3 Gy(RBE);建议对于年轻女性考虑采用卵子低温保存技术。
  - 膀胱 $V50<100\%$(如有必要)。
  - 会阴(包括肛门和外阴)$V30<50\%$。
  - 股骨头 Dmax<50 Gy(RBE),$V40<64\%$,平均剂量$<37\%$。
- 骶/脊柱脊索瘤和骨肉瘤的质子照射剂量限制(引自文献[19‐20])
  - 皮肤$\leqslant66$ Gy(RBE)。
  - 脊髓中心$\leqslant54$ Gy(RBE),脊髓表面$\leqslant63$ Gy(RBE)(受照长度$\leqslant5$ cm)。
  - 马尾神经$\leqslant70.2$ Gy(RBE),马尾神经肿瘤直接侵犯区域$\leqslant77.4$ Gy(RBE)。
  - 骶神经$\leqslant77.4$ Gy(RBE)。
  - 小肠$\leqslant50.4$ Gy(RBE),单个肠袢周长$<50\%$的照射区域$\leqslant57.6$ Gy(RBE)。
  - 大肠<66 Gy(RBE)(照射范围$<1/3$ 周长,且长度超过 5 cm)。
  - 直肠后 $1/3<77.4$ Gy(RBE),超过 5 cm 受照剂量应<70.2 Gy(RBE)。

22.4 定位、体位固定、治疗验证

- 模拟定位和治疗时应根据肿瘤所在的解剖部位选择合适的体位固定方式,如仰卧位/俯卧位、头先进/脚先进位(典型病例如下)。
- 摆位准确度应通过每天的 X 线片验证或容积成像技术进行验证。

- In-room CT 影像(如锥形束 CT)是理想的治疗验证方法。当无法使用 In-room 三维成像 CT 时,建议在治疗过程中定期对患者进行离线 CT 扫描验证,以评估解剖结构的潜在变化(如体重减轻、肿瘤增长等)及剂量分布准确性的潜在变化(见病例 4)。对于术前和根治性患者,应考虑每隔一周 CT 扫描以进行位置验证。对于术后患者,在治疗过程中应考虑至少一次重新扫描以进行位置验证(可根据临床情况进行调整)。

22.5 三维质子治疗计划

被动散射(PS)技术

- 被动散射技术是目前最常用的质子治疗技术,与后面将讨论的扫描束技术相比较,被动散射技术粒子输送速度更快、更稳定,受器官和肿瘤运动影响更小,有助于减少器官内部运动对靶区的影响。

- 在选择照射野方向上没有绝对的原则遵循;通常采用以下准则来确定最佳射线束角度:
  - 尽量避免照射重要的危及器官,应考虑重要的危及器官、射线束路径的异质性,以及因位置或填充物变化而造成的解剖学或器官运动变化。
  - 尽量采用路径长度最短和运动影响最小的射野。

- 在实际应用中,为提高治疗计划的鲁棒性和降低束流输送的不确定性,常采用两个或更多的照射野。

- 在 CTV 的远端和近端边缘,应考虑多个照射野照射范围的不确定性[如机器输送能量的波动(~1 mm)、补偿器制造(~2 mm),以及 CT Hounsfield 数转化为质子的停止功率(~CTV 的远端深度的 3.5%)],以确保靶区覆盖的完整性。远端边缘按 CTV 深度远端的 3.5%+3 mm 计算,近端边缘按 CTV 深度近端的 3.5%+3 mm 计算[28]。由于不同机构所采用的技术和方法不同,允许有 3.5%的范围误差。

- 设计补偿器时应考虑器官运动与摆位的不确定性导致的照射路径上组织密度变化(如骨头、空腔)对补偿器模糊系数(compensator smearing factor)的影响。采用黄铜孔径或多叶片准直器来改变单侧野的形状。

- 根据 ICRU 标准,治疗计划优化要求至少 95%的 CTV 接受处方剂量的照射[29][以下的软组织肉瘤病例治疗计划均使用 Varian Eclipse 11.0.30 版本的治疗计划系统(TPS),剂量计算采用 $2.5 \times 2.5 \times 2.5$ mm³ 网格]。

【病例 1】 下肢软组织肉瘤术前放疗病例:年轻女性,具有生育能力,臀部软组织肉瘤,肿瘤大小 10 cm,接受 50 Gy(RBE)剂量照射,单次照射剂量 2 Gy(RBE),分割次数 25 次。

(1)模拟定位:CT 扫描范围从 L1 至膝关节,扫描层厚 1.5 mm;真空袋体位固定,俯卧位,双臂上举置于头部上方,双腿伸直(图 22.1)。结合磁共振增强扫描。

(2)治疗计划:采用射线束路径最短和最简单的 RPO(右后斜野)、LAO(左前斜野)、LIPO(左后斜下野)三野照射计划,以最大程度保护危及器官(图 22.2);通常采用 2~3 个辐射深度最短、最均匀的照射野。

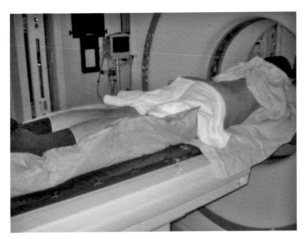

图 22.1 臀部软组织肉瘤患者俯卧位体位固定

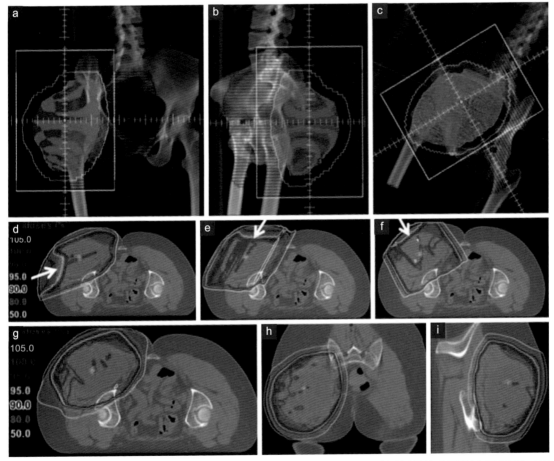

图 22.2 臀部肉瘤的三野被动散射治疗计划,采用 RPO(右后斜野)、LAO(左前斜野)、LIPO(左下斜野)三野照射。a~c.射束视野图;d~f.单野剂量分布图;g~i.轴位、矢状位、冠状位的合成剂量。橙色结构表示 CTV

（3）制订质子治疗计划时，远端应外放 7～10 mm，近端外放 3～4 mm。计划优化方案采用两个 4 in（1 in＝2.54 cm）补偿器和一个 3 in 补偿器。补偿器设计时采用 10 mm 的模糊系数（smearing factor）和 15 mm 的边界平滑系数（boarder smoothing factor）。计划评估允许 3 mm 的运动误差和摆位误差。

（4）注意避免两个或以上的照射野远端的重叠，同时需避免危及器官超过 50% 以上的剂量覆盖，特别是对于串联器官（参见第 3 章）。

（5）对于大多数肢体软组织肉瘤，被动散射（PS）或均匀扫描（US）可以取得很好的治疗结果。大多数情况下，肢体软组织肉瘤的靶区位置可能会很表浅，常常就在皮肤下方，导致治疗计划无法避开皮肤。使用被动散射（PS）或均匀扫描（US）的皮肤剂量与处方剂量相似，可能略高于光子调强放疗（IMRT）计划，与使用补偿膜的 IMRT 计划皮肤剂量相似。

（6）对于肢体软组织肉瘤而言，根据肿瘤位置，质子治疗的目的是保留未受累的骨骼、关节、正常软组织，可能用作手术皮瓣的组织，及其他邻近危及器官。由于这些部位远离靶区，可通过被动散射或扫描束实现正常组织保护。

（7）被动散射与 IMRT 剂量学比较见图 22.4。对于被动散射质子计划，非靶标累积剂量有所降低，但对于最接近靶区的邻近危及器官（如本例中同侧股骨头），虽然在低剂量区和中剂量区被动散射有优势，但由于被动散射技术通常使用的照射野较少，往往导致被动散射质子计划高剂量区体积略高于 IMRT 计划。由于质子束和光子束之间的半影相似，较少的照射野会导致剂量的适形性减低。同时，由于不确定性的存在，被动散射的计划靶区一般比 IMRT 计划大。PTV 评估如图 22.3 所示[25]。

（8）被动散射和 IMRT 计划的其他剂量学比较：如表 22.2 所示[30]，腹膜后和腹腔内肉瘤，三维适形放疗（3D-CRT）、IMRT 及应用被动散射技术的三维质子放疗（3D-PT）的剂量学研究结果显示，在保证相似靶区剂量时，三维质子放疗明显降低邻近危及器官的体积剂量和平均剂量。

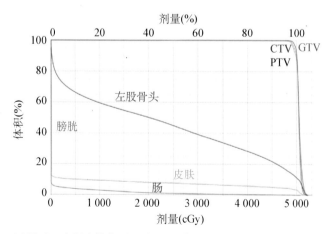

图 22.3　病例 1 的靶区和危及器官的累积剂量-体积直方图
（臀部肉瘤的三野被动散射治疗计划）

肉瘤质子治疗

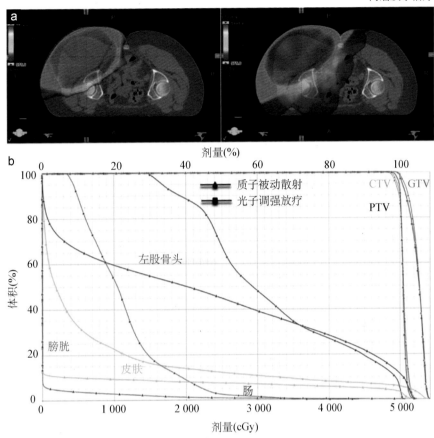

图 22.4 病例 1 臀部肉瘤的 3D-PT 与 IMRT 剂量学比较：剂量分布比较（a）与 DVH 比较（b）

表 22.2 腹膜后和腹腔内肉瘤 IMRT 和 3D-PT 治疗比较（引自参考文献[30]）

		IMRT	3D PT	T test（P 值）
适形指数		0.751(0.675～0.820)	0.691(0.555～0.759)	0.051 9
小肠	平均 $V15$	52.15%(15.8～71.4)	16.4%(8.1～36.9)	0.000 5
	平均 $V45$	4.65%(0.8～28.4)	6.3%(2～13.2)	0.999 9
肾脏（同侧）	平均剂量	34.1(4.7～52.7)	22.5(0～53.3)	0.216 0
	$V5$	98.5%(15.9～100)	58.7%(0.2～100)	0.311 9
	$V10$	85.2%(11.6～100)	57.6%(0～100)	0.327 0
	$V20$	75.3%(7.9～100)	55.5%(0～100)	0.444 3
肾脏（对侧）	平均剂量	6.4(0～17.0)	0(0～1.4)	0.032 0
	$V5$	49.9%(0～100)	0(0～8.2)	0.049 3
	$V10$	11.5%(0～66.8)	0(0～4.8)	0.191 6
	$V20$	0(0～28.6)	0(0～1.6)	0.980 0
肝脏	平均剂量	15.7(2.3～26.8)	2.4(0～23.8)	0.016 1
累积剂量	平均（J）	400(205～587)	126(40～209)	0.016 1

注：剂量单位：Gy（IMRT）和 Gy（RBE）（质子）。
$V5$：接受 5 Gy 剂量照射的体积，J＝焦耳。

【病例2】 上肢/胸部肉瘤术前放疗：63岁男性，右侧胸大肌肩下高级别多形性肉瘤（cT2bN0M0G3），6周期新辅助化疗，外照射处方剂量50 Gy（RBE），单次照射剂量2 Gy（RBE），分割次数25次。

（1）模拟定位：CT扫描范围从顶点到横膈膜，扫描层厚1.5 mm；真空袋体位固定，仰卧位，膝下枕垫固定，头向左偏，左臂伸直置于体侧，右臂叉腰（图22.5）。联合磁共振增强扫描。

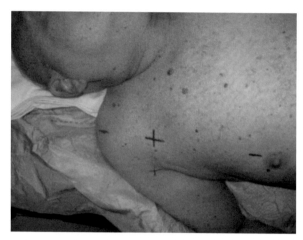

图22.5 上肢/胸段肉瘤术前放疗病例摆位及体位固定

（2）治疗计划：采用被动散射两野照射计划，选择最短、最简单的射束路径的LAO（左前斜野）和RSAO（右前斜上野），以最大程度保留肩部、下颈部和胸部的危及器官（图22.6）。计划注意事项同上述案例。

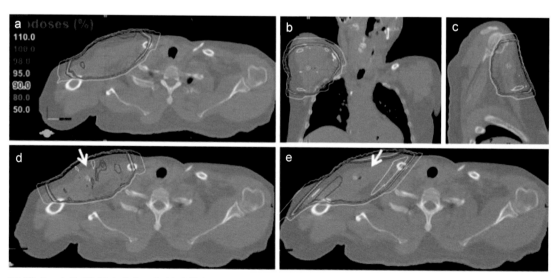

图22.6 上肢/胸部肉瘤的双野被动散射治疗计划，采用LAO（左前斜野）和RSAO（右后前斜野）双野照射。a、b、c.分别为轴位、矢状位和冠状位合成剂量；d、e.单野剂量分布

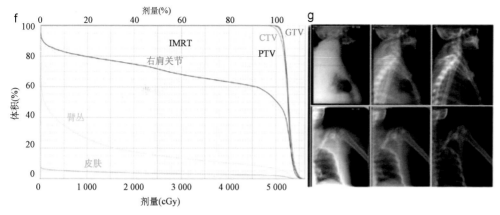

图 22.6（续）　f. DVH 图；g.每日代表性 kV IG 技术

【病例3】　下肢肉瘤术前放疗：18 岁女性，膝关节内侧/大腿远端黏液样脂肪肉瘤，外照射处方剂量 50 Gy（RBE），单次照射剂量 2 Gy（RBE），分割次数 25 次。

（1）模拟定位：CT 扫描范围从骨盆到膝关节，扫描层厚 1.5 mm；真空垫体位固定，仰卧位，膝关节内收，略抬高置于真空袋上（图 22.7）。联合磁共振增强扫描。

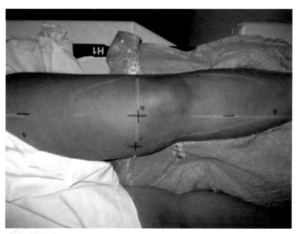

图 22.7　肢体（膝关节内侧/大腿远端）肉瘤术前放疗病例
仰卧位摆位及体位固定

（2）治疗计划：采用被动散射两野照射计划，选择射束路径最短、最简单的 LAO（左前斜野）和 RAO（右前斜野），以最大程度保护膝关节、血管、正常软组织（图 22.8）。计划注意事项同上述案例。

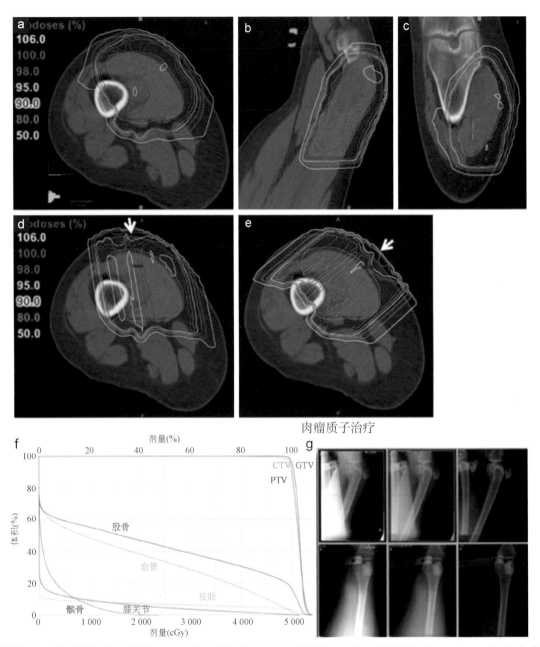

图 22.8 下肢/膝关节肉瘤双野被动散射治疗计划,采用左前斜野和右前斜野双野照射。a、b、c.轴位、矢状位和冠状位的合成剂量;d、e.单野剂量分布图;f. DVH;g.每日代表性 kV IG 技术

22.6 笔形束扫描技术

- 笔形束扫描有助于实现单野照射时质子治疗在三维方向上的剂量适形性。

- 与被动散射相比,笔形束扫描具有更好的靶区剂量适形性的优势,尤其是对于照射距离近、照射野大的肿瘤,可减少中子剂量,且无需准直器和补偿器。由于无需使用补偿器,笔形束扫描的远端和近端边缘将比被动散射均缩短 2 mm。

- 根据治疗计划最优化方法,笔形束扫描计划分为两类:
  - 单野优化或单野均匀剂量优化——基于特定照射野的优化。优化的目标是每个照射野均匀地覆盖整个靶区(由于邻近/重叠危及器官的剂量限制,在实际治疗时,剂量均匀性要求会放宽)。当危及器官邻近射线束时,危及器官的保护将受到限制(参见第 3 章)。
  - 多野优化(MFO 或 IMPT)——这一类别剂量优化方式对单个治疗野没有特殊要求。相反,该优化方式将所有照射野组合在一起,进行共同优化,从而保证靶区剂量覆盖,以及危及器官的剂量限制。例如,每个调强照射野可能只覆盖到一部分靶区,而所有照射野的组合则可覆盖全部靶区(参见第 3 章)。
- 在相同的治疗野和几何形状下,单野优化通常可能克服射束输送过程中的不确定性,从而比多野优化更稳定;而多野优化在某些特定临床情况下则可能更好地保护危及器官(图 22.9j)。在笔形束扫描技术更成熟前,通常推荐采用单野优化,多野优化仅适用于临床上认为有必要的病例。多野优化常与单野优化或 IMRT 联合使用,作为多模式治疗的一部分[31]。
- 一种简单且被广泛接受的提高单野优化稳定性的方法是使用多个照射野。采用角间距越大的多个照射野,能减少相对生物效应范围的不确定性和潜在的不确定性影响。另外,由于不同照射野存在不同的剂量分布冷热点位置,通过不同照射野的相互作用和影响,可克服剂量分布的异质性。
- 单野优化和多野优化均可以采用同步加量方法,以提高局部剂量。
- 当靶区大小大于笔形束扫描照射野大小时,针对相邻照射野采用梯度剂量匹配法,可简便、安全地覆盖整个靶区,且不需要改变匹配线[32]。

【病例 4】 腹膜后肉瘤术后放疗:61 岁女性,左侧腹膜后肉瘤 s/p 切除,多点手术切缘阳性,同侧肾保留,外照射处方剂量 63 Gy(RBE),单次剂量 1.8 Gy(RBE),分割次数 35 次。

(1)模拟定位:采用 4D-CT 扫描,扫描范围从横膈膜至骨盆,扫描层厚 1.5 mm,仰卧位,真空袋上体位固定。联合磁共振增强扫描。

(2)治疗计划:对于内靶区(ITV)和 HRITV,采用后野(PO)和左后斜野(LPO)的笔形束扫描双野照射技术,通过单野优化放射技术以保留邻近的肠、肾及其他危及器官(图 22.9)。

(3)第 7 次照射时的验证扫描显示,临床靶区剂量覆盖范围在计划覆盖范围的 1% 以内,所有危及器官受照剂量与治疗计划相同或低于治疗计划;术后体重明显增加降低了计划靶区覆盖(图 22.10)。

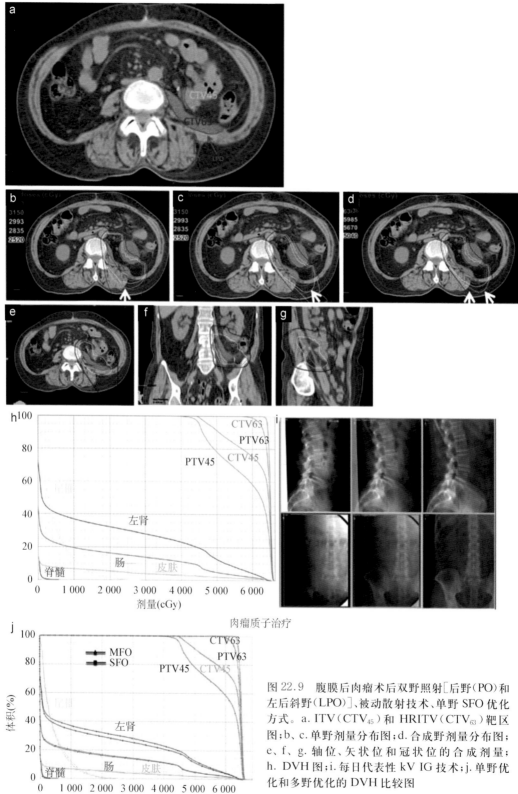

图 22.9　腹膜后肉瘤术后双野照射［后野（PO）和左后斜野（LPO）］、被动散射技术、单野 SFO 优化方式。a. ITV（CTV$_{45}$）和 HRITV（CTV$_{63}$）靶区图；b、c. 单野剂量分布图；d. 合成野剂量分布图；e、f、g. 轴位、矢状位和冠状位的合成剂量；h. DVH 图；i. 每日代表性 kV IG 技术；j. 单野优化和多野优化的 DVH 比较图

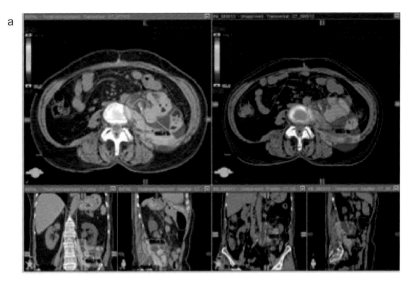

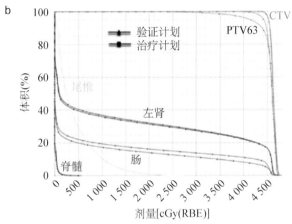

图 22.10　腹膜后肉瘤术后初始计划和验证计划的剂量学比较：代表性剂量分布(a)和 DVH 比较图(b)

【病例 5】　骨盆脊索瘤根治性放疗：46 岁女性，骶骨脊索瘤。经多学科讨论，患者因有保留肠和膀胱的意愿而拒绝手术，外照射处方剂量 77.4 Gy(RBE)，单次剂量 1.8 Gy(RBE)，分割次数 43 次。采用 $CTV_{50.4}$(GTV+2 cm)、$CTV_{70.4}$(GTV+0.5 cm)、$CTV_{77.4}$(仅 GTV)三程计划。靶区尽可能避开邻近危及器官。在进行 CT 模拟定位之前，通过外科手术植入了一个间隔膜，以使小肠与肿瘤间保留一定距离(图 22.11)。

（1）模拟定位：采用 3D-CT 扫描整个骨盆，CT 扫描层厚 1.5 mm，仰卧位，真空垫体位固定。联合磁共振增强扫描。

（2）治疗计划：对于 $CTV_{50.4}$ 和 $CTV_{70.4}$，采用了三野(PA、LPO、RPO)照射、笔形束扫描技术、单野优化方式(图 22.11)。对于 $CTV_{77.4}$，为获得最佳的肠道保护，选择单野 PA 野照射(图 22.11)，采用特定的质子 PTV 外放边界以避免治疗计划的不确定性。

- 在使用单一射束的情况下，必须确保对照射范围的不确定性作出补偿，同时注意照射野末端可能存在相对生物效应增加的现象。
- 照射范围的不确定性取决于邻近靶区组织的穿透深度和解剖稳定性，例如，肿瘤退缩和

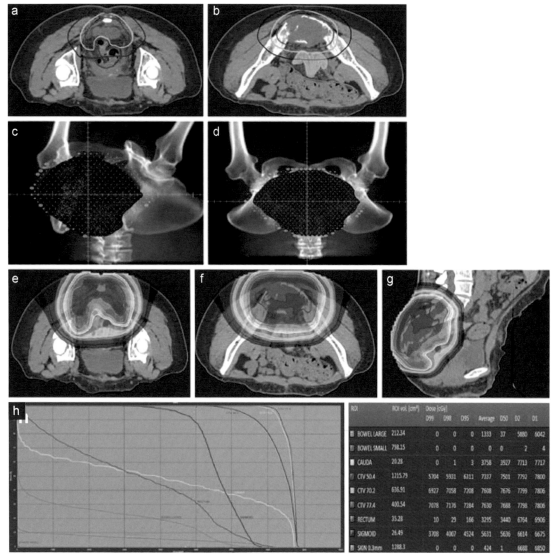

图 22.11　三程计划靶区勾画包括：$CTV_{50.4}$（蓝色）= GTV + 2 cm，$CTV_{70.4}$（绿色）= GTV + 0.5 cm，$CTV_{77.4}$（红色）= 仅 GTV（a 和 b）。手术放置的间隔膜以粉色（b）显示；左后斜野（LPO）（c）和前后野（PA）（d）的 CTV50.4 射束视野图以蓝色显示；笔形束扫描叠加点以橙色显示。e、f、g 为笔形束扫描单野优化计划的剂量分布图，h 为 DVH 图。降低 $CTV_{77.4}$ 靶区覆盖面积以限制直肠和肠道剂量。间隔膜的放置明显限制了小肠剂量

摆位的不确定性。

- 稳定性优化在计算中将允许一定程度的靶区范围和摆位的不确定性，这些不确定性可以通过对治疗射线束的稳定性分析来评估。然而，解剖变化必须在治疗过程中使用容积成像进行评估。对于位置较表浅的靶区，照射范围的不确定性通常较小。
- 对于这个病例，在三野照射治疗时允许 0.5 cm 的摆位误差和 3.5% 的照射范围误差。对于单野前后照射时，允许 0.6 cm 的摆位误差和 3.5% 照射范围误差。射野末端的相

对生物效应可以通用蒙特卡罗技术模拟获得。

22.7 展望

粒子射线调强放疗技术（IMPT）

- 在使用和探索 IMPT 的早期阶段，针对高危复发区域边缘的靶区勾画。
- 与光子调强放疗（IMRT）一样，IMPT 在制订计划上比单野优化（SFO）具有更好的灵活性和剂量调整性。通过不同入射角度的多个照射野，IMPT 能更好地保护危及器官，特别是那些重叠的靶区。
- 单纯使用 IMPT 的主要问题是降低了治疗计划的鲁棒性。通过将稳定性直接集成到优化阶段或通过对 IMPT 优化启动条件的操作（稳定优化和多准则优化[33]），发挥 IMPT 的灵活性，以使治疗计划更稳定，从而降低由于照射范围的不确定性、摆位误差和器官运动所造成的对计划的影响[34]（图 22.12）。

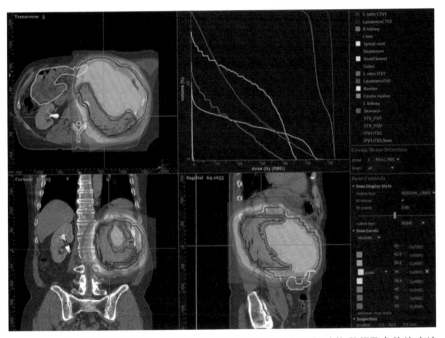

图 22.12　腹膜后平滑肌肉瘤，针对高危复发区域后缘行剂量提升的 IMPT 术前放疗计划。临床靶区的平均照射剂量 50.4 Gy（RBE），高危复发区域后缘照射剂量为 60.2 Gy（RBE）（引自参考文献[34]）

（黄清廷　译，章青　审校）

────────── 参考文献 ──────────

1. Siegel RL, Miller KD, Jemal A. Cancer statistics, 2016. CA Cancer J Clin. 2016;66(1):7-30.

2. Lawrence W Jr, Donegan WL, Natarajan N, Mettlin C, Beart R, Winchester D. Adult soft tissue sarcomas. A pattern of care survey of the American College of Surgeons. Ann Surg. 1987;205(4):349-59.

3. Doyle LA. Sarcoma classification: an update based on the 2013 World Health Organization Classification of Tumors of Soft Tissue and Bone. Cancer. 2014;120(12):1763-74.

4. Christie-Large M, James SL, Tiessen L, Davies AM, Grimer RJ. Imaging strategy for detecting lung metastases at presentation in patients with soft tissue sarcomas. Eur J Cancer. 2008;44(13):1841-5.

5. Johannesmeyer D, Smith V, Cole DJ, Esnaola NF, Camp ER. The impact of lymph node disease in extremity soft-tissue sarcomas: a population-based analysis. Am J Surg. 2013;206(3):289-95. https://doi.org/10.1016/j.amjsurg.2012.10.043. Epub 2013 Jun 24 PubMed

6. Rosenberg SA, Tepper J, Glatstein E, Costa J, Baker A, Brennan M, DeMoss EV, Seipp C, Sindelar WF, Sugarbaker P, Wesley R. The treatment of soft-tissue sarcomas of the extremities: prospective randomized evaluations of (1) limb-sparing surgery plus radiation therapy compared with amputation and (2) the role of adjuvant chemotherapy. Ann Surg. 1982;196(3):305-15.

7. Haas RL, Delaney TF, O'Sullivan B, Keus RB, Le Pechoux C, Olmi P, Poulsen JP, Seddon B, Wang D. Radiotherapy for management of extremity soft tissue sarcomas: why, when, and where? Int J Radiat Oncol Biol Phys. 2012;84(3):572-80.

8. McGee L, Indelicato DJ, Dagan R, Morris CG, Knapik JA, Reith JD, Scarborough MT, Gibbs CP, Marcus RB Jr, Zlotecki RA. Long-term results following postoperative radiotherapy for soft tissue sarcomas of the extremity. Int J Radiat Oncol Biol Phys. 2012;84(4):1003-9.

9. https://clinicaltrials.gov/ct2/show/NCT01344018?term= NCT01344018&rank= 1. Accessed 24 June 2016.

10. Tzeng CW, Fiveash JB, Popple RA, Arnoletti JP, Russo SM, Urist MM, Bland KI, Heslin MJ. Preoperative radiation therapy with selective dose escalation to the margin at risk for retroperitoneal sarcoma. Cancer. 2006;107(2):371-9.

11. https://clinicaltrials.gov/ct2/show/NCT01659203?term= NCT01659203&rank= 1. Accessed 24 June 2016.

12. Davis AM, O'Sullivan B, Turcotte R, Bell R, Catton C, Chabot P, Wunder J, Hammond A, Benk V, Kandel R, Goddard K, Freeman C, Sadura A, Zee B, Day A, Tu D, Pater J, Canadian Sarcoma Group; NCI Canada Clinical Trial Group Randomized Trial. Late radiation morbidity following randomization to preoperative versus postoperative radiotherapy in extremity soft tissue sarcoma. Radiother Oncol. 2005;75(1):48-53.

13. Gustafson P, Dreinhöfer KE, Rydholm A. Soft tissue sarcoma should be treated at a tumor center. A comparison of quality of surgery in 375 patients. Acta Orthop Scand. 1994;65(1):47-50.

14. Pervaiz N, Colterjohn N, Farrokhyar F, Tozer R, Figueredo A, Ghert M. A systematic meta-analysis of randomized controlled trials of adjuvant chemotherapy for localized resectable soft-tissue sarcoma. Cancer. 2008;113(3):573-81.

15. Pisters PW, Pollock RE, Lewis VO, Yasko AW, Cormier JN, Respondek PM, Feig BW, Hunt KK, Lin PP, Zagars G, Wei C, Ballo MT. Long-term results of prospective trial of surgery alone with selective use of radiation for patients with T1 extremity and trunk soft tissue sarcomas. Ann Surg. 2007;246(4):675-81. discussion 681-2

16. Kepka L, DeLaney TF, Suit HD, Goldberg SI. Results of radiation therapy for unresected soft-tissue sarcomas. Int J Radiat Oncol Biol Phys. 2005;63(3):852-9.

17. Weber DC, Rutz HP, Bolsi A, Pedroni E, Coray A, Jermann M, Lomax AJ, Hug EB, Goitein G. Spot scanning proton therapy in the curative treatment of adult patients with sarcoma: the Paul Scherrer institute experience. Int J Radiat Oncol Biol Phys. 2007;69(3):865-71.

18. Guttmann DM, Frick MA, Carmona R, Deville Jr C, Levin WP, Berman AT, Chinniah C, Hahn SM, Plastaras JP, Simone II CB. A prospective study of proton reirradiation for recurrent and secondary soft tissue sarcoma. Radiother Oncol. 2017 Aug;124(2):271-276.

19. DeLaney TF, Liebsch NJ, Pedlow FX, et al. Phase II study of high-dose photon/proton radiotherapy in the management of spine sarcomas. Int J Radiat Oncol Biol Phys. 2009;74:732-9.

20. Rotondo RL, Folkert W, Liebsch NJ, et al. High-dose proton-based radiation therapy in the management of spine chordomas: outcomes and clinicopathological prognostic factors. J Neurosurg Spine. 2015;23:788-97.

21. Noël G, Habrand JL, Jauffret E, de Crevoisier R, Dederke S, Mammar H, Haie-Méder C, Pontvert D, Hasboun D, Ferrand R, Boisserie G, Beaudré A, Gaboriaud G, Guedea F, Petriz L, Mazeron JJ. Radiation therapy for chordoma and chondrosarcoma of the skull base and the cervical spine. Prognostic factors and patterns of failure. Strahlenther Onkol. 2003;179(4):241-8.

22. Ciernik IF, Niemierko A, Harmon DC, Kobayashi W, Chen YL, Yock TI, Ebb DH, Choy E, Raskin KA, Liebsch N, Hornicek FJ, Delaney TF. Proton-based radiotherapy for unresectable or incompletely resected osteosarcoma. Cancer. 2011;117(19):4522-30.

23. Kamada T, Tsujii H, Blakely EA, Debus J, De Neve W, Durante M, Jäkel O, Mayer R, Orecchia R, Pötter R, Vatnitsky

S, Chu WT. Carbon ion radiotherapy in Japan: an assessment of 20 years of clinical experience. Lancet Oncol. 2015;16 (2):e93-e100.

24. Sugahara S, Kamada T, Imai R, Tsuji H, Kameda N, Okada T, Tsujii H, Tatezaki S, Working Group for the Bone and Soft Tissue Sarcomas. Carbon ion radiotherapy for localized primary sarcoma of the extremities: results of a phase I/II trial. Radiother Oncol. 2012;105(2):226-31.

25. ICRU. ICRU Report 78. Prescribing, recording, and reporting proton-beam therapy. J ICRU. 2007;7(2). doi:https://doi.org/10.1093/jicru/ndm021

26. O'Sullivan B, Griffin AM, Dickie CI, Sharpe MB, Chung PW, Catton CN, Ferguson PC, Wunder JS, Deheshi BM, White LM, Kandel RA, Jaffray DA, Bell RS. Phase 2 study of preoperative image-guided intensity-modulated radiation therapy to reduce wound and combined modality morbidities in lower extremity soft tissue sarcoma. Cancer. 2013;119 (10):1878-84.

27. Wang D, Zhang Q, Eisenberg BL, Kane JM, Li XA, Lucas D, Petersen IA, DeLaney TF, Freeman CR, Finkelstein SE, Hitchcock YJ, Bedi M, Singh AK, Dundas G, Kirsch DG. Significant reduction of late toxicities in patients with extremity sarcoma treated with image-guided radiation therapy to a reduced target volume: results of radiation therapy oncology Group RTOG-0630 Trial. J Clin Oncol. 2015;33(20):2231-8.

28. Moyers MF, Miller DW, Bush DA, et al. Methodologies and tools for proton beam design for lung tumors. Int J Radiat Oncol Biol Phys. 2001;49(5):1429-38.

29. ICRU. Prescribing and reporting photon beam therapy. Report 62. Washington, D.C.: International Commission on Radiation Units and Measurements; 1999.

30. Swanson EL, Indelicato DJ, Louis D, Flampouri S, Li Z, Morris CG, Paryani N, Slopsema R. Comparison of three-dimensional (3D) conformal proton radiotherapy (RT), 3D conformal photon RT, and intensity-modulated RT for retroperitoneal and intra-abdominal sarcomas. Int J Radiat Oncol Biol Phys. 2012;83(5):1549-57.

31. Lomax AJ. Intensity modulated proton therapy and its sensitivity to treatment uncertainties 2: the potential effects of inter-fraction and inter-field motions. Phys Med Biol. 2008;53(4):1043-56.

32. Lin H, Ding X, Kirk M, Liu H, Zhai H, Hill-Kayser CE, Lustig RA, Tochner Z, Both S, McDonough J. Supine craniospinal irradiation using a proton pencil beam scanning technique without match line changes for field junctions. Int J Radiat Oncol Biol Phys. 2014;90(1):71-8.

33. Albertini F, Hug EB, Lomax AJ. The influence of the optimization starting conditions on the robustness of intensity-modulated proton therapy plans. Phys Med Biol. 2010;55(10):2863-78.

34. DeLaney TF, Haas RL. Innovative radiotherapy of sarcoma: proton beam radiation. Eur J Cancer. 2016;62:112-23.

35. Baldini EH, Wang D, Haas RL, Catton CN, Indelicato DJ, Kirsch DG, Roberge D, Salerno K, Deville C, Guadagnolo BA, O'Sullivan B, Petersen IA, Le Pechoux C, Abrams RA, DeLaney TF. Treatment guidelines for preoperative radiation therapy for retroperitoneal sarcoma: preliminary consensus of an International Expert Panel. Int J Radiat Oncol Biol Phys. 2015;92(3):602-12.

36. Baldini EH, Bosch W, Kane JM III, Abrams RA, Salerno KE, Deville C, Raut CP, Petersen IA, Chen YL, Mullen JT, Millikan KW, Karakousis G, Kendrick ML, DeLaney TF, Wang D. Retroperitoneal sarcoma (RPS) high risk gross tumor volume boost (HR GTV boost) contour delineation agreement among NRG sarcoma radiation and surgical oncologists. Ann Surg Oncol. 2015;22(9):2846-52.

23

纵隔淋巴瘤
Mediastinal Lymphoma

Bradford S. Hoppe, Stella Flampouri, Christine Hill-Kayser, John P. Plastaras

23.1 引言

- 霍奇金淋巴瘤(Hodgkin lymphoma，HL)是一种罕见肿瘤，在美国每年仅 9 000 新发病例[1]；然而，HL 是 15～19 岁青少年和年轻人中最常见的恶性肿瘤[2]。放射治疗目前为早期结节性淋巴细胞为主型 HL 的主要治疗手段，亦是早期经典型 HL 和体积较大的纵隔Ⅲ/Ⅳ期 HL 患者化疗后的巩固治疗手段，同时也作为化疗后退缩缓慢病灶的治疗手段。60%～70%的 HL 累及纵隔，30%的 HL 患者疗程中会接受放疗[3]。

- 非霍奇金淋巴瘤(non-Hodgkin lymphoma，NHL)是由 100 多种亚型组成的疾病类型。美国每年新诊断约 66 000 例[1]。原发性纵隔大 B 细胞淋巴瘤(primary mediastinal large B-cell lymphoma，PMLBCL)起源于胸腺 B 细胞，占所有弥漫性大 B 细胞淋巴瘤的 7%或 NHL 的 2.4%[4]。PMLBCL 通常发生于年轻(30 多岁)患者，女性多于男性(3∶2)[5]。

- HL 的标准治疗包括化疗和放疗，放疗需包括早期疾病的所有初始受累部位和Ⅲ/Ⅳ期疾病的巨大纵隔占位或化疗后退缩缓慢的部位。PMLBCL 通常不采用放疗，而仅使用单纯 R-EPOCH 方案化疗(利妥昔单抗、依托泊苷、泼尼松、硫酸长春新碱、环磷酰胺和盐酸多柔比星)即可产生良好疗效；而采用 R-CHOP 方案化疗(利妥昔单抗、环磷酰胺、

B. S. Hoppe (✉) · S. Flampouri
Department of Radiation Oncology, University of Florida College of Medicine,
2000 SW Archer Road, Gainesville, FL 33710, USA
e-mail: bhoppe@floridaproton.org

C. Hill-Kayser · J. P. Plastaras
Department of Radiation Oncology, University of Pennsylvania Perelman School of
Medicine, Philadelphia, PA, USA

© Springer International Publishing Switzerland 2018
N. Lee et al. (eds.), *Target Volume Delineation and Treatment Planning for Particle Therapy*, Practical Guides in Radiation Oncology, https://doi.org/10.1007/978-3-319-42478-1_23

盐酸多柔比星、硫酸长春新碱和泼尼松）则需要巩固性放疗。

- 基于良好的疗效和发病年龄较轻，PMLBCL 和 HL 治疗后的幸存者预期生存可达数十年。因此，根治性治疗带来的晚期副作用成为他们一个重要问题。最近的试验致力于在不影响治愈效果的基础上减少晚期并发症。

- 目前临床上质子射线治疗已被用于 HL 和 NHL，尤其是纵隔淋巴瘤的治疗。纵隔淋巴瘤患者因接受蒽环类药物化疗和心脏受到照射，存在显著的心脏毒性以及治疗数十年后出现放疗诱发的第二肿瘤的风险，后者包括乳腺癌、肺癌、甲状腺癌和肉瘤等。

- 危及器官放射治疗剂量的增加与所报道的几乎所有晚期不良反应风险的升高相关，甲状腺癌（峰值为 15～20 Gy）除外[6, 7]。因此，危及器官受量一直是预测晚期毒性风险的最佳替代指标。

- 多项比较质子射线治疗、光子射线调强放射治疗和三维适形放射治疗（3D-CRT）的剂量学研究，结果均证明了质子射线治疗能最大限度降低危及器官的剂量[8-12]。表 23.1 显示了美国佛罗里达大学健康质子治疗研究所（University of Florida Health Proton Therapy Institute）进行的一项前瞻性研究的数据。在该项研究中，所有入组的 20 例患者均获得了质子射线治疗相对于光子 3D-CRT 或 IMRT 在照射剂量分布上的获益[13]。

- 早期的疾病特异性结果支持质子射线治疗在 HL 和 NHL 中的应用，其疗效与光子 IMRT 或 3D-CRT 相似，但未发现任何 3 级或以上的治疗相关毒性反应[13-15]。尽管目前对接受质子射线治疗的淋巴瘤患者的晚期效应评估的随访尚不成熟，但来自非淋巴瘤患者的临床数据已证实使用质子射线治疗代替光子放疗时可降低继发性癌症的风险[16]。

表 23.1　美国佛罗里达大学健康质子射线治疗研究所 HL01 前瞻性研究的 20 例入组患者不同治疗技术的危及器官受量

参数指标	三维适形放射治疗	调强放射治疗	质子射线放射治疗
心脏（平均剂量）	16.5 Gy（RBE）	12.3 Gy（RBE）	8.9 Gy（RBE）
肺（平均剂量）	11.6 Gy（RBE）	9.8 Gy（RBE）	7.1 Gy（RBE）
乳腺（平均剂量）	6.3 Gy（RBE）	6.0 Gy（RBE）	4.3 Gy（RBE）
甲状腺（平均剂量）	19.3 Gy（RBE）	17.7 Gy（RBE）	15.8 Gy（RBE）
食管（平均剂量）	20.3 Gy（RBE）	16.4 Gy（RBE）	13.4 Gy（RBE）
全身（积分剂量）	123 J	104 J	54 J

23.2　模拟定位、靶区勾画和放疗处方

- 患者模拟定位和治疗时的体位固定需根据患者年龄、性别、疾病分布和化疗前 PET/CT 扫描时的体位进行个体化定制。须特别注意确定手臂和颈部的位置。

- 由于对化疗的良好反应，多数患者在初诊时所显示的所有受累病灶可能在模拟定位时

均已获完全缓解。使用累及野放射治疗(ISRT)的现代放射治疗计划需与化疗前影像恰当融合,以确定受累的初始部位[17]。当图像融合不良时,需采用较大的临床靶区体积(CTV)扩展以包含不确定性;而当融合较准确时,则仅需较小的外扩。当疾病累及腋窝、锁骨上和(或)锁骨下区域时,手臂的位置(位于头部上方、叉腰或体侧)会极大地影响模拟定位 CT 与化疗前图像的融合。这种不确定性及随之而来的更大的 CTV 可能导致乳腺和肺的剂量增加。当腋窝未受累时,手臂放置位置相对不重要。

- 胸部放射治疗时,根据不同的疾病分布模式,可将手臂置于头部上方以向上和向内侧牵拉乳房,并牵拉腋窝和锁骨下区域至肺部上方,该体位有助于减少肺的剂量。当考虑用水平野治疗时,手臂置于头部上方可避免射束通过手臂。但该体位可能导致患者不适,并可能会降低其可重复性,故需要更大边界来补偿摆位误差及其对质子射程不确定性的影响。对患者而言,更舒适和可重复的体位是双臂置于身体两侧或叉腰。这个位置可使乳房向下和外侧下垂,在某些情况下可减少乳腺组织接受的辐射量。在光子放疗中使用的角板(angle boards),旨在使乳房和心脏向下移动,理论上亦可应用于质子临床治疗。当颈部和纵隔区域都需要治疗时,可使用 Aquaplast 面罩改善颈部相对于纵隔位置的重复性。必须常规使用相应的固定装置以保持患者在照射中的体位。

- 所有患者均应接受平扫与增强的模拟 CT 扫描,以帮助识别感兴趣区。当肿瘤累及纵隔或腹部时,治疗可能受呼吸运动影响,因此,需四维 CT 扫描以确定呼吸运动和适当的受累肿瘤体积(ITV)边界,或可采用深吸气屏气(DIBH)技术用于减少纵隔随呼吸的运动。此外,DIBH 还可以拉长纵隔,把肺和心脏推离上纵隔,在某些病例中可降低危及器官受量[18, 19]。

- 靶区勾画见表 23.2,危及器官剂量限制见表 23.3。

表 23.2　累及部位放疗(ISRT)的勾画指南

	根治性 ISRT	巩固性 ISRT	巨大肿块的巩固性 ISRT
GTV(化疗前)	PET/CT 和计划模拟 CT 所见大体病灶	化疗前 PET/CT 扫描所见大体病灶	化疗前 PET/CT 扫描所见巨大病灶及其邻近相连的病变
GTV(化疗后)	不适用	CT 模拟时所见的残留病灶,PET 阴性或 PET 阳性	CT 模拟时所见的残留病灶,PET 阴性或 PET 阳性
CTV	GTV＋2～4 cm 边界,但限于淋巴结区域内,以覆盖亚临床疾病部位	化疗后 GTV＋外扩边界以包括化疗前 GTV 部位(考虑正常组织和 OAR 边界,即若肺未受累,请勿将 CTV 扩展至肺内)＋图像融合(化疗前影像和模拟 CT)不确定性边界＋亚临床病灶边界(即在 5 cm 范围内的 2 个受累部位之间未受累的淋巴结区域)	化疗后 GTV＋外扩边界以包括化疗前 GTV 部位(考虑正常组织和 OAR 边界,即若肺未受累,请勿将 CTV 扩展至肺内)＋图像融合(化疗前影像和模拟 CT)不确定性边界＋亚临床病灶边界(即在 5 cm 范围内的 2 个受累部位之间未受累的淋巴结区域)。如果可能导致 OAR 过度照射,则可以将附近化疗后退缩良好的非大肿块区域除外

续　表

	根治性 ISRT	巩固性 ISRT	巨大肿块的巩固性 ISRT
ITV	CTV＋呼吸运动边界(0～2 cm)或＋DIBH 技术下屏气不确定性边界		
PTV	ITV＋摆位不确定性边界(0.3～1.5 cm)		

表 23.3　使用质子射线放射治疗纵隔淋巴瘤时对危及器官的剂量限制推荐

危及器官	推荐的剂量限制
心脏	平均剂量＜15 Gy(RBE)，尽量减小左前降支、左心室、瓣膜的剂量
双肺	平均剂量＜15 Gy(RBE)，$V20<30\%$
甲状腺	平均剂量＜15 Gy(RBE)
乳腺	尽量减小 $V4$

注：上述建议引用并改编自包括美国斯坦福和佛罗里达州立大学医院在内的多个肿瘤治疗中心共同接受的光子调强放射治疗计划。随着更多数据的积累，这些限量将继续调整优化。在实践中，治疗计划时应尽最大努力降低所有正常组织的照射剂量，同时尽可能提高肿瘤靶区的覆盖。

- 在光子或质子射线治疗中，纵隔淋巴瘤的放射剂量较低（HL 20～40 Gy；PMLBCL 30～45 Gy）。光子治疗应尝试完全覆盖 PTV。然而，在质子射线治疗中，几何形状并不等同于剂量形状，因此即使采用更大的边界，作为几何概念的 PTV 无法确保靶区的覆盖。通常我们尝试实现 PTV $D95=100\%$ 和 PTV $V95=100\%$；但是考虑到危及器官剂量，PTV $D95>95\%$ 也可以接受。此外，当相邻危及器官剂量限制受到影响时，ISRT 指南允许减小 CTV。

23.3　被动散射治疗的计划

- 淋巴瘤 ISRT 采用被动散射（PS）质子射线治疗的目标，是在确保靶区照射剂量的基础上，减少正常组织的积分剂量（integral dose）。由于靶区的大小和异质性，包括许多不同大小、形状和位置的不连续的亚体积，治疗计划在技术上具有挑战性。质子射线 PS 技术的局限性包括最大射野尺寸较小和近端剂量与靶区的适形性差。相对于笔形束扫描（PBS）技术，PS 技术的优势包括提高因患者和靶区运动所致不确定性的计划鲁棒性。
- 由于在侧向和沿射束方向的质子不确定性是非共面的，PS 质子射线治疗计划的通用策略是将 CTV 或 ITV（如适用）设定为靶区（而非光子常用的 PTV）。根据呼吸和心脏运动对靶区位置的影响以及所使用的运动限制技术，CTV 内部运动（internal CTV motion）边界应包含于 ITV 中。
- 商业化治疗计划系统允许根据不同射束方向之质子射程（远端和近端）的不确定性设定边界。各治疗中心可使用其公式计算质子固有的射程不确定性，如 Moyers 等[20] 所描述的。沿射野方向的质子射线边界考虑了豪氏值相对阻止本领的转换、射线投递的可重复性、治疗计划系统的调试精度以及补偿器的设计和切割打磨等。摆位误差对质子射程的影响通过射程补偿器模糊（变薄）予以补偿[21]。

- 为避免在射野侧向上的靶区漏射，准直器的半影边界需根据 PTV 或 CTV 外加合适的边界以补偿摆位误差来设置。尽管目前仍无法直观地看到基于每个质子射束特定的治疗计划体积，但可在垂直和沿着每个射束的方向设置适当边界以确保靶区覆盖。

- 沿 SOBP 存在潜在的相对生物学效应变化，由此引起的不确定性可通过使用多射野照射予以减少。周期性射程边界变距（feathering）技术也可用于减少潜在的射程末端高生物学效应。

- 由于纵隔淋巴瘤可累及纵隔的不同部位，如前纵隔、上纵隔和/或后纵隔，因此治疗计划不能采用简单的单一原则。通用的射束选择原则包括：
  - 使用多射束治疗靶区的同一部分。
  - 优先选择路径较短的射束。
  - 若靶区深度变化明显，则使用接野技术。
  - 周期性采用射程边界变距，以降低接野处的不均匀性。
  - 不使用穿过心脏的射束。

- 图 23.1 显示了一例前纵隔肿瘤患者的两种可能的射束布置。这两种方案均使用了多野照射；但第一个计划的两个射野为略微倾斜的前野，第二个计划则采用了前、后对穿野。如剂量直方图（DVH）和剂量分布图中的对比所示，后一种计划不仅大幅增加了心脏剂量，且需完全穿过心脏到达前纵隔病灶，这与避免射束穿过心脏和穿过密度不断变化的体积（例如整个心动周期中的心脏）的目标不符。显然，如前述 DVH 所示的不当治疗计划，会使前纵隔肿瘤患者无法从质子射线治疗中获益。

- 采用不同射束方向的患者治疗计划如图 23.2 所示。顶图所示病例采用了后野以保护患者的心脏和乳房。中间一例则使用了前后接野射束来降低积分剂量。底图病例使用了 9 个射束治疗包括颈部、纵隔、左腋下、脾脏和主动脉旁的大靶区。绿色所示为 ITV。根据每天治疗使用的不同的等中心点和射野数量，治疗时间从 30～90 分钟不等。

- 质子计划评价基于靶区覆盖、危及器官剂量以及积分剂量、剂量适形度等计划质量指标。通常，计划归一到期望的 CTV 靶区覆盖剂量，但为便于比较光子和质子射线放疗计划，也需设置 PTV 覆盖范围的要求。

- 上文讨论的边界设置并不能预防治疗过程中偶尔发生的和不可预测的变化，如淋巴瘤进展、胸腔积液、肺炎或体重减轻。质子剂量分布对组织密度或组织界面位置的变化敏感。若放疗的图像引导并非基于 3D 影像，建议重复验证 CT 并重新计算剂量以确保治疗的准确性。

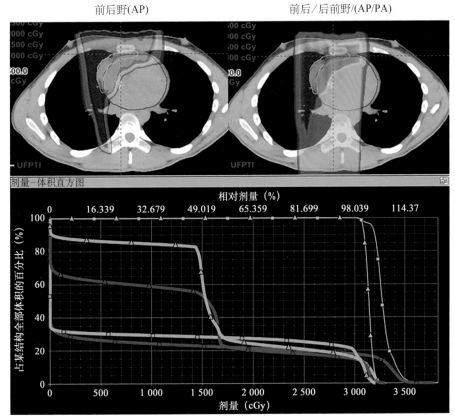

图 23.1　一位前纵隔霍奇金淋巴瘤（CTV 以蓝色线勾画）患者两种剂量分布。这两种方案均使用多野照射；第一个计划的两个射野为略微倾斜的前野；第二个计划则为前、后对穿野。剂量-体积直方图显示了 CTV（蓝色）的剂量分布及采用前入路（正方形）和前后入路（三角形）对心脏（红色）和食管（绿色）的显著影响

23.4　笔形束扫描

23.4.1　不规则和非连续靶区

- PBS 技术较双散射（DS）技术的一个潜在优势，在于提高危及器官周围的剂量适形性，尤其对不规则靶区而言。当靶区深度明显变化（通常在头脚方向），或当靶区不连续且延伸至较大范围时（PBS 技术最大射野大小为 Y 轴方向 34 cm，X 轴方向 24 cm，而 DS 技术均为 24 cm），PBS 技术尤其具有优势。例如，典型的 ISRT 靶区可能包括心脏水平以上完整深度的纵隔，但在心脏前方有一个窄而浅的延伸（图 23.3）。与光子放疗相比，前野质子束可显著降低心脏平均剂量。心脏平均剂量已被证实与晚期冠心病风险相关[22]。然而，由于质子射线治疗靶区覆盖所需的边界，中、高剂量区域[范围：25～30 Gy（RBE）]的适形性可能不及 IMRT。若使用单个补偿器的 DS 技术治疗射野全长，会使靶区"逐渐变窄、变浅"的区域受到过度照射，计划适形性差。虽然可使用各种 DS 技

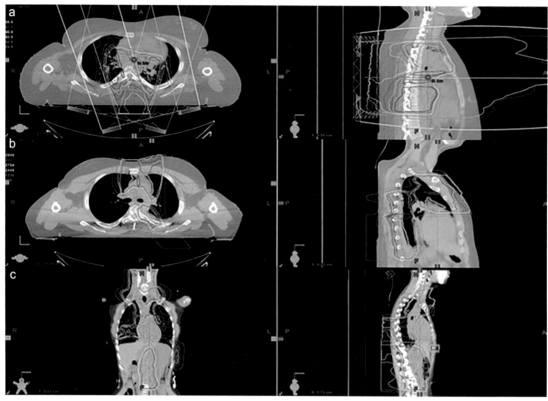

图 23.2　纵隔淋巴瘤患者不同射野布置下的剂量分布；绿色为累及部位放疗中受累及肿瘤的体积。a 所示的病例因病灶位于心脏后方，后野照射方法可更好地保护心脏和乳腺组织；b 图中的男性患者，通过后野入射治疗后纵隔疾病，而其上纵隔和左腋下疾病则通过前野入射治疗；c 显示一名 17 岁ⅢA 期巨大霍奇金淋巴瘤患者，采用复杂的 9 野方法，利用各种前、后和侧方接野治疗其后纵隔、颈部、左腋下、脾脏和主动脉旁区域

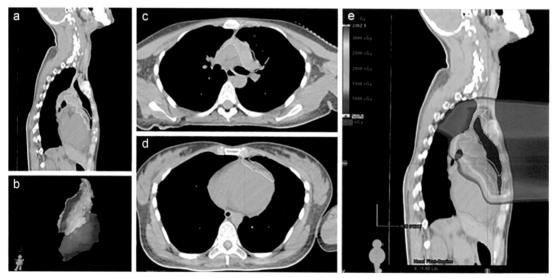

图 23.3　一例不规则靶区累及部位放疗示例：原发性前纵隔大 B 细胞淋巴瘤伴胸壁侵犯。受累的肿瘤体积（浅绿色）逐渐变窄，延伸至心脏（橙色）前方。靶区如矢状面（a）、3D 渲染（b）、左肺门水平轴位（c）以及受累肿瘤体积最下层面（d）所示。图 e 显示使用单个右前斜野两次扫描的 PBS 质子射线放疗计划

术以帮助改善适形性,包括手动补偿器编辑、使用两个或以上补偿器的分野技术以及前述的接野技术,但 PBS 技术可免去 DS 技术带来的很多复杂的治疗计划,实现不规则和不连续靶区的剂量均匀覆盖,并改善危及器官的保护(图 23.4)[12]。PBS 技术可用更少的"活动部件"、不需要多个定制的补偿器和限光筒,且仅需 1～2 野即实现三维适形放疗。

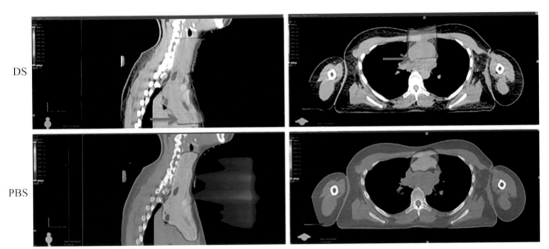

图 23.4　前纵隔和颈部霍奇金淋巴瘤患者的 DS 和 PBS 质子射线治疗计划的比较。箭头处显示 DS 计划中增加的中等剂量的区域(颜色区域的剂量设定为 2 700 cGy)

23.4.2　长/宽的靶区

- 采用 PBS 质子射线照射的射野尺寸往往比 DS 大,因此更便于治疗从射野方向角度而言的较长和较宽的靶区。当用 DS 技术治疗大靶区时,可能需采用接野技术。DS 的接野可以如光子治疗中一样采用周期性射程边界变距(feathering)技术,但需为每个射野制作补偿器。射野衔接通常会产生剂量的热点和(或)冷点条带。因治疗淋巴瘤所需处方剂量相对较低,热点不一定会产生临床后果,但须注意避免关键的连续性 OAR 中出现剂量热点条带,如冠脉血管或心脏瓣膜。同样,靶区内出现剂量冷点区域也非理想计划。根据不同的疾病类型,纵隔淋巴瘤的体积可能会相当长和(或)宽。无论采用何种质子射线治疗技术均难以实现经典的斗篷野;ISRT 野也可能既长且窄,如 HL 高位颈部和下纵隔均受累的病例。在这些情况下,较大的 PBS 野射野大小允许使用单个等中心点进行放疗计划,不易出现 feathering 技术所导致的冷热点区域。或者,可采用 Lin 等[23] 所述的方法简单安全地实现 PBS 接野技术。

23.4.3　呼吸运动管理

- 尽管 DIBH 可与 PBS 配合使用,但单野治疗的束流时间通常较采用 DS 技术长,特别在需要多层扫描的情况下。当在自由呼吸下使用 PBS 技术时,若靶区垂直于射束方向的运动是束斑尺寸的 2 倍左右,靶区剂量(包括深度方向上)覆盖均会因呼吸运动和计划实施的交互作用(interplay effect)而消减[12, 24]。然而,若靶区的侧向运动较使用的束斑小(约为束斑尺寸的一半),重复扫描和使用多次分割照射可以抵消这种交互作用,从而获得良好的靶区覆盖。若在射线垂直方向上的运动过大,则需采用限制呼吸运动的技术(如腹带或 DIBH),或应使用较大的束斑。扩大射程调节器与患者体表之间的空气间隙可产生更大的束斑。

23.4.4 射线角度的选择

- 最佳射野角度需根据靶区相对于危及器官的位置来确定,而 PTV 则需根据射野角度确定。需对每个束流创建包括束流方向上不确定度的 PTV 或者包括射程不确定性的优化靶区。然而,目前所有 PBS 的商业治疗计划系统均未纳入自动生成"射野特属 PTV"的功能。例如,美国宾夕法尼亚大学使用"射程×3.5%+1 mm"作为远端边界扩展,近端边界扩展则使用"射程减去 SOBP 的差值×3.5%+1 mm"计算。侧方边界扩展则使用常规方法。通常从不同方向选择射束,以最大限度地减少靶区后的出射剂量。与 DS 技术相比,因 PBS 可以更好地保护皮肤,故皮肤上的射线重叠非主要问题。彼此成角的射束可轻度改善计划的鲁棒性。

23.5 展望

- 随着 PBS 技术的成熟和调强质子射线治疗获得更广泛有效的应用,预期的剂量学优势可进一步提高 PBS 技术在需要放疗的纵隔恶性肿瘤患者中的获益。

(麻宁一 译,茅静芳 审校)

参考文献

1. Siegel R, Ma J, Zou Z, Jemal A. Cancer statistics, 2014. CA Cancer J Clin. 2014;64:9-29.
2. Ward E, DeSantis C, Robbins A, Kohler B, Jemal A. Childhood and adolescent cancer statistics, 2014. CA Cancer J Clin. 2014;64:83-103.
3. Goyal G, Silberstein PT, Armitage JO. Trends in use of radiation therapy for Hodgkin lymphoma from 2000 to 2012 on the basis of the National Cancer Data Base. Clin Lymphoma Myeloma Leuk. 2016;16:12-7.
4. Armitage JO, Weisenburger DD. New approach to classifying non-Hodgkin's lymphomas: clinical features of the major histologic subtypes. Non-Hodgkin's Lymphoma Classification Project. J Clin Oncol. 1998;16:2780-95.
5. Jackson MW, Rusthoven CG, Jones BL, Kamdar M, Rabinovitch R. Improved survival with radiation therapy in stage I-II primary mediastinal B cell lymphoma: a surveillance, epidemiology, and end results database analysis. Int J Radiat Oncol Biol Phys. 2016;94:126-32.
6. Inskip PD, Sigurdson AJ, Veiga L, Bhatti P, Ronckers C, Rajaraman P, et al. Radiation-related new primary solid cancers in the childhood cancer survivor study: comparative radiation dose response and modification of treatment effects. Int J Radiat Oncol Biol Phys. 2016;94:800-7.
7. Tseng YD, Cutter DJ, Plastaras JP, Parikh RR, Cahlon O, Chuong MD, et al. Evidence-based Review on the Use of Proton Therapy in Lymphoma From the Particle Therapy Cooperative Group (PTCOG) Lymphoma Subcommittee. Int J Radiat Oncol Biol Phys. 2017; [Epub ahead of print].
8. Chera BS, Rodriguez C, Morris CG, Louis D, Yeung D, Li Z, et al. Dosimetric comparison of three different involved nodal irradiation techniques for stage II Hodgkin's lymphoma patients: conventional radiotherapy, intensity-modulated radiotherapy, and three-dimensional proton radiotherapy. Int J Radiat Oncol Biol Phys. 2009;75:1173-80.

9. Maraldo MV, Brodin NP, Aznar MC, Vogelius IR, Munck af Rosenschold P, Petersen PM, et al. Estimated risk of cardiovascular disease and secondary cancers with modern highly conformal radiotherapy for early-stage mediastinal Hodgkin lymphoma. Ann Oncol. 2013;24(8):2113-8.

10. Hoppe BS, Flampouri S, Su Z, Latif N, Dang NH, Lynch J, et al. Effective dose reduction to cardiac structures using protons compared with 3DCRT and IMRT in mediastinal Hodgkin lymphoma. Int J Radiat Oncol Biol Phys. 2012;84:449-55.

11. Hoppe BS, Flampouri S, Su Z, Morris CG, Latif N, Dang NH, et al. Consolidative involved-node proton therapy for Stage IA-IIIB mediastinal Hodgkin lymphoma: preliminary dosimetric outcomes from a Phase II study. Int J Radiat Oncol Biol Phys. 2012;83:260-7.

12. Zeng C, Plastaras J, James P, Tochner Z, Hill-Kayser C, Hahn S, et al. Proton pencil beam scanning for mediastinal lymphoma: treatment planning and robustness assessment. Acta Oncol. 2016;55:1132-8.

13. Hoppe BS, Flampouri S, Zaiden R, Slayton W, Sandler E, Ozdemir S, et al. Involved-node proton therapy in combined modality therapy for Hodgkin lymphoma: results of a phase 2 study. Int J Radiat Oncol Biol Phys. 2014;89:1053-9.

14. Sachsman S, Flampouri S, Li Z, Lynch J, Mendenhall NP, Hoppe BS. Proton therapy in the management of non-Hodgkin lymphoma. Leuk Lymphoma. 2015;56:2608-12.

15. Hoppe BS, Hill-Kayser CE, Tseng YD, Flampouri S, Elmongy HM, Cahlon O, et al. Consolidative proton therapy after chemotherapy for patients with Hodgkin lymphoma. Ann Oncol. 2017; [Epub ahead of print].

16. Chung CS, Yock TI, Nelson K, Xu Y, Keating NL, Tarbell NJ. Incidence of second malignancies among patients treated with proton versus photon radiation. Int J Radiat Oncol Biol Phys. 2013;87:46-52.

17. Specht L, Yahalom J, Illidge T, Berthelsen AK, Constine LS, Eich HT, et al. Modern radiation therapy for Hodgkin lymphoma: field and dose guidelines from the international lymphoma radiation oncology group (ILROG). Int J Radiat Oncol Biol Phys. 2014;89:854-62.

18. Rechner LA, Maraldo MV, Vogelius IR, Zhu XR, Dabaja BS, Brodin NP, et al. Life years lost attributable to late effects after radiotherapy for early stage Hodgkin lymphoma: The impact of proton therapy and/or deep inspiration breath hold. Radiother Oncol. 2017; [Epub ahead of print].

19. Hoppe BS, Mendenhall NP, Louis D, Li Z, Flampouri S. Comparing Breath Hold and Free Breathing during Intensity-Modulated Radiation Therapy and Proton Therapy in Patients with Mediastinal Hodgkin Lymphoma. Int J Particle Ther. 2017;3:492-6.

20. Moyers MF, Miller DW, Bush DA, Slater JD. Methodologies and tools for proton beam design for lung tumors. Int J Radiat Oncol Biol Phys. 2001;49:1429-38.

21. Urie M, Goitein M, Wagner M. Compensating for heterogeneities in proton radiation therapy. Phys Med Biol. 1984;29:553-66.

22. van Nimwegen FA, Schaapveld M, Cutter DJ, Janus CP, Krol AD, Hauptmann M, et al. Radiation dose-response relationship for risk of coronary heart disease in survivors of Hodgkin lymphoma. J Clin Oncol. 2016;34:235-43.

23. Lin H, Ding X, Kirk M, Liu H, Zhai H, Hill-Kayser CE, et al. Supine craniospinal irradiation using a proton pencil beam scanning technique without match line changes for field junctions. Int J Radiat Oncol Biol Phys. 2014;90:71-8.

24. Zeng C, Plastaras JP, Tochner ZA, White BM, Hill-Kayser CE, Hahn SM, et al. Proton pencil beam scanning for mediastinal lymphoma: the impact of interplay between target motion and beam scanning. Phys Med Biol. 2015;60:3013-29.

儿童肿瘤
Pediatric Tumors

Paul B. Romesser, Nelly Ju, Chin-Cheng Chen, Kevin Sine, Oren Cahlon, Suzanne L. Wolden

24.1　引言

- 儿童恶性肿瘤较罕见,每年的新发病率不及 1%。在过去 30 年中,儿童肿瘤治疗领域获得了重大进展,患者生存率呈显著提高。尽管如此,肿瘤仍是仅次于意外事故的儿童第二大死亡原因。

- 美国每年约 1.2 万例新发的儿科肿瘤病例中,约 3 000 例需采用放射治疗作为一线治疗[1]。鉴于良好的疗效、临床试验的精心设计和实施,儿科肿瘤领域致力于通过新的临床试验提高治愈率和发育期儿童及其成人期的生活质量[2]。

- 从二维到三维适形再到 IMRT,放射治疗计划技术的提高不仅改善了治疗计划的适形性,而且减少了靶区照射体积。因为可在 CT 图像上明确勾画出危及器官,故可预先设置剂量限制条件限制正常组织照射剂量,同时最大程度提高靶区剂量,即逆向放射治疗计划。增加照射射束数量可提高计划的适形性。然而,IMRT 的逆向放疗计划虽提高了高剂量区的适形性,但为达到最佳剂量限制条件,都增加了低剂量区的照射体积。

- 质子射线放射治疗是放射治疗的又一划时代的进展。质子射线与光子或 X 射线相比,主要优势在于质子与光子剂量沉积的固有差异,降低了正常组织的照射剂量(详见第 1~3 章)。然而,质子治疗的剂量学优势是否可改善疗效至今尚未明确。此外,如何优化管理质子治疗的照射范围、相对生物效应和线性能量传递的不确定性尚需进一步探

P. B. Romesser·O. Cahlon·S. L. Wolden (✉)
Memorial Sloan Kettering Cancer Center, New York, NY, USA
e-mail: woldens@mskcc.org

N. Ju·C. -C. Chen·K. Sine
Procure Proton Therapy Center, Somerset, NJ, USA

© Springer International Publishing Switzerland 2018
N. Lee et al. (eds.), *Target Volume Delineation and Treatment Planning for Particle Therapy*, Practical Guides in Radiation Oncology, https://doi.org/10.1007/978-3-319-42478-1_24

索,同时也需要长期随访结果证实这些不确定性对疗效未产生显著的影响[3, 4]。

- 多项已发表的建模(modeling)研究结果显示,质子放射治疗可通过减少正常组织照射范围降低患者的晚期毒副反应。最近发表的长期临床结果,虽显示质子放射治疗具降低毒副反应的倾向,但结论仍非确定性,需要更大型的研究和更长期的随访验证质子放射治疗在长期毒副反应中的优势。

- 由于质子放射治疗对儿童肿瘤的预期获益,每年接受质子治疗的儿童患者人数迅速上升。其中,接受质子放射治疗最常见的儿童肿瘤是脑肿瘤和肉瘤。

- 在美国,因接受质子治疗的儿童患者大多较为年幼,约50%的儿童患者在接受质子放射治疗过程中需每天采用全身麻醉。一般认为常规放射治疗对年幼患者毒副作用更大,因此接受质子治疗的患者平均年龄较低。大多质子放射治疗中心为独立运营的(非综合医院的一部分),为确保患者麻醉的安全性,完善的儿科麻醉程序极为必要。

- 大多接受质子射线治疗的儿童患者需进行同步化疗,故治疗时需要同当地儿科肿瘤内科专家通力合作。有鉴于此,医院是儿童肿瘤治疗的最佳场所。大部分患者在质子射线放疗过程中需住院治疗,以避免治疗中断。

- 儿童肿瘤的质子放疗难以开展与光子放疗对比的随机临床研究。目前,大多研究结果显示,在肿瘤控制上,质子放疗与光子治疗具可比性,但质子射线治疗可降低肿瘤周围危及器官的照射剂量。然而,虽然质子射线治疗的主要优势在于可减少患者的晚期毒副反应,但目前尚无临床数据支持该结论。

- 目前多数关于接受质子治疗的儿童肿瘤相关文献都是单中心的回顾性或前瞻性Ⅱ期临床研究。美国儿童肿瘤协作组织所开展的多数临床研究的治疗方案中允许使用质子射线放疗,我们也期待着将来对这些研究中的质子 vs. 光子射线治疗结果予以比较分析。儿科质子联合肿瘤登记机构(Pediatric Proton Consortium Registry)是由美国麻省总医院牵头进行的一个多机构研究项目,旨为儿科质子射线放射治疗探索确切的治疗结果。

- 迄今发表的大多数文献中采用的质子射线治疗技术为被动散射技术。PBS技术是质子放射治疗的新兴技术,可对治疗野的强度和能量实行逆向计划,被称为IMPT。该技术逐层输送照射剂量,在特定点停留一段时间,与治疗计划的剂量输送时间一致,以提供适形的治疗方案。该治疗技术表明其比被动散射或均匀扫描技术更显著的技术进展,常在三维质子治疗计划中采用。随着美国使用PBS技术的质子治疗中心数量的增加,预期PBS技术将成为儿童肿瘤质子射线治疗中最为常用的治疗技术。

- 对于多数采用PBS质子放射治疗的儿童肿瘤而言,治疗计划采用单野均匀剂量(SFUD)具更强的鲁棒性。然而,IMPT,亦称为多野优化(MFO),有助于过去选择补片或穿野的脊柱肿瘤治疗,并且提高了重要结构(如脑干或脊髓)的剂量适形性,但可能降低了治疗计划的鲁棒性。由于这些计划对运动和摆位误差较敏感,因此需要仔细设计和治疗实施。

- 由于摆位的不确定性和慢梯度剂量匹配,PBS技术治疗速度更快。与其他质子治疗系统相比，PBS 技术具有更大的照射野，且无需使用准直器和补偿器，故治疗时间更短。另外，在束流路径中省略补偿器和准直器可减少中子污染，有益于儿童肿瘤患者的治疗。例如，在本治疗中心，采用均匀扫描技术和麻醉的儿童肿瘤患者通常需要在治疗室接受 40 分钟的治疗和操作，但采用 PBS 技术后，该流程可减少至约 25 分钟。

- PBS 技术的潜在劣势是对束斑大小的依赖性。与被动散射和均匀扫描技术相比，束斑较大时，采用 PBS 技术治疗浅表肿瘤可减少照射野边缘的半影。目前，大多数治疗计划系统都无法采用需要准直器的 PBS 技术，期望今后的治疗计划系统能够兼容。

24.2 全脑全脊髓照射

- 全脑全脊髓照射（cranial spinal irradiation，CSI）是几种儿童中枢神经系统恶性肿瘤的重要放射治疗技术，考虑到蛛网膜下腔肿瘤扩散的风险，靶区需要覆盖全脑和整个全脊髓轴。
- CSI 的急性副反应包括皮肤发红（刺激）、脱发、疲劳、恶心、呕吐、食欲下降和骨髓抑制。晚期副反应包括生长迟缓、甲状腺功能减退、垂体功能减退、心脏疾病、肺部并发症、肠道并发症、不孕症、听力丧失和放射诱发的继发性恶性肿瘤。减少 CSI 剂量可降低毒性反应。其中，CSI 剂量基于肿瘤的病理类型及其累及范围（例如，镜下可见或肉眼可见肿瘤）。
- 因颅骨和脊柱中受照的剂量相似，所以质子和光子治疗全脑全脊髓均会影响中轴骨和颅骨的生长模式。同样，根据定义，CSI 中整个大脑接受的质子 vs. 光子的治疗剂量相同，而 CSI 对神经认知功能障碍的影响最大。因此，采用质子或光子进行 CSI 后所造成的神经认知效应应无差异。
- 与光子相比，质子射线 CSI 的加量照射部分可减少正常大脑组织和耳蜗的照射剂量，脊柱照射野中甲状腺、食管、心脏、肺和腹腔器官的照射剂量更低。考虑到对这些重要的正常组织更好保护，基于质子射线的 CSI 可降低神经认知障碍、心脏病、甲状腺疾病和继发性恶性肿瘤的风险[7-11]。然而，长期随访结果表明，全脑全脊髓照射后最常见的继发性恶性肿瘤为脑瘤（高级别脑胶质瘤和脑膜瘤）和脊柱肉瘤。在大脑和脊柱（如靶区）接受相同剂量的 CSI 后，质子射线 vs. 光子射线行 CSI 后可能诱发的脑与脊柱部位的继发性恶性肿瘤概率可能相近[2]。尽管如此，根据放疗的 ALARA（as low as reasonable achievable，即"合理范围内尽可能降低剂量"）原则，任何减少正常组织剂量的治疗模式都可能进一步提高治疗比，这在发育期儿童的放射治疗中至关重要[2]。

模拟定位、摆位和治疗计划

- CSI 要求在模拟定位和日常治疗时严格检查患者摆位。基于患者的年龄和认知状况，可考虑予以镇静，有助于提高患者舒适性和摆位准确性[6]。CSI 可采用仰卧位或俯卧位,因仰卧位具有更好的舒适性、重复性及均匀的射线源至皮肤距离,故应优先考虑[12]。体位固定是摆位重复性的关键。优先考虑采用 Aquaplast™ 面罩,不仅可固定头部,且能匹配脊柱上部和颅部照射野。由于大部分患者的脊柱照射野需覆盖整个脊柱长轴,肢体固定首选 Vac-loc™ 或 Alpha Cradle™ 体膜。

- CTV_{CSI} 应包括被硬脑膜物质包绕的整个大脑和椎管。应注意筛板区域的照射,相比成人患者,儿童患者肿瘤侵犯筛板时通常向后方和前方侵犯。CTV_{CSI} 下界应包括脊柱 MRI 显示的马尾处,最常见位于 S3 椎体水平。对于发育期儿童患者,不对称照射可能增加脊柱侧凸或后凸的风险,故 CTV_{CSI} 应增加正常组织靶区(NTTV)以包括大部分的椎体。对于已发育完全者,为保留更多的椎体和肺功能,整个大脑和硬膜囊应单独分开治疗。图 24.1 对比了接受全脑全脊髓照射的生长发育未成熟与成熟患者的剂量分布。两种治疗方案的处方剂量均为 36 Gy(RBE)。

- 临床靶区应根据本治疗机构的标准予以外扩,通常外扩 3~5 mm,形成计划靶区(PTV),用于记录和报告(根据 ICRU 78 要求)。

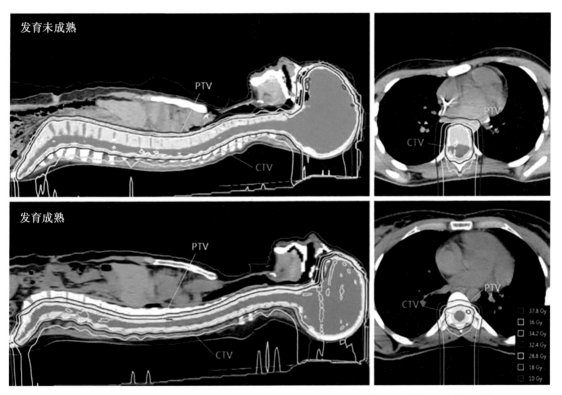

图 24.1 生长发育未成熟 *vs.* 成熟患者的质子射线 CSI 照射(PBS 技术)剂量分布对比

- 最大限度地确保患者摆位的重复性可减少剂量学的不确定性。若可能,应每日行正交位 X 线片验证,以确保摆位的准确性[6]。

- IMPT 和三维粒子射线治疗(3D-PBRT)都需匹配野覆盖颅脑野和脊柱野。脊柱野通常因照射野大小的限制需进一步分割。最常采用 2~3 个匹配野。无论采用均匀扫描,还是被动散射技术的质子射线治疗,射野匹配均应采用周期性射程边界变距 (feathering)技术以减少热点或冷点。然而,PBS可通过产生一个剂量梯度以提高匹配 野之间的均匀性,故可避免采用周期性射程边界变距技术。

- 因照射野大小限制和周期性射程边界变距技术的使用,采用非 PBS 技术的全脑全脊髓 质子射线照射需多个照射野。从治疗计划和实施的角度而言,每个匹配线需要多个计 划,每日需要治疗多个照射野,因此计划和治疗费力耗时。采用 PBS 技术时,只需更少 的照射野即可实现更快的治疗,且野与野之间的匹配无需采用周期性射程边界变距。 图 24.2 比较了采用非 PBS 技术(均匀性扫描技术)和 PBS 技术质子射线治疗的脊柱野 匹配线的比较。两种方案的处方剂量均为 36 Gy(RBE)。在采用均匀性扫描的计划 中,匹配线附近可发现约107%的剂量热点。

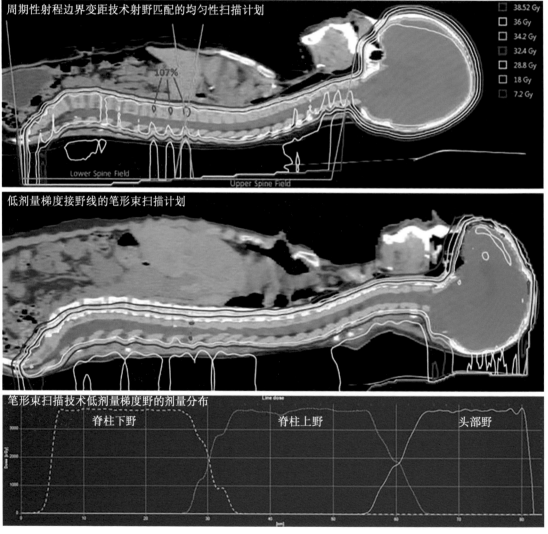

图 24.2　采用非 PBS 技术(均匀性扫描技术)和 PBS 技术的 CSI 匹配线附近的剂量分布比较

- CSI 计划应确保至少 95% 的等剂量线覆盖大脑和硬膜囊、颅骨前部，包括筛板。脊柱野应覆盖均匀的剂量，无过多的热或冷点（如照射剂量应为高于 95% 但低于 105% 的处方剂量），甲状腺、食管、心脏和腹部器官应接受处方剂量的 5% 或以下的剂量[13]。超过照射野范围和低于照射野范围的治疗计划应根据各中心确定的相关照射范围的不确定性进行评估。

24.3 髓母细胞瘤

- 髓母细胞瘤是儿童最常见的中枢神经系统恶性肿瘤。髓母细胞瘤好发于后颅窝，具有沿柔脑膜播散倾向。
- 3 岁以上髓母细胞瘤患者的标准治疗包括最大程度的手术切除，继以 CSI 和化疗。治疗方案基于患者年龄、手术切除的范围、是否存在中枢神经系统播散及组织学特征的风险类别决定[14]。
- CSI 的剂量取决于风险类别，目前标准危险和高危患者的 CSI 推荐剂量分别为 23.4 Gy（RBE）和 36 Gy（RBE）。标准危险和高危患者的瘤床均需加量至总剂量 54～55.8 Gy（RBE）。
- 最近一项多中心的病例匹配队列研究比较了质子射线和光子治疗髓母细胞瘤患者的疗效。结果显示，在失败模式、无复发生存或总生存方面，二者并无差异[15]。另有研究报道，与光子射线相比，质子射线照射可更好地保护耳蜗、垂体、下丘脑、腮腺和颞叶[16,17]。
- 相较于包括调强放疗（IMRT）在内的光子治疗，质子射线治疗理论上可降低放疗诱发第二原发恶性肿瘤的风险 8～15 倍[18]。
- 在无禁忌证的情况下，应于术前和术后进行脑部增强 MRI 检查。另外，考虑到肿瘤具有沿柔脑膜播散倾向，应行脊柱增强 MRI 和腰椎穿刺，并行脑脊液细胞学检查以排除肉眼可见和镜下可见的肿瘤播散。

模拟定位、摆位和计划
- 模拟定位的参数和治疗摆位细节已在本章 CSI 部分予以阐述。治疗应先行 CSI 以杀灭脑脊液的亚临床病灶，继以高剂量加量照射。
- 术前和术后脑部增强 MRI 应与模拟定位 CT 融合，行 MRI 前可预先形变配准。若在脊柱增强 MRI 上发现肿瘤沿柔脑膜播散的影像学证据，需影像融合以帮助靶区勾画。因患者在 MRI 和 CT 模拟定位时可能处于不同体位，故在计划 CT 扫描时应验证其准确性。
- 美国儿童肿瘤协作组织的一项研究亦已证实，瘤床加量照射的疗效与整个后颅窝加量照射类似。本中心就单一瘤床加量（即非后颅窝加量）照射方面也取得了显著成果[19]。CTV_{brain_boost} 应包括整个 GTV 及外扩 1～1.5 cm 的边界，GTV 定义是脑部任何残留病灶及术后瘤床，且避开骨骼和小脑幕等解剖学屏障。CTV 应根据各治疗机构的标准外扩,通常外扩 3～5 mm 形成计划靶区(PTV),用以记录和报告(依据 ICRU 78 要求)。

- 虽然 IMPT 和 3D-PBRT 均可用于瘤床加量照射,但迄今所完成的报道均采用了 3D-PBRT。该技术通常采用三野照射(斜后野、前后野或侧野,前后野通常采用共享射束)。IMPT 在增加适形性和减少皮肤剂量方面具优势,但取决于使用束斑的大小。源自美国 MGH 的报道显示,对于较大的束斑大小,采用准直器可产生与采用被动散射技术相似的剂量分布。

- 采用后方角度三野加量照射时,需特别注意照射范围累及脑干的问题。可采用以下方法解决:①评估射程方向后方的结构;②采用周期性射程边界变距(feathering)技术;③照射方向将脑干位于射野侧方(和侧野半影)而非远端。图 24.3 所示为后颅窝瘤床加量照射至处方剂量 54 Gy(RBE)的剂量分布。

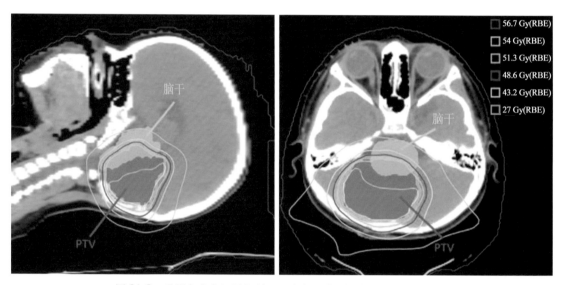

图 24.3　后颅窝瘤床加量照射至处方剂量 54 Gy(RBE)的剂量分布

- 最新的临床前研究数据表明,在某些组织中、射束路径上的某些点,尤其是布拉格峰的远端边缘,质子的 RBE 可能高于 1.1。对于后颅窝治疗的患者,包括髓母细胞瘤患者,由于射束从后方进入并在脑干附近结束,其远端边缘质子的 RBE 更高并可能增加脑干毒性。与既往接受光子射线治疗的患者相比,目前尚无报道确定质子射线治疗增加了脑干毒性。但有报道表明,质子射线放疗后脑干 MRI 出现变化的概率更高。

- 先前的儿童肿瘤患者的质子射线治疗,沿用了放疗指南中成人肿瘤患者的脑干标准限制剂量。然而,目前已确定了儿童脑干的照射限制剂量。儿童肿瘤质子治疗中常规采用两种脑干限制剂量为:$D50 < 52.4$ Gy(RBE) 和 $D\max < 60$ Gy(RBE)[20]。

24.4 视网膜母细胞瘤

- 视网膜母细胞瘤（RB）是儿童最常见的原发性眼部恶性肿瘤。由 RB1 抑癌基因中新发或遗传性生殖系突变引起。其中，RB1 抑癌基因是 G1-S 细胞周期检查点的重要调控因子。肿瘤形成需要 RB1 双等位基因杂合性缺失导致 RB1 第二等位基因失活。一个等位基因发生生殖系突变的患者通常在幼年（1 岁）出现双眼多发肿瘤；而无生殖系突变的患者发生肿瘤的时间稍晚（3 岁），且通常为单发肿瘤。

- 视网膜母细胞瘤的标准治疗具多样性，包括激光治疗、凝固治疗、冷冻治疗、眼动脉介入化疗、玻璃体内化疗、近距离放射治疗、外照射治疗和眼球摘除术。

- 虽然外放射治疗是多年来视网膜母细胞瘤的首选治疗方案，但因放射治疗相关的并发症，特别是伴生殖系基因突变患者接受放疗后，放疗诱导的第二原发恶性肿瘤发生率较高，故外放射治疗的使用率已大幅下降[21]。随着治疗结果的逐步提高，遗传性视网膜母细胞瘤患者的主要死亡原因是继发性恶性肿瘤[22]。

- 因肿瘤的高放射敏感性，放射治疗仍是局部晚期视网膜母细胞瘤的主要治疗方式。考虑到继发性恶性肿瘤发生的易感性，适形的放射治疗技术备受青睐。如：与光子放疗相比，质子射线治疗可显著降低接受低剂量照射的正常组织的累积剂量和体积[23]。

- 最近发表的一项研究比较了 1986—2011 年间在美国麻省总医院（MGH）接受质子射线治疗的视网膜母细胞瘤患者和在波士顿儿童医院接受光子治疗的视网膜母细胞瘤患者的临床疗效，结果表明质子射线放射治疗显著降低了该人群中因放疗诱发的继发性恶性肿瘤的风险[22]。

- 目前临床上建议对无生殖系基因突变的患者、已用尽其他治疗方法或复发的伴生殖系基因突变患者进行放射治疗。

模拟定位、摆位和计划

- 考虑到患者的平均年龄，建议麻醉后行模拟定位和治疗。

- 建议使用带口腔开口的三点面罩进行固定。患者摆位的重复性应在可行的情况下通过非电离照射图像引导模式（如光学表面跟踪）最大程度减少照射范围，以限制正常组织的不必要的照射。若无非照射模式，可每日行 X 射线图像引导验证。建议在具有 6 个角度（垂直、纵向、横向、倾斜、侧倾和横摆）的治疗床上进行治疗，以确保患者摆位的有效性和准确性。

- 治疗前眼眶的增强 MRI 应与模拟定位 CT 融合、形变配准，有助于靶区勾画。

- 纽约纪念医院史隆-凯特琳癌症中心过去常采用均匀性扫描技术治疗该病种。与其他技术相比，被动散射技术亦可用于降低皮肤剂量。对于视网膜母细胞瘤，射束从前外侧斜野进入治疗效果最佳，如图 24.4 所示，对于更晚期/术后复发性疾病，常采用 2～3 个射束（前外侧斜野）。

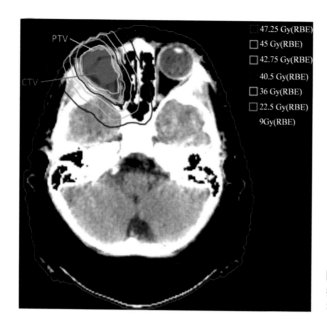

图 24.4　一例眼眶视网膜母细胞瘤术后复发病例,采用单侧右前斜野、PBS 技术的剂量分布,处方剂量为 45 Gy(RBE)

24.5　儿童肉瘤

- 儿童肉瘤是一种罕见且呈多样性的恶性肿瘤类别。最常见的病理类型包括尤因肉瘤、横纹肌肉瘤和非横纹肌肉瘤。放射治疗为上述肿瘤的一线治疗模式。
- 因肉瘤可累及身体任一部分,因此其表现形式各不相同。横纹肌肉瘤好发于头颈部或泌尿生殖道,尤因肉瘤好发于四肢及中轴骨骼。

24.6　横纹肌肉瘤

- 横纹肌肉瘤起源于恶性间叶组织,是最常见的儿童软组织肉瘤。横纹肌肉瘤具有双峰发病率,6 岁及 6 岁以下儿童患者约占 2/3,青少年患者约占 1/3。胚胎型横纹肌肉瘤多见于儿童,而侵袭性更强的腺泡型横纹肌肉瘤多见于青少年。
- 治疗方案需基于风险类别(低、中、高危组)。风险类别基于肿瘤来源部位、组织学、淋巴结受累、转移播散和手术切除的程度划分[14]。肉眼可见残留病灶或不可切除疾病(第三组)需接受 50.4 Gy 的照射剂量。除有肉眼可见或镜下可见病灶外,不常规使用选择性淋巴结照射。所有患者均应接受高强度化疗方案的化疗。
- 局限性横纹肌肉瘤患者接受联合治疗后,超过 70% 的患者在确诊后可生存 5 年以上,疗效较佳。显然,有效且毒副反应较低的治疗方案对长期生存者具重要意义。
- 最近一项前瞻性 II 期临床研究中比较了接受 PBRT 与以往接受 IMRT 治疗的横纹肌肉瘤患者的疗效结果显示,在疾病控制和毒副反应方面,两种放射技术并无差异[24]。
- 美国麻省总医院和 MD Anderson 癌症中心开展的两项横纹肌肉瘤患者的 II 期前瞻性临床试验,比较了 IMRT 和质子射线放疗的剂量学结果。在评估的 30 个危及器官中,质子射线放疗降低了 26 个危及器官的累积剂量[25, 26]。基于此发现,预计质子射线放疗可减少晚期毒性反应。但在质子治疗单侧的脑膜旁横纹肌肉瘤时,因面部骨骼常在靶区中,由照射引起的面部不对称和毁容可能不会相应减少。

模拟定位、摆位和计划

- 基于患者的年龄和认知状况,可考虑使用镇静,有助于提高患者舒适性和摆位准确性。

- 体位固定是摆位重复性的关键。对于脑膜旁横纹肌肉瘤,建议使用三点面罩,但若需要淋巴结照射,则应首选五点面罩。

- 若无禁忌证,在化疗前后应行增强 MRI、CT 和 PET/CT 扫描以评估颅内侵犯、神经外周扩散、肿瘤对化疗的反应和术后状态,且应与模拟定位 CT 融合、形变配准,以帮助肿瘤的靶区勾画。

- GTV$_{36\,Gy}$ 应包括诊断(化疗前)时的所有肉眼可见和镜下可疑肿瘤,以及任何可能受累的淋巴结;CTV$_{36\,Gy}$ 由 GTV$_{36\,Gy}$ 外扩 1 cm 的边界形成。

- GTV$_{50.4\,Gy}$ 应包括在原发肿瘤部位和淋巴结(如果最初受累)化疗后,MRI、CT 和/或 PET 中显示的任何肉眼可见残留病灶或可疑异常病灶。基于诱导化疗后肿瘤的退缩情况可减少放疗的照射野。若化疗后出现肿瘤完全缓解(较罕见),则放疗照射剂量无需超过 36 Gy;CTV$_{50.4\,Gy}$ 由 GTV$_{50.4\,Gy}$ 外扩 1 cm 的边界形成。

- 临床靶区应根据各治疗机构的标准外扩,通常外扩 3～5 mm 形成计划靶区(PTV),用以记录和报告(根据 ICRU 78 要求)。

- 对于脑膜旁横纹肌肉瘤,放射治疗需保护口腔、晶状体、视网膜、脑干、颞叶、垂体、下丘脑、泪腺、腮腺和脊髓。多数情况下,采用被动散射、均匀性扫描或 PBS 技术的质子射线治疗均可实现正常组织保护。其中,PBS 技术可提高治疗计划的适形性,不仅对射束近端有更好的控制,而且在皮肤保护方面更具优势。照射通常采用 2～4 个照射野以优化计划靶区的覆盖并避免危及器官的照射。通常采用侧斜野和后斜野射束。前方的射束角度可能导致眼眶照射;对于年轻患者尽量避免使用上斜野和顶野射束,以避免不必要的脑部照射。对于邻近鼻旁窦的肿瘤,应尽可能避免采用前野射束以避免射线穿过鼻窦。当采用该方向射束时,放疗期间应进行验证扫描,确认鼻窦无填充(如分泌物)以确保肿瘤的照射剂量。图 24.5 显示了一例采用均匀性扫描技术治疗的脑膜旁横纹肌肉瘤的剂量分布,处方剂量为 50.4 Gy(RBE)。

- 肿瘤体积的改变可显著改变质子射线放射治疗的剂量分布,因此治疗过程中必须对肿瘤退缩情况严密监测。对治疗初期(0～4 周)即接受了质子射线放疗,肿瘤在照射后不久即可能出现显著消退,故需接受验证扫描以检查肿瘤变化。对于上述情况,临床上通常建议在治疗第 3 周行验证扫描,以便预留治疗计划修改的时间。然而,上述治疗策略目前已经很少应用于临床,横纹肌肉瘤患者目前通常首先接受化疗而非放射治疗。脑膜旁横纹肌肉瘤根治性放疗通常位于第 13 周及以后,大部分患者在化疗期间,肿瘤会出现明显消退,故通常无需在质子射线治疗过程中修改计划。

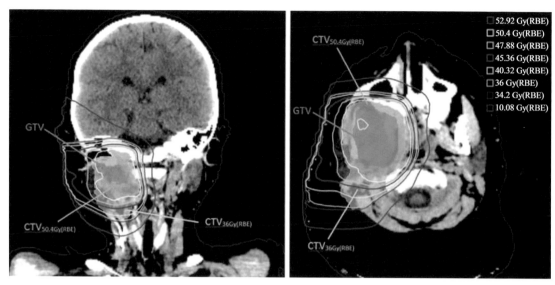

图 24.5　采用均匀性扫描技术治疗的脑膜旁横纹肌肉瘤的剂量分布,照射处方剂量为 50.4 Gy(RBE)

24.7　尤因肉瘤

- 尤因肉瘤是第二常见的儿童恶性骨肿瘤,但也可发生于软组织中,多见于 10~20 岁,具高度放射敏感性。尤因肉瘤好发于多个身体部位,最常见于四肢长骨或骨盆。发生在盆腔(骶骨)的大肿瘤患者通常采用根治性放射治疗。椎旁肿瘤也可从质子射线放射治疗中获益。发生在四肢骨骼的肿瘤患者通常采用手术治疗,很少从粒子射线放射治疗中获益。
- 非转移性尤因肉瘤的标准治疗包括诱导化疗,继以手术和/或放疗和辅助化疗。
- 对于肉眼可见肿瘤残留或无法手术切除的患者,建议予以质子 55.8 Gy(RBE)剂量放疗,而对于术后镜下可见切缘阳性的患者,建议予以 50.4 Gy(RBE)剂量放疗。
- 各尤因肉瘤的肿瘤发生部位的剂量学研究表明,PBRT 可提供更好的正常组织保留和较少的累积剂量[1, 27, 28]。接受质子治疗的尤因肉瘤的临床疗效优于光子治疗[29]。

模拟定位、摆位、计划
- 考虑到尤因肉瘤患者年龄较大,通常无需使用镇静剂。
- 若无禁忌证,在化疗前后应行增强 MRI、CT 和 PET/CT 扫描以评估颅内侵犯、神经外周扩散、肿瘤对化疗的反应和术后状态,且应与模拟定位 CT 融合、形变配准,以帮助肿瘤的靶区勾画。
- $GTV_{45\,Gy(RBE)}$ 应包括化疗前(和术前)影像学检查发现的肉眼可见病灶。$CTV_{45\,Gy(RBE)}$ 由 $GTV_{45\,Gy(RBE)}$ 外扩 1 cm 的边界构成。
- $GTV_{55.8\,Gy(RBE)}$ 包括化疗后残留的软组织肿瘤和化疗前异常骨病灶。$CTV_{55.8\,Gy(RBE)}$ 由

GTV$_{55.8\,Gy(RBE)}$外扩 1 cm 的边界构成。

- 若患者术后镜检切缘阳性,CTV$_{50.4\,Gy(RBE)}$ 应包括术后瘤床外扩 1 cm 的边界。若伴任何肉眼可见残留病灶,应划入上述 GTV$_{55.8\,Gy(RBE)}$ 中。临床靶区应根据机构标准外扩,通常外扩 3~5 mm 形成 PTV,用以 ICRU78 的记录和报告。

- 盆腔肉瘤患者通常采用 2~4 射束的治疗计划。对位于一侧的盆腔肿瘤,侧野射束通常较前野和(或)后野射束更为重要。因肠道气体的日常变化可能导致靶区剂量不足,应谨慎使用可能穿过肠道的前野射束。临床上可采用肠道覆盖补偿器以确保剂量覆盖的范围。这是一个可确保靶区覆盖范围但略增加危及器官剂量的保守的计划方法。如图 24.6 所示的骶骨肿瘤病例,采用了后野射束以减少肠道的照射剂量。但使用均匀性扫描技术/被动散射技术可能导致某些部位的皮肤接受较高的剂量,并引起急性皮肤反应。这种情况下,可采用侧野射束并使用准直器,从而 PTV 中可避开皮肤的照射。此外,采用 PBS 技术的质子射线治疗有助于皮肤的保护。

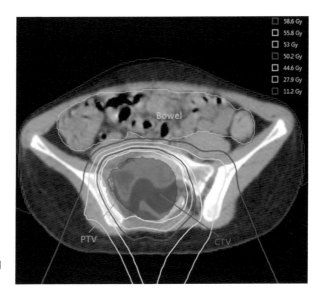

图 24.6　采用均匀扫描技术治疗骶骨尤因肉瘤,处方剂量为 55.8 Gy(RBE)的剂量分布

（黄清廷　译,陆嘉德　审校）

参考文献

1. Merchant TE. Clinical controversies: proton therapy for pediatric tumors. Semin Radiat Oncol. 2013;23:97-108.
2. Wolden SL. Protons for craniospinal radiation: are clinical data important? Int J Radiat Oncol Biol Phys. 2013;87:231-2.
3. Merchant TE, Farr JB. Proton beam therapy: a fad or a new standard of care. Curr Opin Pediatr. 2014;26:3-8.
4. Cuaron JJ, Chang C, Lovelock M, et al. Exponential increase in relative biological effectiveness along distal edge of a proton Bragg peak as measured by deoxyribonucleic acid double-strand breaks. Int J Radiat Oncol Biol Phys. 2016;95:62-9.
5. Howell RM, Giebeler A, Koontz-Raisig W, et al. Comparison of therapeutic dosimetric data from passively scattered proton and photon craniospinal irradiations for medulloblastoma. Radiat Oncol. 2012;7:116.
6. Mahajan A. Proton craniospinal radiation therapy: rationale and clinical evidence. Int J Particle Ther. 2014;1:399-407.

7. Zhang R，Howell RM，Giebeler A，Taddei PJ，Mahajan A，Newhauser WD. Comparison of risk of radiogenic second cancer following photon and proton craniospinal irradiation for a pediatric medulloblastoma patient. Phys Med Biol. 2013；58：807-23.

8. Zhang R，Howell RM，Homann K，et al. Predicted risks of radiogenic cardiac toxicity in two pediatric patients undergoing photon or proton radiotherapy. Radiat Oncol. 2013；8：184.

9. Zhang R，Howell RM，Taddei PJ，Giebeler A，Mahajan A，Newhauser WD. A comparative study on the risks of radiogenic second cancers and cardiac mortality in a set of pediatric medulloblastoma patients treated with photon or proton craniospinal irradiation. Radiother Oncol. 2014；113：84-8.

10. Merchant TE，Hua CH，Shukla H，Ying X，Nill S，Oelfke U. Proton versus photon radiotherapy for common pediatric brain tumors：comparison of models of dose characteristics and their relationship to cognitive function. Pediatr Blood Cancer. 2008；51：110-7.

11. Pulsifer MB，Sethi RV，Kuhlthau KA，MacDonald SM，Tarbell NJ，Yock TI. Early cognitive outcomes following proton radiation in pediatric patients with brain and central nervous system tumors. Int J Radiat Oncol Biol Phys. 2015；93：400-7.

12. Singhal M，Vincent A，Simoneaux V，Johnstone PA，Buchsbaum JC. Overcoming the learning curve in supine pediatric proton craniospinal irradiation. J Am Coll Radiol. 2012；9：285-7.

13. Giebeler A，Newhauser WD，Amos RA，Mahajan A，Homann K，Howell RM. Standardized treatment planning methodology for passively scattered proton craniospinal irradiation. Radiat Oncol. 2013；8：32.

14. . Cotter SE，McBride SM，Yock TI. Proton radiotherapy for solid tumors of childhood. Technol Cancer Res Treat. 2012；11：267-78.

15. Eaton BR，Esiashvili N，Kim S，et al. Clinical outcomes among children with standard-risk medulloblastoma treated with proton and photon radiation therapy：a comparison of disease control and overall survival. Int J Radiat Oncol Biol Phys. 2016；94：133-8.

16. St Clair WH，Adams JA，Bues M，et al. Advantage of protons compared to conventional X-ray or IMRT in the treatment of a pediatric patient with medulloblastoma. Int J Radiat Oncol Biol Phys. 2004；58：727-34.

17. Lin R，Hug EB，Schaefer RA，Miller DW，Slater JM，Slater JD. Conformal proton radiation therapy of the posterior fossa：a study comparing protons with three-dimensional planned photons in limiting dose to auditory structures. Int J Radiat Oncol Biol Phys. 2000；48：1219-26.

18. Miralbell R，Lomax A，Cella L，Schneider U. Potential reduction of the incidence of radiation-induced second cancers by using proton beams in the treatment of pediatric tumors. Int J Radiat Oncol Biol Phys. 2002；54：824-9.

19. Wolden SL，Dunkel IJ，Souweidane MM，et al. Patterns of failure using a conformal radiation therapy tumor bed boost for medulloblastoma. J Clin Oncol. 2003；21：3079-83.

20. Indelicato DJ，Flampouri S，Rotondo RL，et al. Incidence and dosimetric parameters of pediatric brainstem toxicity following proton therapy. Acta Oncol. 2014；53：1298-304.

21. Mouw KW，Sethi RV，Yeap BY，et al. Proton radiation therapy for the treatment of retinoblastoma. Int J Radiat Oncol Biol Phys. 2014；90：863-9.

22. Sethi RV，Shih HA，Yeap BY，et al. Second nonocular tumors among survivors of retinoblastoma treated with contemporary photon and proton radiotherapy. Cancer. 2014；120：126-33.

23. Krengli M，Hug EB，Adams JA，Smith AR，Tarbell NJ，Munzenrider JE. Proton radiation therapy for retinoblastoma：comparison of various intraocular tumor locations and beam arrangements. Int J Radiat Oncol Biol Phys. 2005；61：583-93.

24. Ladra MM，Szymonifka JD，Mahajan A，et al. Preliminary results of a phase II trial of proton radiotherapy for pediatric rhabdomyosarcoma. J Clin Oncol. 2014；32：3762-70.

25. Ladra MM，Edgington SK，Mahajan A，et al. A dosimetric comparison of proton and intensity modulated radiation therapy in pediatric rhabdomyosarcoma patients enrolled on a prospective phase II proton study. Radiother Oncol. 2014；113：77-83.

26. Kozak KR，Adams J，Krejcarek SJ，Tarbell NJ，Yock TI. A dosimetric comparison of proton and intensity-modulated photon radiotherapy for pediatric parameningeal rhabdomyosarcomas. Int J Radiat Oncol Biol Phys. 2009；74：179-86.

27. Lee CT，Bilton SD，Famiglietti RM，et al. Treatment planning with protons for pediatric retinoblastoma，medulloblastoma，and pelvic sarcoma：how do protons compare with other conformal techniques？ Int J Radiat Oncol Biol Phys. 2005；63：362-72.

28. Fogliata A，Yartsev S，Nicolini G，et al. On the performances of intensity modulated protons，RapidArc and helical tomotherapy for selected paediatric cases. Radiat Oncol. 2009；4：2.

29. Rombi B，DeLaney TF，MacDonald SM，et al. Proton radiotherapy for pediatric Ewing's sarcoma：initial clinical outcomes. Int J Radiat Oncol Biol Phys. 2012；82：1142-8.